国家卫生健康委员会"十三五"规划教材

全国高等学历继续教育规划教材

供临床、预防、口腔、护理、检验、影像等专业用

医学遗传学

第 4 版

主　　编　傅松滨

副 主 编　杨保胜　何永蜀

人民卫生出版社

图书在版编目（CIP）数据

医学遗传学 / 傅松滨主编 . —4 版 . —北京：人
民卫生出版社，2018

全国高等学历继续教育"十三五"（临床专本共用）
规划教材

ISBN 978-7-117-26939-1

Ⅰ. ①医… Ⅱ. ①傅… Ⅲ. ①医学遗传学 – 成人高等
教育 – 教材 Ⅳ. ①R394

中国版本图书馆 CIP 数据核字（2018）第 196689 号

人卫智网	www.ipmph.com	医学教育、学术、考试、健康，
		购书智慧智能综合服务平台
人卫官网	www.pmph.com	人卫官方资讯发布平台

医学遗传学
第 4 版

主　　编：傅松滨
出版发行：人民卫生出版社（中继线 010-59780011）
地　　址：北京市朝阳区潘家园南里 19 号
邮　　编：100021
E - mail：pmph @ pmph.com
购书热线：010-59787592　010-59787584　010-65264830
印　　刷：保定市中画美凯印刷有限公司
经　　销：新华书店
开　　本：850×1168　1/16　印张：16
字　　数：472 千字
版　　次：2001 年 9 月第 1 版　　2018 年 11 月第 4 版
　　　　　2022 年 12 月第 4 版第 5 次印刷（总第 25 次印刷）
标准书号：ISBN 978-7-117-26939-1
定　　价：45.00 元
打击盗版举报电话：010-59787491　E-mail：WQ @ pmph.com
（凡属印装质量问题请与本社市场营销中心联系退换）

纸质版编者名单

数字负责人

杨保胜

编　者（按姓氏笔画排序）

王墨林 / 山东大学

叶海虹 / 首都医科大学

齐　冰 / 泰山医学院

关荣伟 / 哈尔滨医科大学

孙　媛 / 大连医科大学

李英慧 / 中国医科大学

杨春蕾 / 四川大学

杨保胜 / 新乡医学院

肖福英 / 桂林医学院

何永蜀 / 昆明医科大学

张金波 / 佳木斯大学

张树冰 / 中南大学

周好乐 / 内蒙古医科大学

胡劲松 / 西安交通大学

侯启昌 / 河南广播电视大学

傅松滨 / 哈尔滨医科大学

霍　静 / 长治医学院

编写秘书

高　巍 / 哈尔滨医科大学

在线课程编者名单

在线课程负责人

杨保胜

编　　者（按姓氏笔画排序）

王墨林 / 山东大学

叶海虹 / 首都医科大学

齐　冰 / 泰山医学院

关荣伟 / 哈尔滨医科大学

孙　媛 / 大连医科大学

李英慧 / 中国医科大学

李家大 / 中南大学

杨宇杰 / 复旦大学

杨春蕾 / 四川大学

杨保胜 / 新乡医学院

肖福英 / 桂林医学院

何永蜀 / 昆明医科大学

张　岩 / 内蒙古医科大学

张　靖 / 新乡医学院

张金波 / 佳木斯大学

张树冰 / 中南大学

张继红 / 新乡医学院

周好乐 / 内蒙古医科大学

胡劲松 / 西安交通大学

侯启昌 / 河南广播电视大学

董　超 / 内蒙古医科大学

傅松滨 / 哈尔滨医科大学

霍　静 / 长治医学院

在线课程秘书

侯启昌 / 河南广播电视大学

第四轮修订说明

随着我国医疗卫生体制改革和医学教育改革的深入推进,我国高等学历继续教育迎来了前所未有的发展和机遇。为了全面贯彻党的十九大报告中提到的"健康中国战略""人才强国战略"和中共中央、国务院发布的《"健康中国2030"规划纲要》,深入实施《国家中长期教育改革和发展规划纲要(2010-2020年)》《中共中央国务院关于深化医药卫生体制改革的意见》,落实教育部等六部门联合印发《关于医教协同深化临床医学人才培养改革的意见》等相关文件精神,推进高等学历继续教育的专业课程体系及教材体系的改革和创新,探索高等学历继续教育教材建设新模式,经全国高等学历继续教育规划教材评审委员会、人民卫生出版社共同决定,于2017年3月正式启动本套教材临床医学专业第四轮修订工作,确定修订原则和要求。

为了深入解读《国家教育事业发展"十三五"规划》中"大力发展继续教育"的精神,创新教学课程、教材编写方法,并贯彻教育部印发《高等学历继续教育专业设置管理办法》文件,经评审委员会讨论决定,将"成人学历教育"的名称更替为"高等学历继续教育",并且就相关联盟的更新和定位、多渠道教学模式、融合教材的具体制作和实施等重要问题进行了探讨并达成共识。

本次修订和编写的特点如下:

1. 坚持国家级规划教材顶层设计、全程规划、全程质控和"三基、五性、三特定"的编写原则。

2. 教材体现了高等学历继续教育的专业培养目标和专业特点。坚持了高等学历继续教育的非零起点性、学历需求性、职业需求性、模式多样性的特点,教材的编写贴近了高等学历继续教育的教学实际,适应了高等学历继续教育的社会需要,满足了高等学历继续教育的岗位胜任力需求,达到了教师好教、学生好学、实践好用的"三好"教材目标。

3. 本轮教材从内容和形式上进行了创新。内容上增加案例及解析,突出临床思维及技能的培养。形式上采用纸数一体的融合编写模式,在传统纸质版教材的基础上配数字化内容,以一书一的形式展现,包括在线课程、PPT、同步练习、图片等。

4. 整体优化。注意不同教材内容的联系与衔接,避免遗漏、矛盾和不必要的重复。

本次修订全国高等学历继续教育"十三五"规划教材临床医学专业专科起点升本科教材29 种,于 2018 年出版。

第四轮教材目录

序号	教材品种	主编		副主编			
1	人体解剖学（第4版）	黄文华	徐 飞	孙 俊	潘爱华	高洪泉	
2	生物化学（第4版）	孔 英		王 杰	李存保	宋高臣	
3	生理学（第4版）	管茶香	武宇明	林默君	邹 原	薛明明	
4	病原生物学（第4版）	景 涛	吴移谋	肖纯凌	张玉妥	强 华	
5	医学免疫学（第4版）	沈关心	赵富玺	钱中清	宋文刚		
6	病理学（第4版）	陶仪声		申丽娟	张 忠	柳雅玲	
7	病理生理学（第3版）	姜志胜	王万铁	王 雯	商战平		
8	药理学（第2版）	刘克辛		魏敏杰	陈 霞	王垣芳	
9	诊断学（第4版）	周汉建	谷 秀	陈明伟	李 强	粟 军	
10	医学影像学（第4版）	郑可国	王绍武	张雪君	黄建强	邱士军	
11	内科学（第4版）	杨 涛	曲 鹏	沈 洁	焦军东	杨 萍	汤建平 李 岩
12	外科学（第4版）	兰 平	吴德全	李军民	胡三元	赵国庆	
13	妇产科学（第4版）	王建六	漆洪波	刘彩霞	孙丽洲	王沂峰	薛凤霞
14	儿科学（第4版）	薛辛东	赵晓东	周国平	黄东生	岳少杰	
15	神经病学（第4版）	肖 波		秦新月	李国忠		
16	医学心理学与精神病学（第4版）	马存根	朱金富	张丽芳	唐峥华		
17	传染病学（第3版）	李 刚		王 凯	周 智		
18*	医用化学（第3版）	陈莲惠		徐 红	尚京川		
19*	组织学与胚胎学（第3版）	郝立宏		龙双涟	王世鄂		
20*	皮肤性病学（第4版）	邓丹琪		于春水			
21*	预防医学（第4版）	肖 荣		龙鼎新	白亚娜	王建明	王学梅
22*	医学计算机应用（第3版）	胡志敏		时松和	肖 峰		
23*	医学遗传学（第4版）	傅松滨		杨保胜	何永蜀		
24*	循证医学（第3版）	杨克虎		许能锋	李晓枫		
25*	医学文献检索（第3版）	赵玉虹		韩玲革			
26*	卫生法学概论（第4版）	杨淑娟		卫学莉			
27*	临床医学概要（第2版）	闻德亮		刘晓民	刘向玲		
28*	全科医学概论（第4版）	王家骥		初 炜	何 颖		
29*	急诊医学（第4版）	黄子通		刘 志	唐子人	李培武	
30*	医学伦理学	王丽宇		刘俊荣	曹永福	兰礼吉	

注：1. * 为临床医学专业专科、专科起点升本科共用教材

2. 本套书部分配有在线课程，激活教材增值服务，通过内附的人卫慕课平台课程链接或二维码免费观看学习

3.《医学伦理学》本轮未修订

评审委员会名单

前　言

　　全国高等学历继续教育规划教材《医学遗传学》第 4 版采用纸书与数字融合为一体的教材编写模式，在传统纸制版教材的基础上配备了数字化的内容，以一书一码的形式展现，包括案例、相关链接、PPT、习题、在线课程等。其中，为了启发读者阅读和提高临床分析思维能力，特将案例解析放置于融合部分，扫描二维码即可查看。相关链接由于篇幅所限，也放置于融合部分。第 4 版教材修订以传承、完善为宗旨，同时在章节设置与内容上力求与全国高等学历继续教育本专科教学相一致。考虑到高等学历继续教育的特点，编写过程中注重体现教材的应用价值及实践性，力求涵盖更多的知识容量。同时在教材编写中，特别强调了知识的精与新，将近几年有关基因组医学的新进展进行提炼并融入相关章节，使学生在获得专业基础理论知识的同时，还能了解 21 世纪医学遗传学领域的发展趋势。

　　感谢各位编者在教材改编过程中的严谨学风和科学态度；感谢哈尔滨医科大学医学遗传学研究室的鼎力支持；感谢编写秘书高巍老师的辛勤付出。

　　由于医学遗传学发展迅速，本书在改编中难免有疏漏或不当之处，真诚期待广大师生提出宝贵的意见和建议（fusb@ems.hrbmu.edu.cn，fusongbin@yahoo.com），以便再版时修订完善。

傅松滨

2018 年 6 月

目 录

第三章 人类遗传的多样性：突变与多态性 ━━ 024

第四章 人类染色体和染色体病 ━━ 036

第十章　发育遗传学　132

第一章 绪 论

1

学习目标

掌握 遗传病的概念及特征,并能够对遗传病进行初步
分类。

熟悉 医学遗传学的发展历史、遗传性疾病发生过程中遗
传和环境因素的关系以及遗传性疾病对我国人群的
危害。

了解 医学遗传学各分支学科发展过程中取得的成就以及
对医学发展的重要贡献。

医学遗传学（medical genetics）是应用遗传学的理论与方法，研究遗传因素在人类疾病的发生、流行、诊断、预防、治疗和遗传咨询等中的作用机制及其规律的遗传学分支学科。医学遗传学的研究对象是人类的遗传病，通过研究人类疾病的发生发展与遗传因素的关系，提供诊断、预防和治疗遗传病的科学根据及手段，控制遗传病在一个家庭中的再发，降低其在人群中的危害，改善人类健康。

进入 21 世纪，伴随基因组学与功能基因组学的迅猛发展，人们对遗传病的认识不断深化，精准医学与个体化治疗在临床上成为现实。目前，医学遗传学面临的挑战是发现并明确人类基因组中 20 000~25 000 个基因的功能，并将这些新的发现转化为医疗实践服务的可用信息。当这些研究成果不断积累并形成一定规模，就可以广泛应用于疾病的预测、预防和个体化治疗。这也是 21 世纪医学遗传学关注的焦点：人类基因组 DNA 变异及其在疾病中的作用。

第一节　医学遗传学的分支学科

医学遗传学在其发展过程中，已建立了许多分支学科：

1. **细胞遗传学（cytogenetics）**　是在细胞层次上进行研究的遗传学分支学科，着重研究细胞中染色体的起源、组成、变化、行为和传递等机制及其生物学效应。临床细胞遗传学主要应用于疾病的诊断、预后、防治和遗传咨询。现已发现 200 多种染色体病综合征和近 20 000 种异常核型。

2. **生化遗传学（biochemical genetics）**　是研究基因或基因组在细胞或机体代谢过程中的作用及其规律的遗传学分支学科。即用生物化学方法研究遗传病中蛋白质或酶的变化以及核酸的相应改变，使人们了解到分子病（molecular disease）和酶蛋白病（enzyme protein disease）对人类健康的影响。

3. **分子遗传学（molecular genetics）**　是在分子水平上进行研究的遗传学分支学科。即用现代新技术从基因的结构、突变、表达、调控等方面研究遗传病的分子改变，为遗传病的基因诊断、基因治疗等提供新的策略和手段。

4. **群体遗传学（population genetics）**　是以群体为单位研究群体内遗传结构及其变化规律的遗传学分支学科。医学群体遗传学则研究人群中遗传病的种类、发病率、遗传方式、基因频率、携带者频率以及影响其变化的因素，如突变、选择、迁移、隔离、婚配方式等，以控制遗传病在人群中的流行。

5. **药物遗传学（pharmacogenetics）**　主要研究遗传因素对不同个体的药物吸收、分布、代谢的影响，尤其是由遗传因素引起的异常药物反应，为临床个体化用药提供理论根据。

6. **毒理遗传学（toxicological genetics）**　又称遗传毒理学（genetic toxicology），研究环境因素对遗传物质的损伤机制和毒理效应，以及这些环境因素包括诱变剂、致畸剂、致癌剂的检测方法和评价手段。

7. **免疫遗传学（immunogenetics）**　主要研究遗传因素与生物机体免疫系统之间关系的遗传学分支学科。例如抗原的遗传控制、抗体多样性产生的遗传机制、补体的遗传基础等，为控制免疫过程、阐明免疫缺陷病提供理论基础。

8. **体细胞遗传学（somatic cell genetics）**　以体外培养的高等生物的体细胞为主要研究对象的遗传学分支学科。用细胞的体外培养方法建立细胞系（cell line），这对研究基因突变、表达、细胞分化和肿瘤的发生等过程有独特的作用。通过细胞融合完成体细胞杂交，产生杂种体细胞等，在单克隆抗体的制备和基因定位上有重要作用。

9. **肿瘤遗传学（cancer genetics）**　着重研究遗传因素在恶性肿瘤发生、发展、易感性、诊断、防治和预后中的作用的医学遗传学分支学科。

10. **发育遗传学（developmental genetics）**　研究生物体发育过程中遗传机制的遗传学分支学科。研究胚胎发育过程中，双亲基因组的作用、同源框、基因表达的时序等，对阐明发育过程的遗传控制有重要作用。

11. 行为遗传学（behavior genetics）　研究个体或群体行为的遗传学基础的遗传学分支学科。研究人类行为的遗传控制，特别是异常行为，例如癫痫、躁狂抑郁病、精神分裂症、Alzheimer 病等的遗传基础，以控制其发生。

12. 临床遗传学（clinical genetics）　是研究临床各种遗传病的发病机制、诊断（含产前诊断）、预防、治疗、预后，为具有或可能具有某种遗传性疾病的个体或家庭提供遗传咨询服务的医学遗传学分支学科。

13. 遗传流行病学（genetic epidemiology）　应用流行病学和统计学方法研究疾病的遗传因素或环境因素与宿主遗传易感性之间的交互作用，从而揭示遗传因素、环境因素以及二者的交互影响在疾病形成中定性和定量作用的医学遗传学分支学科。

14. 生态遗传学（ecological genetics，ecogenetics）　是群体遗传学与生态学相结合形成的遗传学分支学科，主要研究人类对生存环境的适应以及对环境改变所作出反应的遗传基础。

15. 系统遗传学（system genetics）　应用数学理论、统计学方法以及计算机技术，从生物系统的角度研究基因组的结构逻辑、基因组精细结构进化、基因组稳定性，探讨细胞信号转导与基因调控的分子网络系统起源、进化与发育自组织化的非线性系统动力学。为人类复杂疾病研究开辟了新的途径。

16. 表观遗传学（epigenetics）　是研究生物体或细胞的表观遗传变异的遗传学分支学科，主要研究不涉及 DNA 序列改变的基因表达和调控的可遗传变化，表观遗传的异常会引起表型的改变，机体结构和功能的异常，甚至导致疾病的发生。

17. 基因组医学（genome medicine）　以人类基因组为基础，利用自动化的数据采集和分析方法来提高医疗保健水平，包括预测、诊断、预防性干预、治疗方法的选择，基于人类遗传和变异之间复杂作用的个体化治疗。

第二节　遗传性疾病概述

遗传性疾病简称遗传病（genetic disease），是由于遗传物质改变所引起的疾病。遗传病的发生都直接或间接与遗传物质（基因或染色体）的改变相关，即需要有一定的遗传基础，并通过这种遗传基础，按一定的方式传于后代，发育形成疾病。

一、遗传性疾病的分类

根据遗传物质改变的不同，一般将遗传性疾病分为以下四种类型：

1. 染色体病　人类体细胞中有 22 对常染色体和一对性染色体（X、Y 染色体），其中染色体的数目或结构发生改变所导致的疾病称为染色体病（chromosome disease）。人类基因组大约有 20 000~25 000 个基因，每条染色体上都携带着少则数十、多则上千个基因，因此染色体病往往表现为生长发育迟缓、智力低下和各种组织器官异常等复杂的症状，因此也被称为染色体综合征（chromosome syndrome）。染色体病又可分为常染色体病和性染色体病两类，前者包括唐氏综合征、Edwards 综合征、Patau 综合征、猫叫综合征等；后者包括 Turner 综合征、Klinefelter 综合征、X 三体综合征、XYY 综合征等。

2. 单基因遗传病　单基因遗传是指受一个基因座上的等位基因控制的性状的遗传，这个基因座上的等位基因称为主基因（major gene）。如果这个基因座上的基因突变，其导致的疾病就称为单基因遗传病（monogenic disorder，single gene disorder）。《人类的孟德尔遗传》（Mendelian Inheritance in Man，MIM）一书及其在线版（OMIM：http://omim.org）记录了目前发现的所有基因及由其控制的性状和疾病，并给予每一条目一个六位数的编号，其中首位数字代表基因所处的位置。根据基因所在位置的不同分为四种类型：①常染色体遗传,这些遗传病的致病基因定位于1~22号常染色体上,根据等位基因的显隐关系又可细分为常染色体显性遗传病(首位数字为1),如软骨发育不全(MIM 100800)、Marfan综合征(MIM 134797)、Huntington病(MIM 143100)等,以及常染色体隐性遗传病(首位数字为2),如眼皮肤白化病ⅠA型(MIM 203100)、苯丙酮尿症(MIM 261600)、尿黑酸尿症(MIM 203500)等。标注常染色体遗传的首位数字在1994年5月15日后统一为6,如镰状细胞贫血(MIM 603903)、α地中海贫血(MIM 604131)等;②X连锁遗传病,基因定位于X染色体上,根据等位基因的显隐关系又可细分为X连锁显性遗传和X连锁隐性遗传,首位数字统一为3,如遗传性肾炎(MIM 301050)、Duchenne型肌营养不良(MIM 310200)、血友病A(MIM 306700)等;③Y连锁遗传病,基因定位于Y染色体上,首位数字统一为4,如无精子症因子基因(MIM 415000);④线粒体遗传病,基因定位于mtDNA上,首位数字统一为5,如Leber遗传性视神经病(MIM 535000)、氨基糖苷诱发的耳聋(MIM 580000)等。上述遗传病中前三类属于核遗传,其传递遵循孟德尔定律,也称孟德尔式遗传;第四类则属于细胞质遗传。

3. 多基因遗传病 人类很多遗传性疾病的发生并不是仅由一个基因决定的,而是由多个基因决定,这类疾病称为多基因遗传病(polygenic disease),如冠心病、唇腭裂、糖尿病、神经管缺陷、先天性髋关节脱位、先天性幽门狭窄、精神分裂症等。其中,每个基因座对该遗传性状或遗传病形成所起的作用是微小的,称为微效基因(minor gene)。若干微效基因的作用累积起来,可以形成一个明显的表型效应,称为加性效应(additive effect)。多基因遗传性状或遗传病的形成不仅受到多个微效基因的遗传基础的影响,还需要不同环境因素的参与,所以这种遗传病又称多因子病(multifactorial disease,MF)。近年的研究表明,多基因病中也可能有主基因的参与,如与血浆脂蛋白代谢相关的*ApoE*基因在冠心病发生中所起的作用、与叶酸代谢相关的*MTHFR*基因在神经管缺陷发生中所起的作用。

4. 体细胞遗传病 体细胞中遗传物质改变所致的疾病,称为体细胞遗传病(somatic cell disease)。由于是特定体细胞内的遗传物质发生改变,发病仅限于受累者本身,一般并不会传递给后代,如各种肿瘤的发生往往涉及特定组织或器官中癌基因、肿瘤抑制基因的变化。

二、遗传性疾病的基本特征

遗传性疾病的发生需要有一定的遗传基础。若是来自生殖细胞的遗传物质发生突变,这种遗传基础还可以按一定的方式在上下代之间进行传递,有以下一些特点:

1. 垂直传递 与传染性疾病水平方向的传播不同,遗传性疾病一般是在上下代之间垂直传递(vertical transmission)。这种垂直传递在显性遗传病中,如短指(趾)症、并指(趾)等,表现得尤其突出,经常可以看到家庭中的多个世代都有成员受累;而对于隐性遗传病来说,如白化病、苯丙酮尿症等,从亲代垂直传递到子代的则是隐性致病基因,在一个家庭中往往只在先证者、一个世代有一个或少数几个患者,而患者双亲或子女的表型都是正常的。

2. 先天性和终生性 绝大多数遗传性疾病是由生殖细胞遗传物质改变引起的,表现为先天性和终生性,如唐氏综合征患者出生时就会表现出生长发育迟缓、智力低下以及特殊面容等症状,多指(趾)症患者在出生时就会表现出多指(趾)的症状等。但不是所有的遗传病都表现为先天性的特点,如血友病A一般在儿童早期才表现出凝血障碍,大多数Huntington病患者直到成年以后才会发病。而一些由环境因素引发的疾病,如因妊娠敏感期孕妇感染风疹病毒导致胎儿发生的白内障或心脏病,虽然是先天性的,却不属于遗传病。

3. 家族聚集性 由于遗传性疾病的发生需要有一定的遗传基础,这种遗传基础又会以一定的遗传方式传于后代,所以很多遗传性疾病往往具有家族性的特点,如短指(趾)症、精神分裂症等就常常表现为在一个家族中有多个成员受累。但同样有许多遗传病并无家族史,如白化病和苯丙酮尿症等,往往表现为散发。另一方面,一些由环境因素导致的疾病,如缺碘引起的地方性甲状腺肿、缺乏维生素A导致的夜盲症也可以表现出家族聚集性的特点,但这些疾病并不属于遗传病。

4. 遗传性疾病在亲代和子代中按一定比例出现 不同的遗传病家系由于发病和传递的机制各异,往往会看到受累者在亲代和子代中以不同比例出现,如常染色体显性遗传病患者的子代会有一半患同样遗传病的风险、常染色体隐性遗传病患者后代往往不会发病。通过了解各种遗传病发病和传递的机制,可在家系中对再发风险进行推算,以避免再次生出遗传病患儿。

三、遗传性疾病发生过程中遗传和环境因素的关系

遗传病的基本特征为遗传物质发生了改变,其中也或多或少地受到各种内外环境因素的影响。根据遗传基础和环境因素在不同疾病发生中所起作用大小的不同,一般将遗传病分为三类:

1. 发病完全由遗传因素决定 这类疾病完全由遗传因素决定发病,尚未发现特定环境因素对疾病发生的影响作用。例如,眼皮肤白化病 Ⅰ A 型是酪氨酸酶基因突变导致的,血友病 A 是由 *F8* 基因突变导致的,唐氏综合征是由于患者多了一条 21 号染色体所致,而 Turner 综合征是由于患者的性染色体只有一条 X 染色体导致的,在这些遗传病的发生中,环境因素几乎无影响。

2. 发病主要由遗传因素决定,但需要一定环境诱因的作用 这类疾病的发生与特定基因的突变相关,但携带有致病基因的个体是否发病还需要某些环境因素的参与。例如,苯丙酮尿症除需要位于 12q23.2 上的苯丙氨酸羟化酶基因发生突变外,还需要摄入一定量的苯丙氨酸才会发病;葡萄糖 -6- 磷酸脱氢酶 (G6PD) 缺乏症的发生除需要位于 Xq28 的 *G6PD* 基因发生突变外,还需要摄入某些药物或蚕豆才会引发急性溶血、黄疸、血红蛋白尿等临床症状;氨基糖苷诱发的聋(AAID)的发病除需要位于 mtDNA 上的 *12S rRNA* 基因发生突变,还需要摄入氨基糖苷类的药物才能引发内耳毛细胞受损,导致药物性耳聋的发生。

3. 发病需要遗传因素和环境因素的双重作用 在这类遗传病中,遗传因素和环境因素对疾病的发生都有作用,但所起作用的大小却是不同的,其中遗传因素所起作用的大小称为遗传率(heritability)。例如,精神分裂症、遗传性哮喘的遗传率都在 70% 以上,说明在这些疾病中,遗传基础对疾病的发生起着更为重要的作用;高血压、冠心病等疾病的遗传率为 50%~60%;先天性心脏病、十二指肠溃疡等遗传病的遗传率小于 40%,说明在这些疾病中环境因素所起的作用更大一些。

一般认为,传染性疾病是由各种环境因素引起的,但近来的研究发现,有些传染性疾病的发生除了特异的外源性传染源之外,由宿主遗传背景决定的对传染源的易感性和免疫应答也起着重要的作用。例如,定位于 19q13.31 的 *PVR* 基因决定了人类对脊髓灰质炎病毒感染的易感性;而定位于 6q23.3 的 *IFNGR1* 基因与结核病易感性有关联。

第三节　遗传性疾病对我国人群的危害

一直以来,我国都在执行"控制人口数量,提高人口素质"的政策,从严格执行"计划生育"到"全面放开二胎"说明我国人口数量的增长已经得到有效的控制,但提高人口素质却面临着严峻的挑战。近年来,随着现代医学技术的发展以及医疗服务水平的提高,尤其是人类基因组计划的完成,危害我国人民健康的传染性疾病和感染性疾病已得到了有效控制,但同时遗传性疾病对人类造成的危害却变得越来越明显。

1. 自然流产 目前,我国自然流产率约占全部妊娠总数的 10%~15%,其中约有 50% 是由各种染色体畸变引起的,其余是由单基因或多基因等因素引起的。以放开二胎后每年出生人口 1750 万估算,我国每年仅由染色体畸变引起的自然流产就使大约 90 万 ~150 万对夫妇失去了孩子。

2. 出生缺陷 出生缺陷是严重影响出生人口素质的重要因素之一,也是导致妊娠早期流产、死胎、死

产、新生儿残疾与死亡的主要原因。随着各国对婴儿感染性疾病和营养不良的有效控制,出生缺陷对婴儿病死率的影响将更加突现。同时,缺陷儿的出生也给家庭和社会造成沉重的负担。《中国出生缺陷防治报告(2012)》的数据表明,目前我国出生缺陷总发生率约为 5.6%,与世界中等收入国家的平均水平接近。以放开二胎后我国年出生人口 1750 万估算,每年新增出生缺陷儿近 100 万例,出生时临床明显可见的出生缺陷就有 27 万多例。其中,先天性心脏病、多指(趾)、唇裂伴或不伴腭裂、脑积水、并指(趾)等遗传性疾病高居我国围产儿高发畸形的前 10 位。这些出生缺陷儿童中大约有 30% 在 5 岁前死亡,40% 将成为终生残疾。

3. 染色体病与智力低下 据统计,我国人群中有近 1% 的人存在某种染色体异常,其中以唐氏综合征的发病率最高,每年大约新增 2.3 万 ~2.5 万例,其生命周期的总经济负担超过 100 亿元。

智力低下(mental retardation,MR)是指在发育时期内,一般智力功能明显低于同龄水平,同时伴有适应行为的缺陷,这是影响我国人口素质的重要因素。在我国不同程度的智力低下患者有 998 万,其中约 40% 涉及遗传性因素,主要包括各种染色体异常和先天性代谢病等。

4. 单基因与多基因遗传病对群体的影响 现已认识的单基因遗传病中,虽然多数病种的群体发病率不高,如苯丙酮尿症在我国的群体发病率约为 1/13 000,但累加到一起,估计在人群中约有 4%~8% 的人患有某种单基因遗传病。

多基因遗传病的病种虽少,但多数疾病的群体发病率都较高,估计在人群中大约有 15%~20% 的人受某种多基因遗传病所累,这包括心脑血管病、神经精神疾病、糖尿病和慢性呼吸系统疾病等;另外,很多多基因遗传病由于病程持久,造成的经济负担也十分巨大,据 2003 年的资料测算,我国每年新发先天性心脏病超过 13 万例,其生命周期的总经济负担更是超过 126 亿元。

5. 恶性肿瘤 作为体细胞遗传病的恶性肿瘤在我国的发病率约为 264.85/10 万。我国 2015 年新发浸润性癌病例数为 429.2 万,占全球新发癌症病例的 22%,相当于平均每天新发 12 000 例癌症;癌症死亡病例 281.4 万,占全球癌症死亡病例的 27%,相当于平均每天 7500 人死于癌症。恶性肿瘤已成为我国多数地区人群死亡因素的第一位或第二位。我国发病率和死亡率最高的恶性肿瘤依次为肺癌、胃癌、食管癌、肝癌和结直肠癌,这五种恶性肿瘤占全国癌症发病总数的 63.7%、死亡病例占全国癌症死亡病例的 74.5%。

6. 遗传负荷 在人群中,即使未受遗传病所累的人,也并非与遗传病完全无关。根据资料估计,人群中平均每个人都可能带有 5~6 个隐性有害基因,称为携带者,他们虽未发病,但可将这些有害基因向后代传递,这就是遗传负荷(genetic load)。以地中海贫血为例,广东省是我国地中海贫血高发省份之一,其 α 地中海贫血致病基因携带者频率约为 8.53%,β 地中海贫血致病基因携带者频率约为 2.54%。携带者之间的婚配每年导致 1 万余例重型地中海贫血患儿出生,其中重型 α 地中海贫血超过 9000 例,绝大多数患儿在围产期就因重度水肿夭折;重型 β 地中海贫血患儿约 1000 余例,每年用于重型 β 地中海贫血患儿的治疗费用高达 10 亿元。另外,葡萄糖 -6- 磷酸脱氢酶(G6PD)缺乏症是最常见的溶血性疾病,在我国的发生率约为 2.3%,呈南高北低的分布状态,在广东、广西等地区发病率最高。据统计在广东育龄人口中男性发病率为 8.98%,女性发病率为 3.44%。由于 G6PD 缺乏症是一种 X 连锁不完全显性遗传病,男性患者的女儿将都有可能发病,而女性患者的后代则有 1/2 发病的可能。人群中存在的这种遗传负荷,不仅对子孙后代是一种威胁,对人口素质的提高也极为不利。对人群中那些高发、危害大的遗传性疾病进行携带者筛查并进行婚育指导,可以有效地控制其在人群中的发病率。

第四节　遗传学与医学遗传学发展简史

1865 年,Mendel 发表了著名的《植物杂交试验》,认为遗传性状是由成对的遗传因子决定的,并总结出遗传的分离率和自由组合率,以此解释了性状传递的机制,奠定了现代遗传学的基础。但是人们对遗传性疾病的认识,却远远早于这个时代。

相关链接 1-1

乔治·孟德尔(扫描章首二维码阅读内容)

早在古希腊 Hippocrates 时代,就已经有了关于家族性癫痫的记载。Aristotle 曾经描述了几个家庭出现的"隔代遗传"的现象。对侏儒症、白化病的描述可以追溯到公元 1 世纪。公元 2 世纪的犹太法典中就有若两个兄长死于术后出血不止,弟弟可免于割礼的规定,反映了当时社会对血友病的初步认识。

1746 年,法国自然学家 Maupertuis 在其论文中提供了关于皮肤颜色起源的研究,其中包含了与现代表观遗传概念有关的描述:突变和颗粒遗传。Maupertuis 还对 Ruhe 家族的多指(趾)症进行了研究,指出无论男性还是女性都可以传递多指(趾)症状。Maupertuis 的工作首次提供了真正可被理解的某些疾病的遗传性质,早于 Mendel 整整一个世纪。

1794 年,John Dalton 在一封信中描述他和他哥哥关于红绿色盲的症状:"别人称为红色的那部分图像对我来说只是阴影或暗块;而橙色、黄色和绿色似乎只是从强到暗的黄色,我应该称为不同的黄色"。后来,人们用"Daltonism"一词来描述色盲。

1803 年,Otto 对一个患有出血性疾病的家族进行研究后认为,这种出血性疾病主要影响男性。1813 年,Hay 提出患病男性可以将这种出血症状传给女儿。1828 年,Frederick Hopff 首次使用"血友病"一词来描述这类遗传性出血性疾病。

1871 年,德国眼科医生 Leber 首次研究了 Leber 遗传性视神经病,报道了四个家庭中的一些年轻人双眼同时或相继突然失去视力的现象。Leber 遗传性视神经病后来被确定是一种线粒体遗传病。

1875 年,Galton 发现单卵双生虽然具有相同的基因型,但在不同的环境中生长却可能有有不同的表现型,由此 Galton 区分了先天与后天的影响。Galton 是生物统计学的创始人之一,首次把回归系数引进遗传学,借以估计各种亲属间的相似程度。Galton 还提出了优生学(eugenics)的概念,目标是通过选择性生育来改进人类的遗传素质。1892 年,Galton 发明了第一个指纹识别系统,在 20 世纪后期 DNA 分析技术出现之前,指纹识别技术一直是法医鉴定的最可靠的形式。

1900 年,当 De Vries、Correns 和 Tschermak 三位科学家分别独立地重新发现了孟德尔定律后,人们开始试图将孟德尔定律应用于人类本身。

1901 年,Landsteiner 发现两个不同个体之间的血液接触会发生凝集,并成功地鉴定了人类血液的三个血型 A、B 和 O;1902 年,von Decastello 和 Sturli 发现了第四种血型 AB 型;1924 年,Bernstein 证明 ABO 血型受一组复等位基因控制。

1902 年,英国内科医生 Garrod 对尿黑酸尿症进行了研究,并推测患者体内的尿黑酸是酪氨酸的降解产物。Garrod 分析了 4 个尿黑酸尿症家系,这四个家庭共有 11 个患者,其中至少有 3 个患者的父母为表亲,这些父母看起来都是正常的。受到遗传学家 Bateson 的提示,Garrod 认为尿黑酸尿症实际上是一种孟德尔隐性遗传的疾病。1908 年,Garrod 把他对尿黑酸尿症、胱氨酸尿症、戊糖尿症和白化病的研究结果汇总,提出了先天性代谢缺陷(inborn errors of metabolism)的概念,奠定了生化遗传学的基础。

1903 年,Farabee 通过对一个五代家系的研究指出短指(趾)为显性性状,他认为"孟德尔定律不仅适用于植物和低等动物,在人类本身同样适用"。短指(趾)症是第一个被确定的常染色体显性遗传病。

1903 年,Boveri 和 Sutton 各自从研究中发现染色体的数量在生殖细胞中减少一半并在受精卵中恢复原始数量,这个过程和 Mendel 遗传因子的行为完全一致。于是两人分别提出,遗传因子就在染色体上,父源和母源染色体的成对存在以及它们在减数分裂期间的分离,可能是构成孟德尔遗传定律的基础,这就是

Boveri-Sutton 染色体遗传学说。

1909 年 Johannsen 将 Mendel 所指的遗传因子改称为基因(gene),并首次提出基因型(genotype)为个体的遗传结构,而表型(phenotype)是指环境与基因相互作用而使个体呈现的性状。

1910 年,Morgan 和他的学生开始研究黑腹果蝇(*Drosophila melanogaster*)性状的遗传方式,并发现了遗传的连锁与互换律,证实染色体是遗传的传递单位。1926 年,Morgan 总结了多年来的研究成果,出版了《基因论》一书,这是自孟德尔定律提出以来第一次用基因理论对当时已发现的遗传成果进行系统的总结,是经典遗传学最重要的理论著作。

相关链接 1-2

托马斯·亨特·摩尔根(扫描章首二维码阅读内容)

20 世纪 20 年代,Painter 利用连续组织切片法对哺乳动物的染色体进行研究,描述了雄性哺乳动物的 XY 染色体类型,证实雄性和雌性哺乳动物有相同的染色体数目。1923 年,Painter 确定了人类染色体的数目是 48 条,即 2n=48,这个错误的结论一直到三十多年后才得以纠正。

1941 年,Beadle 和 Tatum 通过对粗糙脉孢菌(Neurospora crassa)的研究提出了"一个基因一种酶"假说。

1944 年,Avery、MacLeod 和 McCarty 完成了肺炎双球菌的转化实验,认为 DNA 是肺炎双球菌转化机制的基本单位。除少数 RNA 病毒外,所有已知生物的遗传物质都是 DNA。

1949 年,Pauling 等研究了正常个体、镰状细胞性贫血患者和拥有镰状细胞性状个体三种类型的血红蛋白电泳迁移率的差异,提出了分子病(molecular disease)的概念。1956 年,Ingram 通过蛋白质"指纹法",确认镰状细胞性贫血的发生是由于其 β 珠蛋白肽链第 6 位氨基酸谷氨酸被缬氨酸取代所致,这是首次鉴定出一种疾病发生的遗传机制。

1952 年,徐道觉(TC Hsu)发明了在染色体标本制备中至关重要的低渗休克法。1956 年,蒋有兴(JH Tjio)和 Levan 确认了人类体细胞正常的染色体数目是 46 条,即 2n=46。1959 年,Lejeune 发现唐氏综合征患者的体细胞内比正常人多了一条 21 号染色体,这是人类发现的第一种染色体数目异常导致的疾病;Ford 发现 Turner 综合征患者的性染色体组成只有 1 条 X 染色体;Jacobs 发现 Klinefelter 综合征患者的性染色体组成是 XXY。1960 年,在美国 Denver 召开了一次国际细胞遗传学会议,确认了"关于人类有丝分裂中染色体命名标准系统的提议",即"Denver 体制",该命名体制经过不断地补充和完善,最终被命名为"人类细胞遗传学命名的国际体制",简写为 ISCN。

相关链接 1-3

徐道觉(扫描章首二维码阅读内容)

1953 年,Crick 和 Watson 发现了 DNA 的双螺旋结构,标志着分子遗传学的开始。1957 年,Crick 提出了中心法则:即遗传信息从 DNA 和 RNA 传递到蛋白质。

1953 年,Bickel 公布了通过控制苯丙氨酸的摄入量,有效地改善了苯丙酮尿症患儿症状的方法。目前,利用特殊配方的食物进行饮食控制疗法已经成为防治和改善先天性代谢病的有效手段。1961 年,Guthrie 完善了抑菌试验,并开始在新生儿中进行苯丙酮尿症的筛查。

1956 年,Fraser 首次提出了"遗传异质性"的概念,指出两个在临床上表现相似的病例可能是由不同的遗传基础导致的。

20 世纪 50 年代,人们先后确定了琥珀酰胆碱敏感是由于丁酰胆碱酯酶缺乏所致,伯氨喹引起药物性溶血是由于葡萄糖 -6- 磷酸脱氢酶缺乏所致。1959 年,Vogel 提出药物遗传学(pharmacogenetics)的概念,主要是从单个基因的角度揭示个体对药物不同反应的遗传机制。1971 年,Brewer 提出生态遗传学(ecogenetics)的概念,主要研究群体对生存环境的适应以及对环境改变所作出反应的遗传学机制。1997 年,诞生了药物基因组学(pharmacogenomics)这一概念,主要在基因组水平上研究不同个体及人群对药物反应差异的遗传机制。

1960 年,Nowell 和 Hungerford 在慢性髓细胞性白血病患者中鉴别出 Ph 染色体,这是人类首次证明了一种特定的染色体结构畸变与一种特异性肿瘤之间的恒定关系。

1961 年,Nirenberg 发现了第一个 "三联体" 密码子,并与 Khorana 相继完成了全部密码子的破译。1964 年,Holley 确定了 tRNA 的分子结构。

1966 年,McKusick 出版了《人类孟德尔遗传》(MIM)一书,概述了当时生物医学文献中报道的遗传表型及其编号条目。1987 年,约翰霍普金斯大学医学院(JHUSOM)资助了人类孟德尔遗传在线版(OMIM)网站。OMIM 是不断更新的关于人类基因、遗传性疾病和性状的目录,特别关注基因与表型的关系,已成为我们理解基因组结构和复杂性状的经典工具。

1966 年,Kenneth Lyons Jones 及 David W. Smith 普及了 "畸形学" 这个术语,用以研究遗传性疾病和获得性结构畸形综合征的发病机制。现在已成为一门研究人类各种发育异常的成因、临床表现和形成机制,以及预防各种人类出生缺陷或先天性畸形的综合性学科。

1969 年,O'Brien 明确了在德系犹太人群中高发的 Tay-Sachs 病是由于氨基己糖酯酶 A 缺陷引起的,并开发出了一种筛查携带者的血液测试方法。1971 年,Kaback 在历史上首次启动了针对 Tay-Sachs 病的携带者筛查工作。携带者筛查可以为相关人群提供充分的信息,并在此基础上做出适合的决定。通过遗传筛查与遗传咨询,2000 年美国与加拿大的犹太群体中,Tay-Sachs 病的发病率减少了 90% 以上。

1970 年,Smith 发现了第一个限制性内切酶;1975 年,Southern 建立了 Southern 印迹,这些为解决临床遗传病问题提供了新的技术手段。1978 年,YW. Kan 等首次利用 RFLP 和 Southern 印迹技术成功地对镰状细胞贫血进行了产前诊断,开创了遗传病基因诊断的新时期。

1978 年,Boyer 利用转基因细菌合成人类胰岛素获得成功,并于次年应用于临床试验治疗。

1986 年,Wilton 开创了受精卵卵裂阶段活检的技术,使对遗传性疾病的植入前诊断(preimplantation genetic diagnosis,PGD)成为可能。1990 年,Handyside 等在受精卵 6~8 细胞阶段通过 PCR 扩增 Y 染色体特异性重复序列,对 X 连锁遗传病家系的一对夫妇进行了胚胎性别鉴定,第一个 PGD 婴儿诞生,这是 PGD 技术的首次临床应用。1992 年,PGD 技术首次应用于常染色体病,使一对携带有囊性纤维化致病基因的夫妇生下一个健康婴儿。1999 年,PGD 技术开始应用于迟发性疾病的筛查。目前,PGD 技术已广泛地应用于包括低外显率和迟发性遗传疾病在内的 100 多种遗传病上,其中最常见的是对囊性纤维化和血红蛋白病的筛查。

1988 年,Wallace 发现 mtDNA 11778A 突变导致了 Leber 遗传性视神经病的发生,这是首例确认的 mtDNA 突变引起的人类疾病。目前已经发现了超过 360 种 mtDNA 突变(包括点突变和重排),引起不同表型和不同发病年龄的多种遗传性疾病。

1990 年 9 月,美国国立卫生研究院(NIH)的 Anderson 等利用逆转录病毒载体转移 ADA 基因对一个患有 ADA 缺乏症的 4 岁女孩实施了体细胞基因治疗。Anderson 等在 10 个半月内对该女孩进行了 7 个轮次的基因治疗,患儿体内的 ADA 水平由原来的约相当于正常人的 1% 提高到 25%,这是遗传病的基因治疗首次在体内获得成功。1991 年,中国复旦大学的薛京伦教授利用导入 F9 基因的逆转录病毒载体进行血友病基因治疗,首批接受治疗的 4 位血友病患者的症状均得到有效缓解,且经过 17 年随访,未发现任何肿瘤或免疫异常。

20 世纪 90 年代,人类基因组计划(HGP)作为一项国际协作课题开始实施,为此成立了国际性人类基因组组织(HUGO)和国际人类基因组测序协作组(IHGSC)。2000 年 6 月,IHGSC 公布人类基因组工作框架图;2004 年 10 月,IHGSC 公布了人类全基因组高精度序列图,结果显示人类基因组大约有 28.5 亿碱基,含 20 000~25 000 个基因。

1993 年,Delhanty 等将荧光原位杂交(FISH)技术应用于植入前遗传筛查(preimplantation genetic screening, PGS),用以检测胚胎中的非整倍体异常。1996 年,PGS 技术开始应用于染色体易位的筛查。2009 年,基于芯片技术的 PGS 技术开始应用于各种染色体异常的检测。2013 年,新一代测序技术开始应用于植入前染色体非整倍体筛查。目前,应用基于单细胞全基因组扩增(WGA)的 PGS 以及实时荧光定量 PCR(qPCR)技术已经可以同时对人类全部 24 条染色体进行遗传学分析。

(傅松滨)

学习小结

医学遗传学是研究遗传病的发生、传递规律、诊断、治疗、预防及其与环境关系的科学。遗传病是指遗传物质发生突变所引起的一类疾病。按遗传物质改变的不同可将遗传病分为 4 种类型:单基因病(包括线粒体遗传病)、多基因病、染色体病和体细胞遗传病。随着医学的发展和生活水平的提高,一些过去严重危害我国人民健康的传染性疾病和感染性疾病已得到了有效控制,但同时遗传性疾病对人类造成的危害却变得越来越明显。目前,医学遗传学面临的挑战是发现并明确人类基因组中 20 000~25 000 个基因的功能,并将这些新的发现转化为医疗实践服务的可用信息,广泛应用于疾病的预测、预防和个体化治疗。这也是 21 世纪医学遗传学关注的焦点:人类基因组 DNA 变异及其在疾病中的作用。

复习参考题

1. 什么是医学遗传学及遗传病? 叙述遗传病的基本特征及其分型。

2. 试从遗传病对人类的危害角度,简述医学遗传学在现代医学中的地位。

3. 简述遗传性疾病发生过程中遗传和环境因素的关系。

第二章

人类基因组分析原理

2

随着对人类基因组的了解，人们逐渐开始将人类基因组的研究结果应用于临床，对疾病遗传基础的认识必然使人们能够更好地有针对性地对疾病进行治疗。

第一节　人类基因组概论

真核细胞最显著的特征是具有细胞核。在细胞分裂间期，细胞核内的 DNA 分子和蛋白质结合成染色质（chromatin），在细胞有丝分裂阶段，染色质螺旋化，浓缩成为染色体（chromosome）。染色体是遗传信息的载体，也是遗传的物质基础。人体每个体细胞内含有两个染色体组，每个染色体组的 DNA 构成一个基因组。每个基因组的 DNA 含有 2.85×10^9 个碱基对。广义的基因组包括细胞或生物体的全套遗传物质，人类包括通常意义上的细胞核基因组和线粒体基因组。

一、人类基因组序列组成

根据基因组 DNA 的碱基排列序列重复出现的程度不同，基因组 DNA 碱基序列分为重复序列和单一序列。目前的人类基因组测序结果提示人类细胞核染色体基因组中 90% 左右为 DNA 重复序列，10% 左右为单一序列。

1. **单一序列**　单一序列（unique sequence）在人类基因组中约占 DNA 的 10%，指在一个基因组中只出现一次或者几次的 DNA 序列。它们主要构成编码蛋白质或酶的基因，称为结构基因（structure gene）。目前估计一个人类基因组中大约含有 2 万 ~2.5 万个左右的结构基因，在这些基因之中，有一部分是多个拷贝的基因家族。在基因组中，单一序列常被重复序列隔开。

2. **重复序列**　重复序列（repetitive sequence）是指一个基因组中存在有多个拷贝的 DNA 序列，约占人类基因组的 90%。根据 DNA 重复顺序的长度和拷贝数，重复序列又可分为高度重复序列和中度重复序列。

在人类基因组当中，高度重复序列（highly repetitive sequence）通常是由很短的碱基序列组成（一般不大于 200bp），重复频率很高，可以达 10^6 以上，散在于基因组中，占基因组的 10%~30%。高度重复序列一般不进行转录，不编码任何蛋白质。目前认为它们的主要功能为参与维持染色体的结构，如构成着丝粒、端粒等间隔结构基因并参与减数分裂时染色体的配对。

中度重复序列（intermediate repetitive sequence）是在人类基因组内散在或成簇存在的、长度大于 300bp 的一些序列，根据其长度和拷贝数分为短分散 DNA 序列，也称短分散核元件（short interspersing nuclear element，SINE）和长分散 DNA 序列，也称长分散核元件（long interspersing nuclear element，LINE）。这些元件被认为具有重要的生物学功能和医学价值，已证实 SINE 和 LINE 是造成一些遗传病中的突变的原因。至少这些家族中的一些拷贝是高度活动的，它们可以将不同的拷贝插入到基因组的其他位置，从而可能造成一些重要基因的插入失活。

3. **多基因家族**　多基因家族（multigene family）是真核生物基因组中最重要的特点之一，指由一个祖先基因经过重复和变异所产生的一组来源相同、结构相似、功能相关的基因。多基因家族可分为两种类型：一种类型是基因家族的各个成员具有几乎相同的碱基顺序，串联排列集中在一条染色体上，这种集中成簇的一组基因称为基因簇（gene cluster），同时发挥作用，合成某些蛋白质；另一种类型是一个基因家族可分为若干群，分别成簇地分布在几条不同的染色体上。此外，在多基因家族中，有些成员不具有任何功能，被称为假基因。

4. **假基因**　假基因（pseudogene）是一种与相应的正常基因序列类似，但却不能编码蛋白质的核苷酸序列。现已在大多数真核生物中发现了假基因，如珠蛋白、干扰素、组蛋白及人的 rRNA 和 tRNA 等基因家族中均存在假基因。假基因起初也可能是有功能的基因,以后由于缺失、倒位或点突变等原因使这些基因变成了无功能的基因。

二、人类基因组化学成分和特征

1944 年 Avery 等用实验的方法证明了 DNA 是生物的遗传物质。1953 年 Watson 和 Crick 在前人工作的基础上,提出了著名的 DNA 分子双螺旋结构模型,奠定了 DNA 复杂功能的结构基础。

1. **DNA 分子的组成和一级结构**　组成 DNA 分子的基本单位是脱氧核苷酸。每个脱氧核苷酸由磷酸、脱氧核糖和含氮碱基组成。碱基有 4 种:腺嘌呤(adenine,A)、鸟嘌呤(guanine,G)、胞嘧啶(cytosine,C)和胸腺嘧啶(thymine,T)(图 2-1)。因碱基的不同,可以构成 4 种不同的脱氧核苷酸:脱氧腺嘌呤核苷酸(dAMP,A)、脱氧鸟嘌呤核苷酸(dGMP,G)、脱氧胞嘧啶核苷酸(dCMP,C)和脱氧胸腺嘧啶核苷酸(dTMP,T)。这 4 种脱氧核苷酸按一定顺序连接起来构成脱氧多核苷酸长链(DNA 单链)。在多核苷酸链上,前一个核苷酸脱氧核糖的 3′ 位羟基与

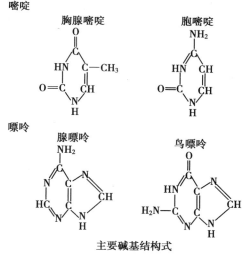

图 2-1　构成 DNA 的碱基

后一个核苷酸脱氧核糖的 5′ 位磷酸结合,脱水后形成 3′,5′ 磷酸二酯键(图 2-2)。大多数自然状态下一个多核苷酸长链分子的两端,总有一个脱氧核糖带有自由的 5′ 磷酸,称为 5′ 端。而另一端的脱氧核糖带有自由的 3′ 羟基,称为 3′ 端。DNA 分子由两条多核苷酸链组成,两条多核苷酸链之间通过碱基配对的方式彼此互补成双链结构。DNA 分子在上述结构形成的基础上,最后形成了一个由两条反向平行的多核苷酸链所组成的稳定的双链 DNA 结构,也即 DNA 的一级结构。

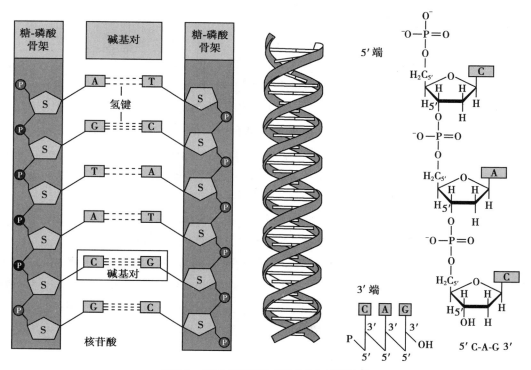

图 2-2　DNA 双螺旋的化学结构与碱基配对

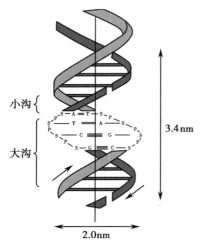

小沟

大沟

3.4nm

2.0nm

图 2-3　DNA 分子双螺旋结构模型

2. DNA 的双螺旋结构　1953 年 Watson 和 Crick 提出了 DNA 双螺旋结构分子模型(图 2-3)。这一模型提出 DNA 分子是由两条反向平行的多核苷酸链围绕一个共同的轴盘绕而成的双螺旋结构,两条链的方向是一条链从 5′→3′,另一条链从 3′→5′,主链位于螺旋的外侧,脱氧核糖平面与螺旋轴平行,碱基对位于螺旋的内部;两条多核苷酸链上互配的碱基借氢键相连,A 与 T、G 与 C 配对;碱基平面与螺旋轴基本垂直,嘌呤和嘧啶上的氨基和酮基具有亲水性,使互配的碱基之间可以形成碱基对,A 和 T 之间有两个氢键,G 和 C 之间有三个氢键;大部分双螺旋链中每一螺旋内含 10 个碱基对;沿螺旋轴方向观察,双螺旋的表面存在两条凹槽,一条深而宽,称为大沟;一条浅而窄,称为小沟。

DNA 分子的双螺旋结构具有重要的生物学意义:DNA 分子的碱基排列顺序储存了大量遗传信息,若一个 DNA 分子长度为 n 个碱基,就可能有 4^n 种排列序列;DNA 分子的碱基互补结构是 DNA 复制和修复的基础,DNA 双链中的每条链都可作为模板合成一条新的 DNA 双链,同时 DNA 分子受损时,可在修复酶的作用下,以互补链为模板进行修复;DNA 分子的双链互补结构是分子杂交技术的基础,利用 DNA 碱基互补,单链 DNA 可以从复杂的 DNA 混合物中找到与其互补的 DNA 序列;DNA 双螺旋结构中的大沟是 DNA 与蛋白质相互作用的结构基础,基因转录时转录因子与大沟的 DNA 相结合而发挥作用。

第二节　人类基因组中的变异

随着人类基因组序列测序的完成,不同个体间和不同人群间基因组的差异逐渐成为人们关注的焦点。在一些国际协作组的共同努力下,人类基因组中的变异及其与疾病关系的研究取得了快速的进展。

一、人类基因组变异的类型

(一) DNA 重复序列的变异

基因组中 DNA 重复序列分为两类:串联重复序列(即卫星 DNA)和分散重复序列。

1. 卫星 DNA　一些小的 DNA 单元串联重复若干次即为卫星 DNA,也称为数目可变的串联重复(variable number of tandem repeat)。卫星 DNA 根据其重复单元的大小可分为卫星 DNA、小卫星 DNA 和微卫星 DNA。其中最常见的是微卫星 DNA,其重复单元为 2~6bp,它们也被称为短串联重复(short tandem repeat,STR)。每个 STR 位点可以代表基因组中一个特定的片段,同时因为它们具有高度的变异性,因此比限制性片段多态能提供更多的信息。

2. 分散重复序列　即前面提到的长分散元件(long interspersing element,LINE)和短分散元件(short interspersing element,SINE)。其中 LINE 占人类基因组的 15% 左右,长度约为 5000~7000bp,拷贝数在 10^2~10^4 之间。例如,Kpn I 家族(Kpn I family)。Kpn I 家族散在分布于基因组 DNA 中,用限制性内切酶 Kpn I 消化人的 DNA,电泳可得到 4 种长度不同的 DNA 片段。SINE 占人类基因组 10% 左右,长度 300~500bp,拷贝数可高达 9×10^5。例如,人类基因组中特有的 Alu 家族(Alu family),长度约 300bp,在单倍体基因组中有 30 万 ~50 万份拷贝,每个 Alu 序列中含有一个限制性内切酶 Alu I 的识别位点,Alu I 可将 Alu 序列切割成 170bp 和 130bp 的两个片段。这些分散重复序列在基因组中插入的位置形成了基因组的多样性。

（二）拷贝数变异

拷贝数变异（copy number variation，CNV）的定义是长度 >1kb 的 DNA 片段在基因组中拷贝数的变异。因为 CNVs 片段很大，所以从前除非找到合适的定量 PCR 方法，否则很难鉴定出来。然而随着微阵列比较基因组杂交（array comparative genomic hybridization，aCGH）和新一代 DNA 测序等技术的出现，CNV 的检测已变得越来越容易。从分类上，CNV 是与 LINEs 和 SINEs 不同类的，但其实它们是存在一些交叉的，一些分散重复序列的不同重复次数就构成了 CNVs。目前已报道的 CNVs 有 58 000 多个，而且还将有更多的 CNVs 被发现。从占基因组的大小来说 CNVs 对基因组变异起到了比 SNP 更多的作用。

（三）单核苷酸多态性

单核苷酸多态性（single nucleotide polymorphism，SNP）是指基因组中单个碱基的变异。人类基因组计划的完成大大促进了人们对 SNP 的认识，目前已经鉴定的人类 SNP 有大约 4200 万个，在描述 SNP 的时候通常用 rs 作为前缀，后面是一个数字，例如 rs10768683 是 β-珠蛋白基因中的一个 SNP。SNP 已经取代了微卫星作为基因组的一种研究工具，因为它们在基因组中广泛存在，并且检测价格也迅速下降。

（四）单核苷酸变异

随着基因组测序的完成，越来越多的单个碱基的变异被发现，因此又出现了一个新的词汇——单核苷酸变异（single nucleotide variation，SNV）。目前很难给出一个准确的 SNV 的定义，但通常 SNP 指中性的变异，如在一个人群中常见的单个碱基的改变，而 SNV 通常指作用尚不明确的单个碱基的改变，有待进一步确认是 SNP 还是突变（即可以导致疾病的 DNA 改变）。

二、基因组中的变异与疾病的相关性

人们已经开始越来越关注这些大量的人类基因组变异，致力于鉴定它们在产生人类多样性中的作用，并证明它们是中性的 DNA 多态或是导致疾病的突变。

DNA 重复序列变异中的三核苷酸重复是最常见的与疾病相关的变异。例如 Huntington 病是一种典型的由三核苷酸拷贝数变异引起的疾病，它的临床症状多样，包括进行性加重的行动异常（通常表现为舞蹈病）、精神异常和痴呆。一般 35~45 岁发病。该病的致病基因是 IT15（interesting transcript 15）基因，现在正式的命名为 HTT 基因。在该基因第一外显子内有一个三核苷酸重复（CAG）n，正常人该重复数的变异范围为 6~26 次，当重复数超过 39 次时就可能导致该病的发生。一般来说重复次数越多，疾病的发生越早。

全基因组测序和大数据分析在很多正常人中发现了 CNVs，它们可以削弱基因功能，但没有明显的临床症状。然而更有用的发现是在一种疾病当中没有发现预期的基因本身的异常，但发现了 CNV 的缺失或重复，这些疾病包括精神分裂症和 Alzheimer 病等。同时 CNV 在体细胞遗传病中也很重要，例如人类表皮生长因子受体（human epidermal growth factor receptor，HER2）基因和乳腺癌。HER2 阳性的乳腺癌是由于基因扩增造成的过表达，往往预后较差，但对药物赫赛汀（Herceptin）反应敏感。因此，在治疗之前往往都会对肿瘤进行 HER2 基因扩增的检测。

SNPs 在基因中可造成三联体密码子的改变，因此可以改变编码的氨基酸（称为非同义 SNPs）或者对氨基酸没有影响（称为同义 SNPs）。之前认为后者是中性改变，对基因产物没有影响，但现在已发现一些同义 SNPs 可以通过产生隐秘剪切位点而影响基因功能。

第三节　基因组的传递

基因组向后代的传递是通过减数分裂（meiosis）实现的。减数分裂是有性生殖的个体在形成生殖细胞过程中发生的一种特殊分裂方式,在这一过程中 DNA 只复制一次,细胞连续分裂两次,结果形成的生殖细胞只含单倍数的染色体(n),其数目是体细胞的一半,故称为减数分裂。减数分裂过程中染色体向后代的传递遵循遗传学定律,即分离律、自由组合律和连锁互换律。

一、减数分裂

(一)减数分裂的过程

减数分裂包括减数分裂 Ⅰ 和减数分裂 Ⅱ。在两次分裂之间,一般有一短暂的间期,在此间期中不进行 DNA 合成。减数分裂的特殊过程,主要发生在减数分裂 Ⅰ,尤其是它的前期。

1. 减数分裂 Ⅰ

(1) 前期 Ⅰ:前期 Ⅰ(prophase Ⅰ)的过程很复杂。根据染色体的形态变化可分为五个不同时期:细线期、偶线期、粗线期、双线期和终变期。

1) 细线期(leptotene stage):主要特点是,染色质凝集成光镜下可见的细长染色体丝,DNA 虽已复制,但分辨不出双线结构。在染色体细丝上有许多粒状结构,称为染色粒。此期染色体端部与核膜紧密相连,这样有利于同源染色体配对。核仁及核均膨大。

2) 偶线期(zygotene stage):是同源染色体配对的时期。同源染色体是一对形态、大小相同,一条来自父方,一条来自母方的两条染色体。等位基因位于同源染色体相同座位上。每对同源染色体的一端或两端聚集于核膜的某一点,从这一点或者染色体全长的若干点开始,同源染色体靠拢在一起,准确的配对,这一过程叫联会(synapsis)。联会的结果是每对染色体形成一个二价体(bivalent)。但这时染色体细长,一般看不清二价体的数目。

3) 粗线期(pachytene stage):联会后的染色体进一步螺旋化,缩短变粗,在显微镜下可以看到每个二价体由两条同源染色体组成,每一条染色体都由两条染色单体构成,这样一个二价体共有四条染色单体,称四分体(tetrad)。一条染色体的两条染色单体之间互称姐妹染色单体(sister chromatid),同源染色体的染色单体之间,则互称为非姐妹染色单体(non-sister chromatid)。在粗线期,非姐妹染色单体之间发生了片段的交换(crossing over),这是连锁与交换律的细胞学基础。交换在分子水平上进行,交换的形态学表现为交叉(chiasma)。

4) 双线期(diplotene stage):染色体进一步缩短、变粗。联会复合体解体,同源染色体开始分离,但在交叉点上它们仍然连在一起,所以两条同源染色体并未完全分开。交叉发生在同源染色体的两条非姐妹染色单体之间。

5) 终变期(diakinesis stage):二价体变得粗短,并向核的周边移动,在核内较均匀地分散开。核仁、核膜消失。

(2) 中期 Ⅰ:中期 Ⅰ 开始的时候,核仁、核膜解体,二价体排列于赤道面。二价体中的每个二分体的着丝粒各连一条纺锤丝。

(3) 后期 Ⅰ:二价体中的两条同源染色体分离,每极只获得一对同源染色体中的一条。同源染色体上的等位基因也随之向两极运动,结果等位基因分离。由于在粗线期同源染色体的非姐妹染色单体之间发生了交换,使得每条同源染色体的姐妹染色单体的基因组成彼此并不完全相同。非同源染色体的不同对染色体之间,在染色体分离向两极时互相之间是独立的。因此,父方、母方来源的非同源染色体之间随机组合进入同一个子细胞。这是分离律、自由组合律、连锁互换律的细胞学基础。

(4) 末期 Ⅰ:染色体到达细胞的两极后,逐渐解螺旋变成细丝状。核仁、核膜重新形成,同时进行细胞质的分裂,形成两个子细胞。

2. 减数分裂 Ⅱ
减数分裂 Ⅰ 完成后,经过短暂的间期,此期间不进行 DNA 的合成,实际上这时每条染色体是由两条染色单体构成的。

（1）前期Ⅱ：核仁、核膜消失，染色体由细变粗。每个细胞只有 n 个二分体。

（2）中期Ⅱ：各二分体排列在赤道面上形成赤道板。

（3）后期Ⅱ：每个二分体的着丝粒分裂，形成两条染色体，并分别移向两极。

（4）末期Ⅱ：两极各得一组单分体，形成两个子细胞核，结果每个细胞各具有 n 个单分体，即 n 条染色体。此时完成整个减数分裂(图 2-4)。

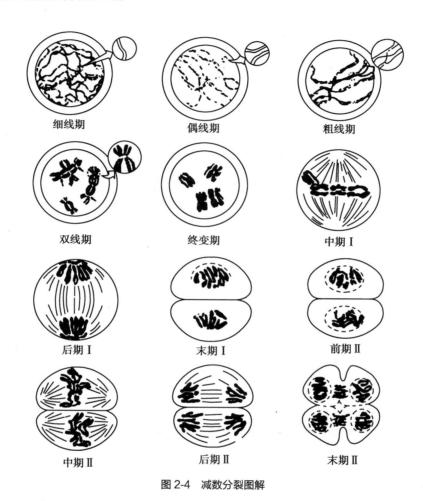

图 2-4　减数分裂图解

（二）减数分裂的意义

减数分裂是遗传学三个基本规律(分离律、自由组合律、连锁与互换律)的细胞学基础,因为基因位于染色体上,减数分裂过程中基因的行为与染色体行为相平行。减数分裂使子细胞染色体数目减半,产生单倍体的生殖细胞,精卵结合后重新形成了二倍体细胞,世代细胞的染色体数目不变,维持了各个物种染色体的恒定。同时,减数分裂的过程中同源染色体进行配对,非同源染色体自由组合,同源染色体的非姐妹染色单体之间可以进行交换,从而产生遗传物质的重新组合,形成了生物个体的多样性。减数分裂过程中 X 和 Y 染色体配对,从而可以产生含有 X 和 Y 染色体的两种不同精子,当它们和卵子结合后,形成了不同性别的后代。

二、遗传学定律

孟德尔应用豌豆杂交实验,总结出了生物性状在杂交中传递的特点,提出遗传因子(即现在所称的基因)在亲代和子代之间的传递规律,即分离律和自由组合律;摩尔根在此基础上,通过果蝇进行杂交实验,发现了连锁和互换律。这三者被称为遗传学的三大基本规律,不仅适合于动植物,也适用于人类。

1. 分离律 孟德尔通过豌豆杂交实验,观察了 7 对相对性状在杂交后代中的传递规律,提出假设,并应用测交实验进行了验证,从而提出了分离律(law of segregation):生物在生殖细胞形成过程中,同源染色体分离,分别进入不同的生殖细胞;位于同源染色体上的等位基因也随之分离,生殖细胞只含有两个等位基因中的一个;对于亲代,其某一遗传性状在子代中有分离现象,这就是分离律,也称为孟德尔第一定律。生殖细胞形成是在减数分裂过程中,同源染色体彼此分离是分离律的细胞学基础。

2. 自由组合律 孟德尔通过豌豆杂交实验,同时观察两对或两对以上性状,提出了自由组合律(law of independent assortment),并通过测交实验进行了验证:生物在形成生殖细胞时,不同对的基因独立行动,可分可合,随机组合到一个生殖细胞中去,也称为孟德尔第二定律。生殖细胞形成过程中减数分裂时,非同源染色体之间随机组合进入一个生殖细胞中,是自由组合律的细胞学基础。

3. 连锁和互换律 摩尔根通过对果蝇的杂交实验,提出了连锁和交换律,也称为遗传学第三定律:同一条染色体上的基因彼此间是连锁在一起的,构成了一个连锁群(linkage group);在生殖细胞形成过程中,同源染色体在配对联会时发生交换,使基因连锁群发生重新组合,这就是连锁和互换律。

第四节　人类基因组分析概论

基因组是指一个生命体内所包含的所有 DNA 的总和,对整个基因组的研究称为基因组学。1990 年,人类基因组计划(Human Genome Project, HGP)正式启动,旨在通过对人类基因组 DNA 测序,获得基因组的序列信息,从而了解疾病的发生、发展等复杂过程。随着 HGP 的推进,近些年又实施了人类单体型图谱计划(Human Haplotype Map Project, HapMap)、DNA 元件百科全书计划(Encyclopedia of DNA Elements, ENCODE)等,不断地促进疾病诊断和治疗发展。同时很多人类基因组研究结果都是网络共享资源(表 2-1)。

表 2-1　人类基因组生物学变异相关数据库

描述	网址
人类基因组计划(Human Genome Project, HGP), 2003 年完成,通过国际合作完成了人类基因组的序列测定和定位	http://www.genome.gov/10001772 http://genome.ucsc.edu/cgi-bin/hgGateway http://www.ensembl.org/Homo_sapiens/Info/Index
千人基因组计划(the 1000 Genomes Project),进行了大量个体基因组的测序,从而提供人类基因组变异的信息	http://www.1000genomes.org
DNA 元件百科全书计划(Encyclopedia of DNA Elements, ENCODE),鉴定人类基因组序列中的功能元件	http://www.genome.gov/10005107
人类基因组单体型图谱计划(Human Haplotype Map Project, HapMap 计划),建立人类染色体单体型图谱,从而阐明不同人群中 DNA 序列变异的常见模式	http://hapmap.ncbi.nlm.nih.gov/
单核苷酸多态数据库(Single Nucleotide Polymorphism Database, dbSNP)是一个含有不同人群和不同生物的数百万的 SNPs 数据的公共数据库	http://www.ncbi.nlm.nih.gov/SNP/
全基因组关联分析数据库(Catalog of Published Genome-Wide Association Studies, GWAS),收录了全世界不同人群的有关若干种疾病和性状的 GWAS 研究结果	http://www.genome.gov/gwastudies
人类基因突变数据库(the Human Gene Mutation Database),收集了和人类遗传病相关或引起遗传病的生殖系突变	http://www.hgmd.org
基因组变异数据库(the Database of Genomic Variants),是关于人类基因组结构变异的数据库	http://projects.tcag.ca/variation/

描述	网址
肿瘤体细胞突变数据库（the Catalogue of Somatic Mutations in Cancer，COSMIC），收录和人类肿瘤相关的体细胞突变	http://www.sanger.ac.uk/genetics/CGP/cosmic/
环境基因组计划（the Environmental Genome Project），1997 年启动，旨在阐明人类基因组的变异对环境相关疾病易感性的影响	http://egp.gs.washington.edu
人类表观基因组计划（the Human Epigenome Project），研究所有主要组织的所有基因的 DNA 甲基化情况	http://ghr.nlm.nih.gov/primer/howgeneswork/epigenome

一、人类基因组计划

人类基因组计划（Human Genome Project，HGP）由美国国家能源部和美国国立卫生研究院于 1990 年正式启动，主要目标包括：对组成人类基因组的 30 亿对碱基序列进行测定和定位；对一些模式生物的基因组进行测序和定位，包括细菌、酵母、植物、线虫、果蝇和小鼠；鉴定出人类基因组中的所有基因；建立软件和数据库用以支持大数据的收集、存储和使用，并建立分析大数据的工具；建立和基因组研究相关特别是交叉学科的培训标准；所得数据的共享和转化以及人类基因组计划带来的伦理道德、法律及社会问题的研究。因此，严格来说人类基因组计划是一个不准确的名字，因为该计划也对各种模式生物的基因组进行了研究。

经过 13 年的努力，科学家们于 2003 年 4 月宣布人类基因组计划完成。该计划的完成使人们对人类基因组有了全新的认识，并且发现了很多有趣和出乎意料的结果，包括：①蛋白质编码基因仅有 20 000~25 000 个，比预期的 100 000 大大减少，而且这一数字和很多模式生物的基因组相近；②人类基因组只有大约 1%~2% 的序列是蛋白编码基因；③最常见的 DNA 多态是单个碱基的改变，即 SNP；④在人类基因组中有很多由于不同片段缺失或重复造成的结构上的变异。这些发现大大推动了对人类基因组的研究，并且随着更快速、精准和低成本的分析平台的建立而逐渐得到发展。

二、人类基因组单体型图谱计划

人与人之间大于 99.9% 的 DNA 序列是一致的，但仍有小于 0.1% 的 DNA 序列在不同人中存在差异，这是人与人之间差异产生的主要原因之一，也是人们罹患疾病的风险不同和对药物的不同反应的主要原因。人群中存在大量 SNP 位点，相邻 SNPs 的等位位点倾向于以一个整体遗传给后代。位于染色体上某一区域的一组相关联的 SNP 等位位点被称作单体型（haplotype）。因此，2002 年国际人类基因组单体型图谱计划，简称 HapMap 计划正式开始实施，旨在建立一个发现人类疾病及其对药物反应的相关基因的公众资源平台。项目通过确定单体型，使单体型图成为用于进行关联研究的一个工具。在关联研究中，研究人员将患者的单体型与健康人（对照）的单体型相比较。与对照相比，如果某一种单体型在患者中经常出现，影响该疾病的基因可能就存在于这个单体型内部或附近。

历时 3 年，HapMap 计划组宣布了一个拥有数亿数据的人类基因组单体型图的成功构建。该项目共针对 100 多万个 SNPs 位点构建了密度约 3.6kb 的数据库和 HapMap。这一计划的完成促进了人类对于基因的认识，对人类健康研究产生了重要的影响。首先，在计划进行过程中，提出了全新的结构差异和拷贝数变异概念。其次，HapMap 计划对于基因组科学和系统生物学具有极大的推动作用。HapMap 计划为人类基因组提供了全基因组 SNPs 的群体分布图谱并揭示了人群内的遗传结构，为群体基因组学（population genomics）奠定了重要的基础。同时，HapMap 计划的开展揭开了通过 SNP 分型来进行病例 - 对照关联分析的序幕。HapMap 计划的完成使全基因组关联分析（GWAS）在全球范围内得到普及，即直接通过对大样本进行整个基因组的关联分析研究,将通过 DNA 测序或基因芯片得到的 SNP 信息与疾病的风险进行关联,而得到疾病相关的 SNP 信息。

三、DNA 元件百科全书计划

在细胞中,DNA 转录产生 RNA,RNA 翻译产生蛋白质,各个环节都是受到严格的调控,而这些调控不仅仅只受到基因序列的影响,更多的是基因序列之外的调控元件参与到这样的过程中。因此在人类基因组计划的基础上,美国国家人类基因组研究所于 2003 年启动了 DNA 元件百科全书计划,其目标是鉴定人类基因组中全部的功能元件。功能元件的定义是指对那些可用生物化学方法检测到的活性(如 RNA 转录、转录因子结合及染色质重塑等)可以产生影响的 DNA 序列。

DNA 元件百科全书计划前期的结果指出了基因组中功能元件的密度和多样性,以及这些功能元件和进化保守相关性的实验研究结果。同时前期结果还对复杂基因组转录做了一些研究,鉴定了许多新的转录起始位点(transcription start sites, TSSs)和非蛋白编码转录本。另外,还做了有关组蛋白修饰、转录因子及染色质等相关研究。2007 年 9 月 ENCODE 计划进入了全面实施阶段,着眼于整个基因组,并且研究方法也从芯片或高通量 PCR 转向了测序。运用染色质免疫共沉淀结合新一代测序技术(ChIP-seq)、RNA 测序(RNA-seq)技术等高通量技术手段,提供了多达 147 种不同细胞类型的多种调控元件的信息。人类基因组计划完成时人们认为仅有 2% 的基因区域具有转录的潜能,但是通过 ENCODE 计划,科学家们发现基因组中 80% 的位置都可以被转录,且这些被转录的 RNA 大部分都是非编码 RNA,这些非编码 RNA 在细胞中不编码蛋白质,但是在细胞中发挥着非常重要的调控功能。ENCODE 计划的成功完成为基因组研究提供了强大的数据库,更新了人们对于基因表达控制的认识,同时发现了大量非编码 RNA,提供了一系列算法和数据阅读平台,这将对生物医药等多个领域产生重要的影响。

四、其他人类基因组研究

除了上述基因组研究之外,人们也在从其他不同方向对基因组进行研究,如 2008 年启动的表观基因组学路线图项目(Roadmap Epigenomics Program)。在体内 DNA 通过和组蛋白、序列特异性结合蛋白、染色质调节因子和一些辅助调节因子的相互作用而进行 DNA 包装,这样就使 DNA 的功能可以在除了碱基序列以外的多个水平进行调节。所谓"遗传学"特征是指基因组序列的差异,而"表观遗传学"特征即指 DNA 在包装成染色质的过程中与不同的组蛋白和多种非组蛋白相互作用,从而影响基因或其他基因组序列的可用性和活性。表观基因组学路线图项目目标就在于研究主要的人类正常细胞类型的表观基因组以及不同生物学和临床表型的表观基因组特征。

同时,近几年的研究进一步揭示,DNA 和调控元件是处于一个细胞的三维空间中,基因组的三维结构也是基因调控中非常关键的一个环节。为了深入认识基因的三维调控模式,科学家们于 2014 年开始提出人类三维核小体计划(Human 3D Nucleome Project),旨在探究细胞核结构和基因三维调控方式。

第五节 人类基因组学与精准医学

一、精准医学的概念

2011 年美国国家科学研究理事会(US National Research Council, NRC)发表了题为"迈向精准医学:构建生物医学研究知识网络和新的疾病分类体系"的报告,使"精准医学(precision medicine)"一词明朗起来,在文章的附录中作者阐明与常用的"个体化医疗(personalized medicine)"不同,精准医学是想更清楚的表达:尽管很少有针对单个个体的治疗,但可以通过基因组信息将患者分成不同的亚群,然后针对特异性的靶点进行治疗。精准医学概念是应用基因型和组学生物标记,针对不同患者来选择最合适的、以结果为导向的处理或治疗。目前似乎是采取这种新方法的恰当时机:已经有更多可用的基因组数据,同时对人群基因组的变异有了更深的了解。

二、精准医学的应用和优势

下面我们举例介绍精准医学的应用。

(一)囊性纤维化

囊性纤维化是一种常染色体隐性遗传病,它是由于囊性纤维化跨膜转导调节因子(cystic fibrosis transmembrane conductance regulator, CFTR)基因异常引起的,其蛋白产物是一种位于细胞表面的离子通道,能够调节氯离子转运。CFTR 基因突变导致水盐调节异常,通常会影响肺、胰腺和汗腺功能。对该病分子水平异常的认识是人们可以将该病分成不同分子亚群,在一些亚群中离子通道可以到达细胞表面,但不能形成有活性的通道;而在另一些亚群中这些通道不能到达细胞表面,存在于细胞质中。

治疗该病的口服药依伐卡托(ivacaftor),是用来激活位于细胞膜表面的 CFTR 通道,延长通道的开放时间,因此对于那些突变导致通道不能到达细胞表面的患者而言,该药的作用将非常微小,而对那些通道能够到达细胞表面的患者,该药作用将会非常显著。另一种美国食品药品监督管理局(Food and Drug Administration, FDA)批准的治疗方法是同时应用依伐卡托和鲁玛卡托(lumacaftor),后者用于改善突变离子通道的细胞内加工和运输。这对于那些占该病 85% 的患者尤为重要,他们突变的通道蛋白被错误折叠,造成细胞内的降解。同时,如果这些异常的通道蛋白能够逃脱蛋白酶体的降解,就可以到达细胞表面,但是这样的通道仍不能够正常的开关。因此,对于这样的患者来说,联合使用两种药物将更为有效。在这个例子当中,对于囊性纤维化遗传学异常的精确掌握使人们能够针对含有特定功能缺陷的个体选择更为精准的靶向药物。

(二)精准肿瘤学

精准医学另外一个主要的应用领域就是肿瘤学。传统的对实体瘤进行分类的方法主要根据组织来源,然而自从应用 ABL1 激酶抑制剂伊马替尼(imatinib)对慢性粒细胞白血病获得成功以后,肿瘤逐渐开始进行分子分类。基因组的特征在一段时间内曾经被作为肺腺癌的治疗选择标准:检测特异性表皮生长因子受体(epidermal growth factor receptor, EGFR)突变和间变性淋巴瘤受体酪氨酸激酶(anaplastic lymphoma receptor tyrosine kinase, ALK)重排可以使用特异性激酶抑制剂进行个体化治疗,例如吉非替尼(gefitinib)针对 EGFR,克唑替尼(crizotinib)针对 ALK。类似的例子还有针对 BRAF 突变的黑色素瘤进行 BRAF 抑制的治疗,然而这些药物总的有效时间是非常短的,这主要是通过进一步的体细胞事件产生的抗药性。

更新的可能获得较长时间疗效的是利用免疫治疗。肿瘤往往会有一些特异性的抗原,如癌基因病毒、胚胎发育蛋白或由于体细胞嵌合体形成的新抗原。最初尝试使用 T 细胞的抗原反应效果令人失望,但人们对抗原呈递细胞如 CD28 的重要性产生了更深的认识。这使得人们鉴定了 T 细胞活化的关键步骤,以及由检查点受体细胞毒性 T 淋巴细胞相关蛋白 4(cytotoxic T lymphocyteassociated protein 4, CTLA4)等介导的自抑途径。针对这些蛋白的抗体迅速地发展起来,而且针对不同肿瘤的"免疫检查点治疗"的临床试验获得了广泛的成功,而且在一些病例中产生了持续的效果。

最近,联合基因组靶向和检查点治疗已经开始出现。事实上,基因组的方法可以通过其他途径使检查点靶向成为可能:RNA 测序可以确认检查点配体在肿瘤中的表达和检查点受体在 T 细胞中的表达。实际上,更为深远的个体化治疗肿瘤的方法是新抗原免疫结合血浆循环肿瘤细胞和肿瘤细胞 DNA 的检测。

（三）药物基因组学

药物基因组学可能是个体化医疗的最早的应用。通过 VKORC1（与凝血因子维生素 K 的激活相关）和 CYP2C9（细胞色素 P450 药物代谢酶家族的一个成员）基因分型来优化华法林的剂量获得了成功。FDA 很希望能够在药物上进行黑框警示（black box warnings），在可能的情况下进行这样的遗传学检测。然而，这方面主要存在的争论是成本比较高和缺乏可用的大样本患者的基因组信息，因此使得这些宝贵的工具只能应用于临床上一小部分患者，而药物公司也着力于开发那些不需要进行检测的可替代的药物。另一个类似的例子是氯吡格雷（clopidogrel），它是一种用来预防冠状动脉支架血栓的抗血小板药物。一个常见的 CYP2C19 的丧失功能的多态（存在于 35% 的欧洲和非洲血统个体中和 60% 的亚洲血统个体中）可降低药物前体向活性药物的转化。大量的研究发现在冠脉支架中那些代谢较差的个体药物效果不好，但是也有研究发现效果没有明显的差别。这些结果令人费解，同时这一方法也不适用于那些不通过这一通路代谢的新药物。然而药物基因组学仍然有很远大的前景，因为它可以应用于每个个体对任何一种药物的使用，它的成功将依赖于那些与药物代谢相关的基因型的信息。

总之，基因组学在遗传病中的应用，以及药物基因组学，为其向医学的转化展现了更为广阔的前景（表 2-2）。除此之外，还有进一步常规的医学上的应用，如复杂疾病的常见变异预测分析和微生物组测序，以及一些已经应用于临床的靶向方法，如无创性产前诊断等。

表 2-2　精准医学举例

条件	基因	应用
遗传病		
囊性纤维化	CFTR	特异性的治疗如依伐卡托（ivacaftor）和依伐卡托与鲁玛卡托（lumacaftor）联合应用
长 QT 综合征	KCNQ1、KCNH2、SCN5A	针对 SCN5A 突变患者的特异性治疗
假肥大性肌营养不良	DMD	外显子跳读治疗已进入 III 期临床试验
恶性高热易感性	RYR1	避免不稳定的麻醉剂；避免高热
家族性高胆固醇血症（FH）	PCSK9,APOB、LDLR	杂合性 FH（HeFH）：可使用 PCSK9 抑制剂药物 纯合性 FH（HoFH）：可使用 PCSK9 抑制剂药物联合洛美他派（lomitapide）和米泊美生（mipomersen）
多巴反应性肌张力障碍	SPR	应用多巴胺前体 L- 多巴和 5- 羟色胺前体 5- 羟色氨酸治疗
胸主动脉瘤	SMAD3、ACTA2、TGFBR1、TGFBR2、FBN1	根据患者基因型确定手术标准
精准肿瘤学		
肺腺癌	EGFR、ALK	靶向激酶抑制剂，例如吉非替尼（gefitinib）和克唑替尼（crizotinib）
乳腺癌	HER2	HER2（也称作 ERBB2）靶向治疗，例如曲妥珠单抗（trastuzumab）和帕妥珠单抗（pertuzumab）
胃肠间质瘤	KIT	靶向 KIT 激酶活性抑制剂，例如伊马替尼（imatinib）
黑色素瘤	BRAF	BRAF 抑制剂，例如维罗非尼（vemurafenib）和达拉非尼（dabrafenib）
药物基因组学		
华法林敏感性	CYP2C9、VKORC1	调整华法林剂量或考虑使用可替代的抗凝药
支架后氯吡格雷敏感性	CYP2C19	考虑可替代的抗血小板治疗，例如普拉格雷（prasugrel）或替卡格雷（ticagrelor）
巯基嘌呤敏感性	TPMT	降低巯基嘌呤（thiopurine）剂量或考虑可替代的药物
可待因敏感性	CYP2D6	避免使用可待因，考虑使用替代药物如吗啡和非鸦片类镇痛药

（李英慧）

人类基因组包括细胞核基因组和线粒体基因组。不同个体间和不同人群间基因组存在变异,包括重复序列变异、拷贝数变异、单核苷酸多态和单核苷酸变异,一些变异与疾病相关。基因组向后代的传递是通过减数分裂实现的。

人们从多个不同角度研究人类基因组,包括人类基因组计划、人类基因组单体型图谱计划、DNA 元件百科全书计划等。精准医学概念是应用基因型和组学生物标记,针对不同患者来选择最合适的、以结果为导向的处理或治疗,其在囊性纤维化和肿瘤中的应用,以及药物基因组学为基因组学向医学的转化展现了更为广阔的前景。

1. 简述人类基因组变异的类型。

2. 试述减数分裂的过程和意义。

3. 什么是精准医学?举例说明精准医学的应用。

人类遗传的多样性：突变与多态性

3

学习目标	
掌握	遗传变异、突变、遗传多态性的概念。
熟悉	各种突变类型的起源和频率；人类基因组中主要的遗传多态性类型。
了解	突变与遗传多态性在医学遗传学研究和临床实践中的作用。

人类任意两个个体间的核 DNA 序列只有 0.1% 的不同。这些极少量的 DNA 差异是人类个体间表型差异的遗传基础,决定了个体的外貌特征、性格、天赋等,也决定了个体间在器官发育、生理、疾病的易感性、治疗效应和药物反应等医学相关性状的差异。本章将介绍人类个体差异的遗传基础。

第一节　遗传变异的本质

一、遗传变异概述

遗传变异(genetic variation)是指同一物种的不同个体之间在 DNA 水平上的差异,是对个体间遗传差异的定性或定量描述。遗传变异是生物界普遍存在的现象,是导致很多疾病的遗传因素,也是生物进化的基础。在一个基因库(gene pool)中存在 DNA 序列差异的等位基因(allele)也被称为变异体(variant)。随着人类基因组计划的完成和随后的国际人类基因组单体型图计划、千人基因组计划的实施,研究者发现任意两个人类个体间的核 DNA 序列 99.9% 是相同的,而这 0.1% 的 DNA 序列上的差别是人类表型差异和各种疾病的遗传基础。

二、遗传变异源于突变

虽然遗传变异在生物界中普遍存在且有多种类型(见本章第四节),但究其根本都源于突变(mutation)。突变是指 DNA 碱基对(base pair, bp)组成或排列顺序发生的稳定的、可遗传的改变,是变异体和新基因产生的方式。基因发生突变后在原有基因座(gene locus)上出现的新基因也被称为突变基因(mutant gene)。核内基因组 DNA 和线粒体 DNA 都可以发生突变,并可能引起相应性状的改变或遗传病的发生。突变普遍存在于自然界中,任何生物的基因都会以一定的频率发生突变。

基因突变既可以发生在生殖细胞中,也可以发生在体细胞中。发生在生殖细胞中的突变可以通过有性生殖传给后代,并存在于子代的每一个细胞中,从而使后代的遗传性状发生相应的改变。发生在体细胞中的突变被称为体细胞突变(somatic mutation)。在有性生殖的个体中,体细胞突变不会传递给后代,但可以传递给由突变细胞分裂所产生的所有子细胞,这样的细胞群就构成了一个突变细胞克隆。这是组织病变或肿瘤发生的遗传基础。

三、遗传变异的频率

由突变所产生的变异体或新基因自其诞生起便会承受自然选择的压力。有些变异体对个体的性状没有作用或作用甚微,属于中性突变。有些变异体则与疾病相关甚至直接导致疾病的发生,因此承受了不同程度的选择压力。经过若干世代后,中性或承受较小选择压力的变异体在群体中的频率可能会上升至较高水平,而承受较高选择压力的突变体的频率则会维持在较低的水平。如果某种变异体相对常见,在群体中的频率高于 1%,则被称为常见变异体(common variant)或遗传多态性(genetic polymorphism)。相应的,频率低于 1% 的变异体往往在进化中出现的较晚,或承受了较高的选择压力,被称为罕见变异体(rare variant)或突变体(mutant)。单基因遗传病往往是由致病基因的罕见变异体所致,而一些基因的常见变异体也可能是多基因病的易感因素。因此,鉴别疾病相关的变异体是医学遗传学研究和临床实践的重要环节。

第二节 人类突变的分类、起源和频率

一、人类突变的分类和起源

根据所改变的 DNA 序列的大小及其影响,人类基因组中发生的突变可分为三大类:

1. 染色体突变(chromosome mutation) 细胞内各条染色体的结构完整,但染色体的数量发生了改变,造成染色体数目异常。正常的人类体细胞含有两套染色体组共 46 条染色体,染色体突变导致体细胞中染色体数目多于或少于 46 条。

2. 亚染色体突变(subchromosome mutation) 染色体的部分片段发生突变,造成染色体结构畸变,包括单个染色体内部片段的拷贝数异常,以及单个染色体内或多个染色体之间部分片段的结构重排。

3. 基因突变(gene mutation) 一般为 1bp~100kb 的 DNA 序列的改变,也被称为 DNA 突变。

这三种突变都以一定的频率存在于生殖细胞和各种体细胞中。在某一基因座上三种突变都有可能发生,由此产生了等位基因的多样性,是遗传变异的分子基础。下面分别介绍这三种突变的起源和频率。

(一)染色体突变

染色体突变导致细胞中的染色体数目异常,主要是由细胞在减数分裂或有丝分裂过程中发生的染色体错误分离(chromosome missegregation)所导致,如 21 三体综合征主要是由于卵细胞在减数分裂中发生了 21 号染色体不分离,使最终的受精卵有 3 条 21 号染色体(详见第四章)。染色体数目异常是人类最常见的突变类型,约 25~50 次减数分裂中就有一次染色体错误分离。这一频率很有可能被低估了,因为很多染色体突变会严重干扰胚胎发育的进程,导致过早流产而没有被检测到。

(二)亚染色体突变

亚染色体突变的频率比染色体突变低很多,约 1700 次细胞分裂发生一次染色体重排。亚染色体突变是由染色体断裂和异常重接导致,会造成相关区域很多基因的拷贝数发生改变,也可以导致严重疾病的发生。如猫叫综合征(cri du chat syndrome, CDCS)就是由 5 号染色体短臂的部分缺失所导致(详见第四章)。由于染色体突变和亚染色体突变会影响大量基因的拷贝数及其表达水平,带有这两种突变的细胞和胚胎往往很难存活或正常发育,因此很少能够传递给后代。研究者观察到的这两种突变大多是新生突变(de novo mutation),即在父母基因组中不存在,而出现在子代基因组中的新突变。然而在肿瘤细胞中染色体突变和亚染色体突变较为常见(详见第九章)。

(三)基因突变

基因突变包括碱基替换、插入和缺失等(详见本章第三节)。基因突变主要有两个来源,一是 DNA 复制错误,二是 DNA 损伤后没有正确修复。基因突变可以自发形成,也可由物理(射线等)或化学因素(诱变剂)引起。诱变剂可以大幅提高基因突变的频率。

DNA 复制是一个极其精密的过程,一旦发生错误,一系列 DNA 修复酶就会识别 DNA 双链中新合成的链,将错误碱基替换成正确的互补碱基。该过程被称为校正。一般来说,DNA 聚合酶根据碱基配对原则忠实地复制 DNA 双链,但大约每 10^7 个核苷酸会出现一次复制错误,即新合成的链与模板链之间形成错误配对。DNA 校正机制可以修复约 99.9% 的因 DNA 复制产生的错配。有些逃脱了校正机制的错配将由错配修复系统来进行检测和修复,进一步提高了 DNA 复制的精确性,保证最终碱基产生突变的概率约为 1×10^{-10}/细胞周期。

每天在每个人类细胞中,因自发的化学反应、环境中的诱变剂、紫外线、宇宙辐射等因素损伤的核苷酸多达 10 000~1 000 000 个,其中部分能够通过 DNA 损伤修复得以恢复。DNA 损伤修复机制大致分为三类:直接修复、切除修复和重组修复。如果 DNA 损伤修复机制没有启动,或启动后没有正确修复,就会在基因组中造成永久性突变。DNA 损伤修复出错所导致的基因突变远多于 DNA 复制错误所导致的基因突变。

二、人类生殖细胞突变率的估算

细胞的分裂要经过 DNA 的复制、修复、重组,以及有丝分裂或减数分裂过程中的染色体分离等步骤。在这些受到精密调控的复杂过程中,往往会产生不同类型的突变。基因突变率(mutation rate),即每一个细胞周期中单个基因座上发生的新生突变数,可用于估计这些过程中发生错误的概率,这对研究基因组生物学、生物进化和遗传病的发生具有重要的意义。通过对核心家系(由父母和子女组成)的基因序列的比较,可检测出父母基因组中不存在,而出现在子女基因组中的新生突变。不同人种、不同个体以及不同基因座均可对基因突变率产生影响。但总的来说,基因突变率约为 10^{-7}~10^{-4}/(基因座·代)。

在医学遗传学研究中,推算与疾病相关的单个基因的突变率非常困难。很多突变在胚胎发育早期致死,使得无法在胎儿或新生儿中检测到这些突变。另一些突变在成年后的某个阶段才会表现出症状,也有可能永远不产生疾病表型,从而导致漏检。推算某疾病相关的基因突变在每一代的发生概率,最直接的方法是计算该遗传病的新发生率。

例如:有研究发现在 242 257 个新生儿中,有 7 例患有软骨发育不全(常染色体显性遗传病),患儿的父母均为正常身高,说明在 $2 \times 242\ 257$ 个等位基因中,出现了 7 个突变的致病等位基因,因此推算该疾病的新生突变率约为 $7/(2 \times 242\ 257) = 1.4 \times 10^{-5}$/(基因座·代)。

此方法的应用需要满足:①该疾病为单个基因突变导致的显性遗传病;②完全显性且表型显著,可用于区别携带该突变的新生儿;③父母不携带该突变。表 3-1 列出了几种满足这些条件的遗传病相关基因的突变率。影响突变率的因素有:基因大小、突变体对表型的贡献、突变源自父亲还是母亲、父母的年龄、突变的机制、基因内是否存在突变热点等。

表 3-1　一些疾病相关基因突变率的估值

疾病	遗传方式	基因	突变率(10^{-6}/(基因座·代))
软骨发育不全	常染色体显性遗传	*FGFR3*	14
无虹膜畸形	常染色体显性遗传	*Pax6*	2.9~5
Duchenne 型肌营养不良	X 连锁隐性遗传	*DMD*	35~105
血友病 A	X 连锁隐性遗传	*F8*	32~57
血友病 B	X 连锁隐性遗传	*F9*	2~3
多发性神经纤维瘤,Ⅰ型	常染色体显性遗传	*NF1*	40~100
多囊性肾病,Ⅰ型	常染色体显性遗传	*PKD1*	65~120
视网膜母细胞瘤	常染色体显性遗传	*RB1*	5~12

三、不同性别生殖细胞突变率的差异

全基因组测序的研究发现,亲本配子的突变率约为 1.2×10^{-8}/代,因此每个人从父母继承了约 75 个新生突变。在两性产生成熟配子的过程中,有丝分裂和减数分裂在数量和时间上都存在显著的差异(图 3-1)。因此,人类精子和卵子的突变率和主要突变类型也不尽相同。

在卵子发生的过程中,每个卵原细胞在胚胎期经历约 22 次有丝分裂形成初级卵母细胞。在女婴出生前后,卵巢中的初级卵母细胞进入减数分裂Ⅰ期并停滞下来,直到女性青春期性成熟后排卵时才完成减数分裂Ⅰ期,受精后才完成整个减数分裂过程。因此一个卵细胞的减数分裂期可长达几十年,而中间不进行 DNA 复制。目前认为,卵母细胞在减数分裂Ⅰ期停留的时间越长,细胞最终完成减数分裂时出现染色体错

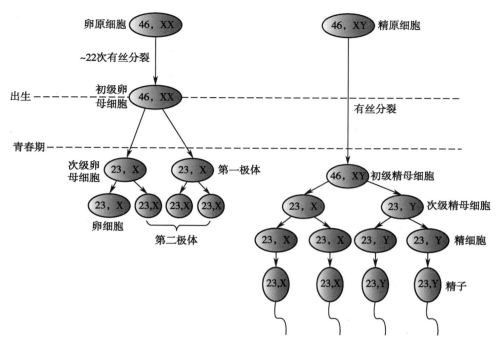

图 3-1　人类精子和卵子的发生过程示意图

误分离的可能性越大,发生染色体突变的概率越高。这就可以解释 13、18、21 三体等由染色体突变所导致的染色体病的发生,80%~100% 都是母系来源,且发病率随着母亲受孕年龄的上升而显著提高,而与父亲的年龄关系不大(详见第四章)。

　　与卵子发生不同,精原细胞的有丝分裂在男性一生中持续进行,因此精子经历的 DNA 复制循环远多于卵子,精子所携带的基因突变的数量也多于卵子。据估计 1/10~1/3 的精子携带有害的基因突变,而且男性年龄越大,精子发生基因突变的频率越高。如软骨发育不全、Apert 综合征、2 型多发性内分泌瘤等显性遗传的单基因病,通常是由精子携带的基因突变造成。在 Duchenne 型肌营养不良的患者中,约 90% 的新生基因突变源自父本。

第三节　基因突变的类型及其后果

　　基因发生突变的方式是多样的,在人类基因组中最常见的基因突变是碱基替换和插入缺失突变(图 3-2)。

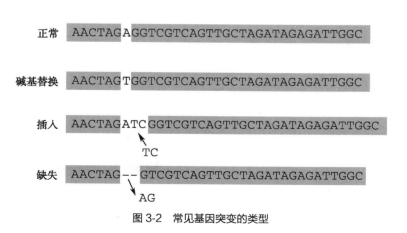

图 3-2　常见基因突变的类型

一、碱基替换

碱基替换（base substitution）是一种碱基被另一种碱基所替换的突变方式，是 DNA 分子中单个碱基的改变，又被称为点突变（point mutation）。碱基替换方式有两种：①转换（transition），指一种嘌呤被另一种嘌呤所取代，或一种嘧啶被另一种嘧啶所取代；②颠换（transversion），指嘌呤取代嘧啶，或嘧啶取代嘌呤。在人类基因组中，碱基转换比颠换更为常见。

根据所产生的效应，碱基替换可分为以下几种：

1. 同义突变　同义突变（samesense mutation）指碱基替换使基因编码区的某一密码子发生改变，但由于生物的遗传密码子存在简并性，改变前后的密码子都编码同一氨基酸，因此多肽氨基酸序列没有改变，不会影响到其编码蛋白的结构和功能。例如，密码子 UAC 和 UAU 都编码酪氨酸，如果某一基因编码区的 DNA 发生点突变，使其转录的 mRNA 上的 UAC 转变为 UAU，则翻译出的氨基酸不发生改变。

2. 错义突变　错义突变（missense mutation）指碱基替换导致改变后的密码子编码另一种氨基酸，结果使多肽中的氨基酸种类和序列发生改变，产生异常的蛋白质分子。错义突变可能影响蛋白功能的正常发挥，或导致蛋白质稳定性下降并被快速降解，或影响蛋白质的亚细胞定位。如镰状细胞贫血（sickle cell anemia）患者 HBB 基因编码区的第 6 位密码子由正常的 GAG 变成了 GUG，使其编码的 β 珠蛋白肽链 N 端第 6 位氨基酸由正常的谷氨酸变成了缬氨酸，形成一种结构异常的血红蛋白（Hbs）而致病。

3. 无义突变　无义突变（nonsense mutation）指碱基替换使原来编码某种氨基酸的密码子变成终止密码子，从而使肽链合成提前终止。携带无义突变的 mRNA 通常会被快速降解。即使 mRNA 足够稳定，其编码的截短蛋白通常也会因稳定性下降而被降解。如 HBB 基因编码区的第 17 位密码子 AAG 变成终止密码子 UAG，则其合成的多肽链片段仅有 16 个氨基酸残基，由于结构不稳定而迅速降解，导致 β 珠蛋白肽链生成障碍。

4. 终止密码子突变　终止密码子突变（termination codon mutation）指碱基替换使某一终止密码子突变为编码氨基酸的密码子，从而使多肽链的合成至此仍能继续下去，直至下一个终止密码子出现为止，形成超长的异常多肽链。此突变可以使蛋白结构和功能发生改变，也可能导致原有 mRNA 的 3′ 端非编码区下游区域丧失正常的调节功能。如人血红蛋白的 α 链可因终止密码子发生突变，而形成比正常 α 链多 31 个氨基酸的异常链。

5. 影响 RNA 转录、加工和翻译的突变　以 DNA 为模板转录出的初始 RNA 需要经过一系列加工才能成为成熟的 mRNA。转录因子结合、mRNA 加工以及选择性剪接等均与基因非编码区的特异序列相关。以选择性剪接为例，这一过程需要分别位于外显子 - 内含子连接区域（5′）以及内含子 - 外显子连接区域（3′）的特殊序列提供剪接信号。如果突变发生在这些特殊序列中，破坏了选择性剪接的信号，便会影响 mRNA 的选择性剪接。还有些突变并不破坏已有的特殊序列，而是产生新的特殊序列来与原有的序列竞争性结合剪接复合物，从而影响正常的选择性剪接。mRNA 的 5′ 端和 3′ 端非编码区的点突变也可能影响 mRNA 的稳定性或翻译效率，从而使蛋白表达量下降。

二、插入缺失突变

基因突变也可由 DNA 片段的插入（insertion）、倒位（inversion）、融合（fusion）或缺失（deletion）所致。在人类基因组中插入缺失（insertion-deletion，indel）比较常见，在一些癌细胞中倒位和融合也是基因突变的常见方式。某些缺失插入突变只涉及几个碱基对，用 DNA 测序很容易发现这些突变。而另一些突变则是基因大片段甚至整个基因的插入、缺失或易位。这种突变往往需要运用 Southern 印迹或生物芯片等方法进行检测。

1. **小片段插入和缺失**　当在基因编码区中缺失或插入的碱基数不是 3 的整倍数时,会使缺失或插入位点以后的翻译阅读框发生移位,导致编码产生若干个异常的氨基酸,直至终止密码子的出现。因此,这种小片段的插入缺失突变也被称为移码突变(frameshift mutation),将会严重影响其编码蛋白的结构和功能。相反,如果在基因编码区中缺失或插入的碱基数是 3 的整倍数,则不会造成翻译阅读框的移位,仅在编码的蛋白序列有若干个相应氨基酸的缺失或插入。这种突变对编码蛋白的结构和功能的影响往往比移码突变小。

2. **大片段插入和缺失**　DNA 大片段缺失的长度可从 100bp~1kb 以上,可以影响基因的多个外显子甚至整个基因,并导致编码序列的严重缺陷。这种突变虽然不常见,但却与很多遗传病相关。例如,约 60% 的 Duchenne 型肌营养不良是由位于 X 染色体上的 *DMD* 基因的大片段缺失所导致。很多 α 地中海贫血是由位于 16 号染色体上的两个 α 珠蛋白基因之一的缺失所致。DNA 大片段缺失一般是由异常的同源重组所致。

DNA 大片段的插入突变较缺失突变更为罕见。但值得一提的是,有一些插入突变为可移动元件,例如长分散核元件(LINE)家族成员。LINE 长度为 5~7kb,重复拷贝数 10^2~10^4 次。LINE 可通过逆转录转座的方式在基因组内进行移动。这不仅仅增加了物种的遗传多样性,也增加了由插入突变导致的疾病的发生概率。在一些血友病 A 患者中,长达几 kb 的 LINE 序列插入Ⅷ因子的一个外显子中,破坏了Ⅷ因子的编码序列并沉默了该基因的表达。另外,在结肠癌中,基因组中的 LINE 序列插入也很常见。

3. **动态突变**　某些疾病的突变是简单核苷酸重复序列(特别是三核苷酸重复序列)的扩增。这些简单重复序列可位于基因的外显子、内含子或启动子区。随着世代传递,重复序列的拷贝数会逐渐增加,因此这样的突变被称为动态突变(dynamic mutation)。位于编码区的动态突变会造成异常蛋白产物,如 Huntington病是由 *HTT* 基因外显子中(CAG)重复序列的拷贝数增加所致。在正常人群中,(CAG)拷贝数为 9~34 个,而患者的拷贝数多达 36~120,使其编码的 Huntington 蛋白内部出现了超长的多谷氨酰胺序列(polyQ),严重影响了该蛋白的正常功能。有一些位于非编码区或内含子区内的动态突变则可以干扰 DNA 转录或 mRNA加工和翻译。如脆性 X 智力低下综合征(fragile X mental retardation syndrome)是由位于 X 染色体长臂末端的 *FMR1* 基因内的(CGG)$_n$ 动态突变所致。该(CGG)重复序列位于 *FMR1* 基因的 5' 非编码区。在正常人群中,(CGG)的拷贝数为 6~50 个,而患者的拷贝数高达 230 以上。目前已发现近 20 种遗传病和脆性位点与动态突变有关。动态突变的发生机制目前仍不清楚,可能是姐妹染色单体的不等交换或重复序列的断裂错位所致。

第四节　个体基因组间的变异

从 DNA 序列来说,人类不同个体间是高度相似的(99.9% 相同),但是 DNA 突变不断地将新的遗传变异引入基因库中,增加了人类遗传的多样性。对全人类来说,存在数以百万计的各种遗传变异。从进化角度来看,一些新生突变因其具有危害性而被淘汰,而很多突变在自然选择中是中性的,还有少量的突变甚至是有益的。因此通过世代更替,不同突变形成的遗传变异体在基因库中的频率会有不同。其中频率较高的常见变异体(>1%)又被称为遗传多态性,是人类遗传多样性的主要构成部分。大部分的遗传多态性位于基因之间或者基因的非编码区中,影响基因转录或 RNA 的稳定性和加工翻译。遗传多态性也可位于基因的编码区,从而产生不同的蛋白变异体。遗传多态性是研究人类和医学遗传学的重要部分,是实践精准医学的基础。人类基因组中最常见的遗传多态性是单核苷酸多态性、插入缺失多态性和拷贝数多态性。另外,在正常人群中还存在染色体多态性(见第四章)。

一、单核苷酸多态性

单核苷酸多态性是指在基因组水平上由单个核苷酸的变异引起的 DNA 序列多态性(图 3-3)。在一个基因库中,基因组的某一特定位置上一般只存在两种不同的碱基,因此 SNP 通常具有二等位性(bi-allelic)。SNP 是人类遗传多态性中最常见的一种,占所有已知多态性的 90% 以上。SNP 在人类基因组中广泛分布,平均约每 1kb 中就有 1 个。大部分 SNP 位于基因组的非编码区、内含子区、基因的周边或者两个基因的中间区域,也有部分 SNP 位于基因编码区。

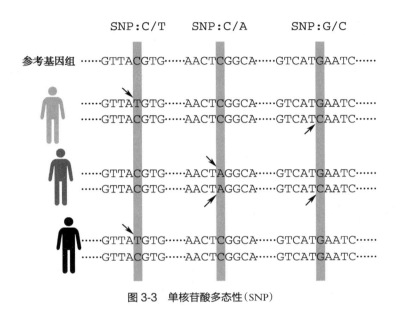

图 3-3 单核苷酸多态性(SNP)

尽管 SNP 的存在非常普遍,但并不意味着其对人类的健康或寿命有显著影响。绝大多数的 SNP 的功能仍未可知,这也是遗传学研究的目标之一。目前认为,SNP 可能更多地参与了疾病易感性的精细调节,而不是直接致病。

二、插入缺失多态性

第二大类的遗传多态性是由 DNA 片段插入或缺失引起的,其范围一般从 1bp~1kb 不等,大于 1kb 的插入缺失多态性亦有报道。每个个体的基因组内几乎都分布着成百上千的插入缺失多态性,估计其总数超过 100 万个。人类基因组中常见的插入缺失多态性如下。

1. **微卫星多态性**　微卫星(microsatellite)又称为短串联重复序列(STR)或简单重复序列(SSR),以 2~6 个核苷酸为单位进行串联重复排列所构成,如 TGTGTG,CAACAACAA 和 AAATAAATAAAT 等,是真核生物基因组重复序列中的主要组成部分。每个微卫星的核心序列结构相同,重复约 10~60 次。与 SNP 的二等位性不同,任意不同个体间某一微卫星的串联重复次数都可能不同,因此存在很多等位基因,呈高度多态性。动态突变在概念上与微卫星类似,但其在传代中重复次数的扩增速率远高于微卫星。而微卫星在基因组中相对稳定,因此作为遗传标记的应用非常广泛,常用于法医的个体识别、亲子鉴定,以及遗传学连锁分析(linkage analysis)和关联研究(association study)中。

2. **小卫星多态性**　与微卫星类似,还有一类插入缺失多态性源自长 7~64bp 的 DNA 序列的重复排列,重复次数通常为几百 ~ 几千个,称为小卫星(minisatellite)或可变数目串联重复(VNTR)。

3. 可移动元件插入多态性　几乎一半的人类基因组区域中都含有分散重复序列,依其序列长短又可分为短分散核元件和长分散核元件。绝大部分的分散核元件是静止的,一小部分则可通过逆转录转座来移动,从而增加基因组的多样性。最常见的两个移动元件家族为 *Alu* 和 *KpnI* 家族。目前在人类基因组中已发现了近 10 000 个可移动元件插入多态性。

三、拷贝数多态性

人类是二倍体生物,除了线粒体基因组和男性的性染色体外,其他 DNA 序列的拷贝数都应是 2。但近年的研究发现在人类基因组中,有些大片段基因组序列的拷贝数出现异常,即拷贝数非 2,因此称其为拷贝数变异(copy number variation,CNV)。这一变异的范围可从 1kb 至数百 kb,是介于小片段 DNA 变异和染色体水平变异之间的一大类变异,又称为结构变异(structural variation)。CNV 区域可包含部分、整个或多个基因,也可位于基因间区域。CNV 最早是在健康人群的基因组中发现的,目前认为人类基因组 50% 的区域可有 CNV 的存在。人群里频率 >1% 的 CNV 又被称为拷贝数多态性(copy number polymorphism,CNP),而频率 <1% 的 CNV 则被称为罕见 CNV。近年研究表明 CNV 也是一些重要疾病(特别是多基因病)的遗传学基础。

第五节　突变、遗传多态性与人类疾病

一、突变与人类疾病

(一) 生殖细胞突变与人类疾病

生殖细胞在生成的过程中经历了有丝分裂和减数分裂,可以产生各种类型的突变,其中以染色体突变造成的染色体数目异常的频率最高。绝大多数的染色体数目异常会导致胚胎终止发育并流产,据估计约 1/3~1/2 的自然流产是由此造成。亚染色体突变的频率较低,但大多也会引发流产。少数携带染色体畸变的胎儿可以出生,如 21 三体综合征、Turner 综合征、猫叫综合征患者等,但往往活不到成年或生育力低下。一些没有明显表型的染色体畸变的携带者,其后代也容易流产或患病。因此,生殖细胞中发生的染色体或亚染色体突变一般不会形成家系世代传递(详见第四章)。

生殖细胞在生成的过程也会发生基因突变。据估计每个个体携带有约 75 个新生基因突变。大多数基因突变并不会导致疾病的发生。但少数发生在关键基因中的突变则可能导致遗传病的发生。如 19 世纪末 20 世纪初在欧洲王室发生的血友病 B(一种 X 连锁隐性遗传病,详见第八章),最早出现在英国维多利亚女王的儿子身上。虽然她的女儿都不患病,但作为携带者将这种疾病带入其他的欧洲王室。考察发现维多利亚女王的父辈和英国王室旁支都没有人患此病,因此推测是女王父母或女王自己的生殖细胞发生了一个致病基因突变,导致血友病在这个家族中出现并扩散开来。

(二) 体细胞突变与人类疾病

体细胞在有丝分裂过程中也可以产生各种突变,而物理、化学因素导致的 DNA 损伤也可引起基因突变。如果体细胞在胚胎发育早期发生突变并发育成重要器官,也可以导致疾病的发生。例如,约 2.5% 的 21 三体综合征(嵌合型)是由正常受精卵在胚胎发育早期的有丝分裂中 21 号染色体不分离所致(详见第四章)。

最为常见的体细胞突变引起的疾病是肿瘤。由于肿瘤细胞的基因组具有高度的不稳定性,各种类型的突变都很常见,并且随着肿瘤细胞的增殖,其子代细胞携带的突变还会逐渐增加(详见第九章)。体细胞突变不会传递给下一代。

二、罕见变异与人类疾病

罕见变异在人群中出现的频率很低（<1%），但并不意味着罕见变异都会引起疾病。实际上大部分罕见变异都是中性变异，只是因为出现较晚或其他原因导致其没有在人群中扩散开来。但是单基因病的致病基因直接导致了疾病的发生，承受了很高的选择压力，因此往往是罕见变异，其频率大多介于 0.1%~1% 之间。如 a_1- 抗胰蛋白酶缺乏症（常染色体隐性遗传）在东亚人群中的发病率约为 1/60 000。该病是由 *SERPINA1* 基因的两个罕见变异体所引起，其中 S 型（Glu264Val 变异）比 Z 型（Glu342Lys 变异）更为常见。这两个变异体最初在北欧的高加索人种中出现，随后在欧洲和其他地区逐步扩散开来。目前二者在东亚人群中的频率约为 1/250，属于罕见变异体。在单基因病致病基因的定位研究和临床诊断中，应关注患者基因组中的罕见变异位点。

近年的研究发现，一些多基因病的发生也与罕见变异有关，因此相应提出了"常见疾病的易感性是由某些罕见变异所引起"假说（Common Disease Rare Variant，CDRV）。如位于 15 和 16 号染色体短臂上的罕见 CNV 与孤独症的相关性已被多个研究组报道。目前生物芯片和高通量测序技术的成熟和普及，使发现患者携带罕见变异位点变得非常方便快捷，目前已发现了大量与多基因病（如慢性胰腺炎、阿尔兹海默病、精神分裂症等）关联的罕见变异。

三、多态性与人类遗传

（一）遗传多态性与表型多样性

虽然人类个体基因组间的差异只有 0.1%，但表型却千差万别。人类表型的多样性主要是由遗传多态性决定的，另外也有表观遗传差异的贡献（详见第十一章）。研究表明，很多肉眼可见的性状差异与 SNP 有关。例如各人种眼睛虹膜颜色的差异，是由 *OCA2* 和 *HERC2* 等基因中的 SNP 所决定的。

（二）遗传多态性与疾病易感性

遗传多态性在人群中的频率较高（>1%），单个多态性位点往往不会直接导致某种疾病的发生。但是如果多个常见变异体在某个个体中同时发生，而且其作用叠加超过一定的阈值，也可能导致多基因病的发生。根据这一观点，Francis Collins 于 1997 年提出了"常见疾病的易感性是由某些常见变异所引起"假说（Common Disease Common Variant，CDCV）。根据这一假说，寻找多基因病相关的遗传多态性位点成为研究这类疾病的热点。如胃癌的发生和恶性程度与在 *HER-2* 基因编码区的一个 SNP 位点相关。I 型艾滋病的易感性与 *CCL3L1* 基因上的 CNP 有关。精神分裂症是一种遗传率高达 80% 的多基因病。精神疾病基因组学联合会精神分裂症工作组（Schizophrenia Working Group of the Psychiatric Genomics Consortium）进行了一项大规模的精神分裂症相关遗传多态性的研究，并于 2014 年在 *Nature* 杂志上报道了 108 个 SNP 和 CNP 位点与该病相关。

（三）遗传标记及其应用

遗传标记（genetic marker）是指可以用来追踪某一特定 DNA 序列（包括染色体、染色体某一区域、某个基因等）在家系或细胞系中传递轨迹的一种遗传特征。遗传标记需具有可遗传性和可识别性，并且应具有足够的变异类型。生物可遗传的表型特征和遗传变异体均可作为遗传标记。经典的遗传标记主要是基于个体的性状、蛋白质类型和染色体的结构变异等，曾在物种起源进化、遗传学理论研究、医学诊断等领域发挥过重要的作用。但是，经典遗传标记仅是遗传物质的间接反映，易受环境、检测技术等多种因素的影响，具有很大的局限性。随着分子遗传学和生物技术的迅速发展，基于 DNA 的分子标记应运而生。与经典遗传标记相比,DNA分子标记具有许多独特的优点,可以弥补和克服在形态学、同工酶活性、蛋白电泳鉴定中的许多缺陷和难题,因而具有广阔的应用前景。

根据技术发展的阶段,DNA分子标记有三代。第一代分子标记是限制性片段长度多态性(restriction fragment length polymorphisms,RFLP)。早期曾用于血红蛋白病等疾病的诊断中。因其分析程序复杂、技术难度大、成本高,RFLP标记技术的应用受到一定的限制。目前应用最广泛的是基于常见遗传多态性的第二代和第三代分子标记物。

1. 第二代分子标记——微卫星　第二代分子标记物是以微卫星为代表的串联重复序列。微卫星DNA具有以下特点:

(1) 种类多、分布广,并按孟德尔共显性方式在人群中世代相传。微卫星广泛分布于真核生物基因组中,大约每隔10~50kb就存在一个微卫星,不仅存在于内含子或非编码区,也存在于编码区及染色体上的其他任一区域。这一特点为在整个基因组中定位更多的基因提供了极大的方便。

(2) 在人群中呈高度多态性,表现为正常人群不同个体的某一位点重复序列的重复次数不一样,同一个体的两个同源染色体上重复次数也可以不一样。微卫星串联序列的拷贝数在人群中有很宽的变化范围。

(3) 具有遗传连锁不平衡现象。因为上述这些特点,微卫星标记具有广泛的应用,如构建遗传图谱、遗传多样性评估、运用连锁分析进行致病基因的定位、疾病诊断、个体识别以及亲子鉴定等。如法医只需对人DNA样本中的13个微卫星位点进行多态性的分型分析和比较,就能达到个体识别和亲子鉴定的目的,因为任何两个个体(除同卵双胞胎以外)这13个位点完全相同的概率低于10^{-14},可以说是极为高效和精确。微卫星标记的诸多优点使其在生命科学和医学等领域中发挥着愈来愈重要的作用。

2. 第三代分子标记——SNP　第三代分子标记SNP是目前应用最为广泛的分子标记物之一,具有以下的特点:

(1) SNP在遗传上非常稳定,突变率仅为10^{-8},在家系中的传递符合孟德尔遗传定律和连锁互换定律。

(2) 数量多,分布广且均匀。在人类基因组的30亿个碱基中,平均每1kb中就有一个SNP。研究者可根据SNP制作出高密度的基因图谱,对于单个基因或微小染色体区域的研究和分析具有极大的帮助。

(3) 适于快速、高通量的筛查。在基因组筛查的过程中,由于SNP的二等位性,只需做"有或无"的分析,因此用一张基因芯片就可以实现对DNA样品中几百万个SNP的同时检测。

(4) 易于估计等位基因频率,进行疾病与基因的关联研究。

因此,SNP广泛应用于遗传学相关的研究。如对GDF5基因和大骨节病的关联研究表明,该基因5′端非编码区的一个SNP位点(+104T/C)与骨关节炎的发生存在强相关性,含有104C的等位基因的转录能力减弱。在肝脏纤维化的遗传学研究中发现,TLR4基因编码区的两个SNP位点(分别造成D299G和T399I的氨基酸残基的改变)与抵抗肝细胞纤维化有关,为肝脏纤维化的分子机制研究提供了遗传学证据。

由于SNP检测的快速、高通量和低成本的特点,近年来被广泛应用于全基因组关联分析(genome-wide association study,GWAS)中。GWAS是指在人类全基因组范围内,以SNP作为主要分子标记,筛选出与疾病相关的基因和遗传变异的方法。这是一种发现多基因病相关基因的有效策略,为研究复杂疾病的遗传基础打开了一扇大门。2005年,Science杂志报道了第一项GWAS研究,研究对象是年龄相关的黄斑变性患者。随后世界各地的研究人员针对越来越多的复杂疾病进行了GWAS研究,包括冠心病、糖尿病、精神分裂症、乳腺癌等,找到了许多与这些复杂疾病相关的新的基因和染色体区域,为发病机制的研究提供了更多的线索。

在精准医疗方面,SNP位点也极具指导意义。如研究人员发现ADD2基因与高血压相关。携带ADD2中某个SNP的高血压患者服用β受体阻断剂后,心脏收缩血压会显著低于平均水平。因此了解基因变异与疾病和药效的关系,有助于医生针对不同病人采取最有效的治疗方案。

迄今为止,SNP的筛查技术和方法越来越简便、精确和高通量,发现的SNP的数量也急剧增多。越来越多的研究使用 SNP 分子标记,引领着遗传分析、疾病诊断、基因定位克隆以及精准医疗等多个领域的快速发展。

(叶海虹)

学习小结

　　人类个体间 DNA 水平的差异,即遗传变异,决定了个体间的表型差异,也是各种疾病的遗传基础。遗传变异有很多种类型,但其根本都源于突变,包括染色体突变、亚染色体突变和基因突变。在群体中相对常见的变异体(频率高于 1%)称为常见变异体或遗传多态性,频率低于 1% 的变异体称为罕见变异体或突变体。人类基因组中常见的遗传多态性有 SNP、插入缺失多态性和 CNP 等。生殖细胞和体细胞的突变都可能导致疾病的发生。单基因遗传病的致病基因往往是罕见变异体。人类表型的多样性主要是由遗传多态性所决定,而某些遗传多态性也可以增加多基因病的易感性。SNP 和微卫星等常见遗传多态性作为分子标记在医学遗传学研究和临床实践中也发挥着重要作用。

复习参考题

1. 突变的主要类型有哪些? 起源是什么?

2. 什么是罕见变异体和遗传多态性?

3. 人类基因组中的遗传多态性的主要类型是什么?

第四章　人类染色体和染色体病

4

1956 年蒋有兴和 Levan 确定了人类体细胞染色体数为 46 条,之后开始对人类染色体进行科学而系统的研究,形成了人类细胞遗传学。随后染色体分析技术应用于临床以探索染色体与疾病的关系。1959 年 LeJeune 发现唐氏综合征为 21 三体型所致,继之又发现 Turner 综合征和 Klinefelter 综合征患者为性染色体异常所致,并逐渐形成了一门新的分支学科——临床细胞遗传学。20 世纪 80 年代中期荧光原位杂交、显微切割技术及染色体涂染等新技术可直接检测染色体及间期核 DNA 片段的改变,使细胞水平的研究与分子水平的探索衔接起来,并结合形成新的领域——分子细胞遗传学。至今已被正式命名的染色体异常综合征有 100 多种,发现各种染色体异常约 10 000 种。

第一节　人类染色体

一、人类染色体的特征和类型

染色体的形态结构特征在细胞分裂中期最为典型。每一个中期染色体均由两条姐妹染色单体组成,它们通过一个着丝粒彼此相连,此处相对解旋、浅染并内缢,称主缢痕,也称初级缢痕(primary constriction)。着丝粒将染色体横向分为两臂,较长的称为长臂(q),较短的称为短臂(p)。两臂末端各有一特化部分称端粒,为高度重复的 DNA 序列,端粒是染色体稳定的必要条件。每一条染色体均需有一个着丝粒和两个端粒才能稳定存在。若端粒缺失,则染色体末端将失去其稳定性,发生染色体间的非正常连接,形成畸变染色体;若着丝粒缺失,则在细胞分裂时染色体不能和纺锤丝相连而导致染色体丢失。在某些染色体臂上也可见到浅染、内缢的区段,称副缢痕,也称次级缢痕(secondary constriction)。人类近端着丝粒染色体短臂的远侧有一以细丝样结构相连的染色体节称随体(satellite),随体与短臂间的细丝样结构称随体柄,实际上也属于次缢痕区,此处是核糖体 RNA(rRNA)基因存在的部位,其表达产物与构成核仁及维持核仁结构和形态相关,又称为核仁组织者区(nucleolar organizer region, NOR)。

染色体上着丝粒的位置是恒定的。将染色体纵分为八等份,根据着丝粒的位置,人类染色体可分为三类:①中央着丝粒染色体,着丝粒位于或靠近染色体中央(1/2~5/8);②亚中央着丝粒染色体,着丝粒略偏向一端(5/8~7/8),将染色体分为长短明显不同的两个臂;③近端着丝粒染色体,着丝粒靠近一端(7/8~末端)(图 4-1、图 4-2)。

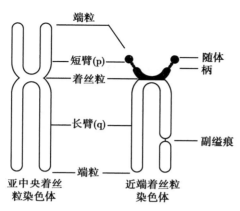

图 4-1　染色体的形态结构

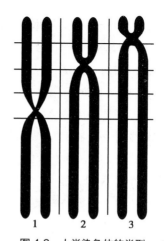

图 4-2　人类染色体的类型
1. 中央着丝粒染色体;2. 亚中央着丝粒染色体;
3. 近端着丝粒染色体

二、人类的正常核型

(一) Denver 体制

为了便于对病例中畸变染色体的描述,利于国际交流,1960 年,在美国丹佛(Denver)市召开了第一届国际细胞遗传学会议,讨论并确定了细胞内染色体组成的描述体制——Denver 体制(Denver system),用来作为识别和分析人类染色体的依据。根据 Denver 体制,将人类体细胞的 46 条染色体,分为 23 对,其中 1~22 对为男女所共有,称常染色体,依次编为 1~22 号;另外一对与性别有关,称性染色体,在组成上男、女不同,女性两条性染色体为 XX 染色体,男性则一条为 X 染色体,另一条为 Y 染色体。

一个体细胞的全部染色体所构成的图像称为核型(karyotype)。将待测细胞的全部染色体按照 Denver 体制经配对、排列,进行识别和判定的分析过程称核型分析(karyotype analysis)。根据国际体制的规定,正常核型的描述包括染色体的总数及性染色体的组成,其书写方式为:

正常男性核型:46,XY;

正常女性核型:46,XX。

(二) 非显带染色体核型的识别

根据 Denver 体制,一个体细胞的 23 对染色体根据大小和形态特征分为 7 个组(A~G)。染色体分组情况及其各组染色体形态特征见表 4-1。

表 4-1 人类染色体分组与形态特征

组别	染色体编号	大小	着丝粒位置	副缢痕	随体
A	1~3	最大	中、亚中着丝粒	1 号可见	—
B	4~5	大	亚中着丝粒	—	—
C	6~12;X	中等	亚中着丝粒	9 号可见	—
D	13~15	中等	近端着丝粒	—	有
E	16~18	较小	中、亚中着丝粒	16 号可见	—
F	19~20	小	中着丝粒	—	—
G	21~22;Y	最小	近端着丝粒	—	21、22 有;Y 无

(三) 染色体显带与显带染色体的命名

1. **染色体显带技术** 在用吉姆萨(Giemsa)染料染色的常规制片染色体标本上,只能根据染色体大小和着丝粒的位置粗略估计识别,多数染色体不能准确辨认,尤其是染色体微小改变所致结构畸变的研究受到很大限制。1968 年,瑞典细胞化学家 Caspersson 用荧光染料喹吖因(quinacrine mustard,QM)处理标本后,在荧光显微镜下发现每条染色体沿其长轴都显示出宽窄和明暗不同的横纹——带(band)。人类的 24 种染色体所显示的带纹都各具特点(带型),这样每条染色体都可被准确识别和鉴定,甚至微小的染色体结构异常也可被检出。因此,创立了染色体 Q 显带技术,此技术显示的带纹即称 Q 带。染色体显带技术是细胞遗传学领域又一个重大的突破。1970 年发表了第一张显带的人类染色体核型。自 Q 带技术建立不久,又有 G 带、R 带、C 带和 T 带等多种显带技术相继建立。

(1) Q 带:染色体标本经喹吖因(QM)等荧光染料处理后所显示的带。在染色体臂上显示各具特征的明暗相间的带纹,需在荧光显微镜下观察。Q 带特征明显,显带效果稳定,但荧光持续时间短,标本不能长期保存,必须立即观察。

(2) G 带:是目前使用最广泛的一种带型。操作简单,带纹清晰,标本可长期保存,重复性好。其方法是:

将染色体经胰蛋白酶、NaOH、柠檬酸盐或尿素等试剂处理,再用吉姆萨染料染色,显示出的深、浅交替的带纹,称 G 带。图 4-3 显示了正常人类体细胞 G 带核型。

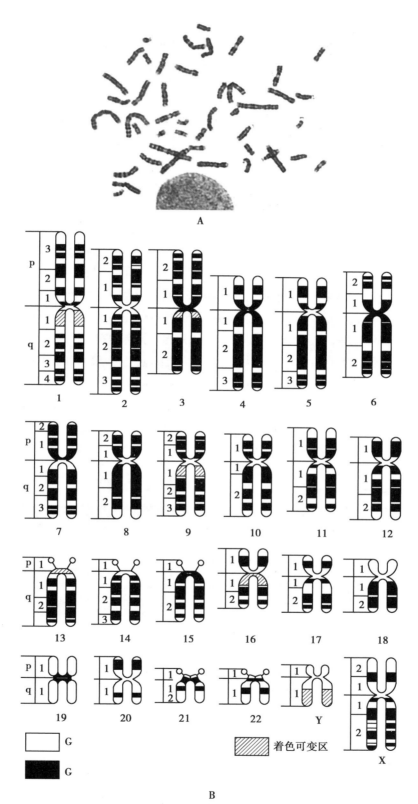

图 4-3　正常人体细胞 G 显带核型
A:核型照片;B:核型模式图

（3）R 带：染色体标本经热磷酸缓冲液处理，再用吉姆萨染色后所显示的深浅交替的带纹称 R 带。因其恰好与 G 带着色深浅相反，故又称反带（reverse band）。经 G 带和 Q 带显带的染色体，其两臂末端均为浅带，如发生末端缺失、重排等结构异常则难以发现；而 R 显带的染色体末端则为深带，如果该部位出现异常则易于识别，所以 R 显带主要用于研究染色体末端缺失和结构重排。

（4）C 带：染色体标本经 NaOH 或 Ba(OH)$_2$ 等碱性溶液处理后，再将染色体标本放入枸橼酸钠和氯化钠溶液中处理，然后用吉姆萨染料染色，可见每一条染色体的着丝粒区被特异性着色，故称着丝粒带，也称 C 带。

严格地说，C 带所显示的是紧邻着丝粒的结构异染色质区，如人类 1、9、16 号染色体近着丝粒处的副缢痕。而 Y 染色体的长臂末端为异染色质区，也呈现出明显深染。因此，C 带技术用于研究着丝粒区、Y 染色体及副缢痕区的结构变化。

（5）N 带：用 AgNO$_3$ 处理染色体标本，可使人类细胞中 5 对近端着丝粒染色体（13、14、15、21、22 号染色体）的副缢痕，即核仁组织者区（NOR）出现深染，称 N 带。严格地讲，AgNO$_3$ 只能将具有转录活性的 NOR 染成黑色，这种银染阳性的 NOR 称 Ag-NOR。无活性的 NOR 不被着色。因此 N 带技术可用于研究 rRNA 活性及其动态变化，也可观察近端着丝粒染色体的随体是否发生联合，因为随体联合是造成染色体不分离的原因之一。

（6）T 带：将染色体标本加热处理后再用吉姆萨染料染色，可以使一些染色体末端区段特异性深染，称 T 带也称端带（terminal band），它可专一显示染色体端粒，故此技术可应用于识别染色体末端微小畸变。

2. 显带染色体的命名　显带技术的应用，进一步要求对显带染色体有一个统一识别和描述的标准。国际人类细胞遗传学命名委员会于 1978 年第一次出版了《人类细胞遗传学命名的国际体制》(An International System for Human Cytogenetic Nomenclature, ISCN, 1978)，使显带染色体的命名有了统一的标准与依据。应用染色体显带技术可以识别出多种染色体微细结构异常，如染色体的断裂、易位和倒位等。为了使描述这些变化时有一个统一格式，ISCN(1981)又提出了显带染色体命名符号和缩写术语体系（表 4-2）。根据 ISCN 规定每条显带染色体均以所规定的界标、区、带划分。

表 4-2　核型分析中常用符号和术语

符号、术语	意义	符号、术语	意义
p	短臂	del	缺失
q	长臂	inv	倒位
cen	着丝粒	ins	插入
rea	重排	t	易位
der	衍生染色体	dic	双着丝粒染色体
+ 或 -	增加或减少	ace	无着丝粒片段
:	断裂	i	等臂染色体
::	断裂后重接	rcp	相互易位
( )	括号内为结构异常的染色体	rob	罗伯逊易位
;	用于重排中分开染色体	fra	脆性部位
/	嵌合体	r	环状染色体
→	从……到……	ter	末端

界标（landmark）：是染色体上具有显著形态学特征的并且稳定存在的结构区域，是识别显带染色体的重要指标。它包括染色体两臂的末端、着丝粒及其在不同显带条件下均恒定存在的某些带。

区（region）：位于两界标之间的区域。

带（band）：每一条染色体都应看作是由一系列的带组成，即没有非带区。每一条带均可借较亮（深）或较暗（浅）的着色强度差异与相邻带相区别。

每一条染色体以着丝粒为界标区分为短臂和长臂。短臂和长臂上的区带均由着丝粒开始，沿着丝粒由近向远的方向进行编号命名。距着丝粒最近的两个区分别记为长臂或短臂的"1"区，由近向远侧依次为"2"区、"3"区等。每个区中带的编号也依此原则，即在该区中距着丝粒最近的带编号为该区的1带，依次为2带、3带。有两种情况需说明，作为界标的带算作是此界标以远区的1带；被着丝粒一分为二的带分属长、短臂的两个带，分别记作长臂的1区1带和短臂的1区1带。

描述一个特定的带时，需写明4个内容：①染色体号；②臂的符号；③区的号序；④带的号序。这些内容按顺序书写，不用间隔或加任何标点。例如，图4-4箭头所示为第一号染色体短臂3区1带，书写为1p31。

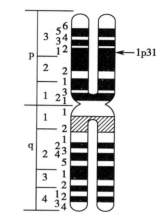

图4-4　1号染色体界标、区、带示意图

3. 染色体高分辨显带及命名　应用普通G显带分析的是细胞分裂中期染色体，此时染色体螺旋化程度最高，因此染色体最短，带纹往往发生融合，所显示的带纹数也较少。一般中期单倍染色体仅显示320条带。这种带纹水平上难以发现染色体细微的结构异常，不能满足人类细胞遗传学研究和临床应用的要求。1975年以来，Yunis等建立起高分辨显带（high resolution banding）技术，即用甲氨蝶呤使细胞同步化，再用秋水仙胺短时间处理，获得许多处于早中期、前中期和晚前期染色体。此阶段染色体较长，通过显带处理单倍染色体可显现出550~850条带，即在320条带中融合的带纹再被分出若干条带纹——亚带，这种染色体被称作高分辨染色体，极大程度提高了染色体研究水平。

关于亚带的命名和表示法，ISCN（1981）做出了相关的规定，在ISCN（1978）中已命名的任何一条带所分出的亚带保持原有的区和界标的带号，每一条带再细分，要在原带号数之后加一个小圆点，并写出每一亚带的号数，其编号原则仍按从着丝粒向臂端序贯编号。例如，原来的1p31带被分为3个亚带，应书写为1p31.1、1p31.2和1p31.3。其中，1p31.1距着丝粒近，1p31.3距着丝粒远。如亚带再分为次亚带，则可在原亚带编号后再加数字，但不必再加标点。例如，亚带1p31.3再分时，则书写为1p31.31、1p31.32和1p31.33（图4-5）。

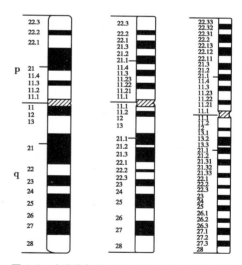

图4-5　人类染色体400、550、800条带模式图

第二节　染色体畸变

染色体畸变（chromosome aberration）是指染色体发生数目和结构上的异常改变。造成染色体畸变的原因是多方面的，通常可由电离辐射、诱变剂等理化因素和病毒等生物因子诱发产生。由于染色体畸变往往导致基因群的增减或位置的变化，扰乱了遗传物质和基因间相互作用的平衡，使细胞的遗传功能受到影响而造成机体不同程度的损害，因此它是染色体病形成的基础。

一、染色体数目异常

人类正常精子或卵子各含有 23 条染色体,称为一个染色体组(chromosome set),而正常体细胞是由精、卵结合成受精卵经卵裂发育而成的,故含有 46 条染色体。把含有一个完整染色体组的精、卵细胞称为单倍体(haploid,n),人的体细胞因含有两套染色体组而被称作二倍体(diploid,2n)。正常的人类体细胞含有两套染色体组共 46 条染色体,基因组突变导致体细胞中染色体数目超出或少于 46 条,也称染色体数目畸变,包括整倍体异常和非整倍体异常两大类。

(一)整倍体异常及其产生机制

体细胞以整个染色体组为单位的增多或减少即整倍体(euploid)异常。从理论上讲,可形成单倍体(n)、三倍体(3n)和四倍体(4n)及以上的多倍体。到目前为止,还未发现单倍体胎儿和新生儿。

1. **三倍体** 三倍体(triploid)是指体细胞中有三个染色体组。人类全身性三倍体是致死的,能活到出生的三倍体患儿极为罕见,存活者都是二倍体/三倍体嵌合体。但在流产胎儿中三倍体较常见。一般认为三倍体胎儿易于流产的原因是胎儿在胚胎发育过程进行的有丝分裂中,往往形成三极纺锤体(tripolar spindle)。

三极纺锤体使染色体在分裂中、后期的分布和分配发生紊乱,最终导致子细胞中染色体数目异常,因而严重干扰了胚胎的正常发育导致自发流产。迄今只有 10 余例胎儿活到临产前和出生时的报道,核型有 69,XXX、69,XXY、69,XYY 和二倍体/三倍体嵌合体。其主要症状有智力低下,身体发育障碍、畸形,在男性常会合并有尿道下裂、分叉阴囊等性别模糊的外生殖器。

相关链接 4-1

三极纺锤体的图解和照片(扫描章首二维码阅读内容)

三倍体产生机制:①双雄受精(diandry),两个精子同时进入到一个卵子中;②双雌受精(digyny),即卵子发生的减数第二次分裂时次级卵母细胞未能形成极体,应分给极体的一个染色体组仍留在卵内,形成了含有两个染色体组的二倍体卵子,此卵子与精子受精后便形成了三倍体。

相关链接 4-2

三倍体发生机制示意图(扫描章首二维码阅读内容)

2. **四倍体** 四倍体(tetraploid)是体细胞具有 4 个染色体组。在自然流产胚胎统计中占 5%,死产的四倍体胎儿可见诸如内脏外翻等严重的多发畸形,报道成活的二倍体/四倍体嵌合体有严重的智力低下和多发畸形等。四倍体形成的原因是核内复制(endoreduplication)和核内有丝分裂(endomitosis)。

核内复制是指在一次细胞分裂时,染色体不止复制一次而是复制两次,其结果是每条染色体包含有四条染色单体。在分裂中期时,这种细胞中可见到染色体两两并行排列(图 4-6),其后经正常的分裂,形成了两个含四倍体的子细胞。

核内有丝分裂是在细胞分裂时,染色体正常复制一次,但至分裂中期时,核膜仍未消失,无纺锤丝形成,也未发生其后的胞质分裂,即细胞完成了染色体复制但没有分裂,结果细胞内的染色体成为四倍体。其四倍体细胞染色体在分裂中期自然排列(图 4-6)。

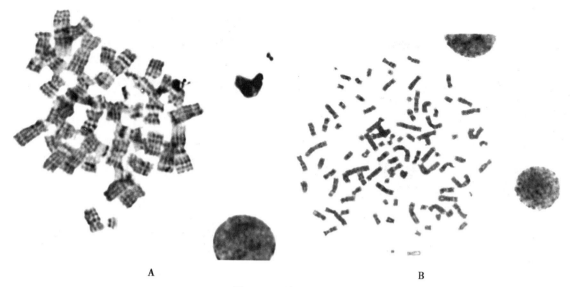

图4-6　四倍体染色体
A:核内复制；B:核内有丝分裂

（二）非整倍体异常及其产生机制

如果体细胞在二倍体基础上增加（减少）一条或几条染色体而不是成倍的增减，使体细胞数不是整倍数，即称为非整倍体（aneuploid）。包括单体型、三体型和多体型几种情况。非整倍体异常是临床上最常见的染色体数目异常。

1. 非整倍体数目异常的形式

（1）单体性（monosomy）：缺失某对染色体中的一条染色体，称为那对染色体的单体。由于单体型染色体总数少于二倍体，故又称为亚二倍体。例如临床上最常见的45,X患者，即是缺少了一条X染色体。除了罕见的45,XX(XY),-21或45,XX(XY),-22个体外，其他常染色体全身性单体型个体尚未见报道。这是由于染色体缺少造成基因群的减少会引起基因组严重的失衡，所以临床上单体型病例较少见。

（2）三体性（trisomy）：细胞中某同源染色体不是两条，而是三条，故称为三体型。临床上无论常染色体病还是性染色体病均以三体型最为常见。资料显示，几乎所有常染色体均有三体型病例，但较大的常染色体增加造成基因组的严重失衡，只见于早期流产的胚胎和胎儿中，只有较小染色体三体型病例能活到出生，有的甚至可以活到成年。这表明人体增加一条额外常染色体的危害远比减少一条常染色体轻。与之相比，性染色体病例有较大的"耐受性"，报道中较常见。

（3）多体性（polysomy）：细胞中某号染色体具有4条或4条以上，故称多体型。临床上只见到性染色体的多体型的个体，如48,XXXX。

2. 非整倍体异常的产生机制　由于三体型、多体型个体染色体数目多于二倍体故又称为超二倍体。非整倍体的产生原因多数是细胞分裂中染色体不分离或染色体丢失而引起的。

（1）染色体不分离：细胞进入分裂中、后期，由于某种原因使一对同源染色体或两姐妹染色单体未分向两极，而是同时进入一个子细胞，即称为染色体不分离（non-disjunction）。其结果是分裂形成的两个子细胞一个因染色体数目增多而形成超二倍体，另一个则由于染色体数目减少而形成亚二倍体。染色体不分离在细胞的减数分裂和有丝分裂中均可发生。

1）减数分裂不分离：染色体不分离发生在配子形成过程中被称为减数分裂不分离。对于减数分裂来说，减数第一次分裂（后期Ⅰ）和减数第二次分裂（后期Ⅱ）均可发生染色体不分离。以精子发生为例，如果某号染色体不分离发生在后期Ⅰ，则有46条染色体（2n）的初级精母细胞便形成两个分别含有24条（n+1）和22条（n−1）的次级精母细胞，其结果是最终形成的4个精子全部是异常的，其中两个为24条染色体，两个为 22 条染色体。它们分别与正常卵子结合受精后,将形成三体型(2n+1)或单体型(2n-1)的个体(图 4-7);如果后期 Ⅰ 正常而后期 Ⅱ 时发生染色体不分离,即某个含有 23 条染色体的次级精母细胞在减数第二次分裂的后期,某一染色体的两条姐妹染色单体没有正常分开,而是同时进入到一个子细胞中。其结果是成熟的配子中 1/2 将有 23 条染色体(n),1/4 为 24 条染色体(n+1),1/4 为 22 条染色体(n-1)(图 4-8)。实际上减数分裂时的染色体不分离多发生在减数分裂 Ⅰ 过程中。

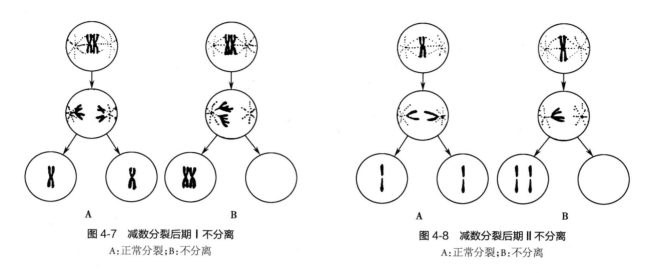

图 4-7　减数分裂后期 Ⅰ 不分离
A:正常分裂;B:不分离

图 4-8　减数分裂后期 Ⅱ 不分离
A:正常分裂;B:不分离

由染色体不分离产生的异常生殖细胞受精后形成的亚二倍体个体通常不能存活,一般只能生出三体型的后代。正常二倍体双亲在形成配子时发生的不分离称初级不分离(primary non-disjunction),而成活的三体型患者在产生配子时,其中一条进入一个子细胞,另两条往往不分离将同时进入另一子细胞,这种三体型的父亲或母亲在形成配子的减数分裂中所发生的不分离称为次级不分离(secondary non-disjunction)。例如,21 三体型的女患者可形成具有一条 21 号染色体的正常卵细胞(n)和含有两条 21 号染色体的异常卵细胞(n+1),从理论上讲,三体患者的后代将有 1/2 的可能性仍生育三体型后代。

2) 有丝分裂不分离:正常的受精卵在胚胎发育的卵裂初期有丝分裂过程中,某一染色体的两姐妹染色单体不分离即称为有丝分裂不分离。其结果是导致产生由两种或两种以上的细胞系组成的个体——嵌合体(mosaic)。嵌合体个体中各细胞系的类型及所占的比例大小,取决于发生染色体不分离时间的早晚。如果染色体不分离发生在受精卵的第一次卵裂时期,将形成具有两个细胞系的嵌合体即超二倍体细胞系和亚二倍体细胞系(45/47),两者各占 50%。如果不分离发生在第二次卵裂以后,将形成三个细胞系的嵌合体(45/46/47)。不分离发生的时期越晚,正常细胞系所占的比例越大,异常细胞系所占的比例越少,临床症状也相对较轻。如果不分离发生在第五次卵裂以后,异常细胞系的比例则少于 3%,难以检出,也就不具有临床意义了。

应该指出,亚二倍体细胞(45)由于缺失一条染色体,特别是常染色体缺失时,其细胞活力低下,往往被淘汰、消失,不能形成细胞系。所以在临床病例核型分析时常见的为 46/47 型嵌合体,而 45/46/47 三细胞系同时存在的情况很少见。

(2) 染色体丢失:在细胞分裂过程中由于纺锤体或着丝粒功能障碍或染色体行动迟缓,使得某一染色体在分裂后期和末期不能随其他染色体一起进入子细胞核而滞留在细胞质中直至分解消失,其结果是某一子细胞便缺少一条染色体,即所谓的染色体丢失。染色体丢失往往形成亚二倍体,这也是嵌合体形成的一种方式。特别是临床上所见的只有 45,X/46,XY 和 45,X/46,XX 而无三体细胞系的嵌合体病例,一般可用染色体丢失来解释。

二、染色体结构畸变

（一）染色体结构畸变的产生基础

在电离辐射、化学诱变剂及生物等因素的作用下，人类的染色体可发生断裂（breakage），形成无着丝粒的染色体片段。如果断裂发生后，片段又在原位愈合或重接，一般不会产生有害的遗传效应；如果多条染色体发生的断裂没有原位重接，而是交换片段变位重接，重新组合，就会形成各种不同的畸形染色体，即染色体结构畸变（structural aberration），这个过程称为染色体的重排（rearrangement）。所以断裂和变位重接是产生染色体结构畸变的重要基础。染色体结构畸变可分为稳定型和非稳定型两大类，如果畸变的染色体能够稳定的通过细胞有丝分裂而传给子代细胞，那么这种结构畸变就称为稳定型的染色体结构畸变。一般来说，仅涉及一条染色体的结构畸变或形成的畸变仅具有一个有活性着丝粒的都属于稳定型结构畸变，包括缺失、重复、倒位、易位和等臂染色体等。而那些不能稳定地通过有丝分裂传给子代细胞的畸变称为非稳定型结构畸变。例如，无着丝粒片段和具有两个以上有活性着丝粒的染色体，前者在细胞有丝分裂的后期常不能定向运动而丢失，后者则常形成染色体桥（chromosome bridge）而产生新的结构畸变或引起细胞死亡。环状染色体也属非稳定的结构畸变。

（二）染色体结构畸变的表示方法

ISCN 规定，染色体结构畸变的表示方法有两种：

1. 简式 用简式表示时，需依次写明如下内容：①染色体总数；②性染色体组成；③畸变类型的符号（一个字母或三联字母）；④在括号内写明受累的染色体序号；⑤在接着的另一括号内以符号注明受累的染色体断裂点。

2. 详式 用详式表示时，简式的①、②、③和④项内容仍适用，不同的是在最后的括号中，不只是描述断裂点，还要描述重排染色体带的组成。

（三）常见的染色体结构畸变

1. 缺失 缺失指染色体某处发生断裂后其片段丢失所形成的一种结构畸变。又可分为末端缺失和中间缺失两种类型。

（1）末端缺失：染色体长臂或短臂的末端发生一次断裂且片段丢失称末端缺失（图4-9A）。

简式：46,XX,del(1)(q21)

详式：46,XX,del(1)(pter→q21：)

该式表示1号染色体长臂2区1带发生断裂，且其远侧片段q21→qter已丢失，余下的1号染色体由短臂末端到长臂2区1带构成。

（2）中间缺失：指染色体长臂或短臂内发生两次断裂，两个断裂点之间的片段丢失，而近侧端和远侧端的重接称中间缺失（图4-9B）。

简式：46,XX,del(1)(q21q31)

详式：46,XX,del(1)(pter→q21∷q31→qter)

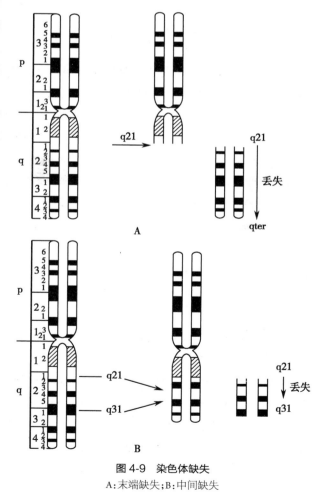

图4-9 染色体缺失

A：末端缺失；B：中间缺失

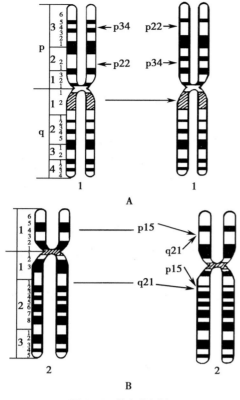

图 4-10　染色体倒位
A:臂内倒位;B:臂间倒位

2. 倒位　一条染色体发生两次断裂,两断裂点中间片段旋转 180° 又重接即称倒位。它可分为臂内倒位和臂间倒位。

(1) 臂内倒位:一条染色体长臂或短臂内发生二次断裂后,中间片段旋转 180° 后重接所形成的倒位(图 4-10A)。

简式:46,XX,inv(1)(p22p34)

详式:46,XX,inv(1)(pter→p22 ∷ p34→p22 ∷ p34→qter)

断裂和重接发生在 1 号染色体短臂 2 区 2 带和短臂 3 区 4 带。此二带之间的节段仍存在,但重接后带序发生了颠倒。

(2) 臂间倒位:一条染色体的长臂和短臂各发生一次断裂后中间片段旋转 180° 后重接而形成的倒位(图 4-10B)。

简式:46,XX,inv(2)(p15q21)

详式:46,XX,inv(2)(pter→p15 ∷ q21→p15 ∷ q21→qter)

断裂和重接发生在第 2 号染色体短臂的 1 区 5 带和长臂的 2 区 1 带。重接后这一片段的带序发生了颠倒。

染色体倒位的报道较常见,在人群中 9 号染色体的臂间倒位最多,发生率可达 1%。因此,一般认为 9 号染色体的臂间倒位可能是一种正常的多态现象。但马赛和刘权章(1983)对习惯性流产人群的染色体研究发现,习惯性流产夫妇中,第 9 号染色体臂间倒位的发生率明显高于一般人群。提示这一倒位与习惯性流产可能有一定关系。

具有倒位染色体但表型正常的倒位携带者(inversion carrier),因染色体发生倒位后结构的重排,在形成生殖细胞的减数分裂过程中根据同源染色体节段相互配对的规律,将形成特有的倒位环(inversion loop)(图 4-11)。并且,经过在倒位环内的交换,理论上可形成 4 种不同的配子:一种为正常染色体,一种为倒位染色体,另两种由于倒位片段和另一正常染色体的相应片段发生了交换,可形成两种均带有部分重复及部分缺失的重排染色体。这两种异常的染色体各有一个着丝粒,属稳定型畸变而可往后代传递。因此其遗传效应主要决定于重复和缺失片段的长短及其所含基因的致死效应。一般来说,其倒位片段越短,则其重复和缺失的部分越长,形成配子和合子正常发育的可能性越小,临床上表现为婚后不育、早期流产和死亡的比例越高,娩出子女的可能性相对低;而倒位片段越长,则其重复和缺失的部分越短,其配子和合子正常发育的可能性越大,娩出畸形胎儿的危险性相对较高。因此,必须加强携带者的检出及携带者妊娠时的产前诊断,以防止患儿的出生。

3. 易位(translocation,t)　染色体片段位置的改变称为易位,常伴有基因位置的改变。可以分为相互易位和罗伯逊易位。

(1) 相互易位(reciprocal translocation):两条染色体分别发生一次断裂,相互交换片段后重接称为相互易位。其结果是形成两条衍生染色体(图 4-12)。

简式:46,XY,t(2;5)(q21;q31)

详式:46,XY,t(2;5)(2pter→2q21 ∷ 5q31→5qter;5pter→5q31 ∷ 2q21→2qter)

断裂和重接发生在 2 号染色体长臂 2 区 1 带和 5 号染色体长臂 3 区 1 带,且这两个断裂点以远节段相互交换、重接。要注意的是,两条常染色体相互易位要首先描述号数较大的染色体。如果发生相互易位的是性染色体和常染色体,则首先描述性染色体。

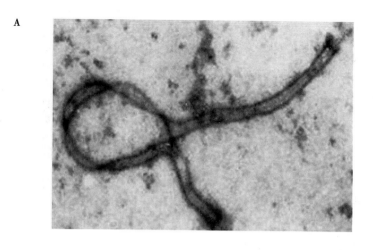

A

B

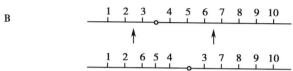

C

D

配子类型	合子类型	
a —1 2 3— 4 5 6 7 8 9 10—	1 2 3 4 5 6 7 8 9 10 1 2 3 4 5 6 7 8 9 10	正常
b —1 2 6 5 4 3 7 8 9 10—	1 2 6 5 4 3 7 8 9 10 1 2 6 5 4 3 7 8 9 10	倒位携带者
c —1 2 3 4 5 6 2 1—	1 2 3 4 5 6 7 8 9 10 1 2 3 4 5 6 2 1	1,2 片段增加 7,8,9,10 片段缺失
d —10 9 8 7 3 4 5 6 7 8 9 10—	1 2 3 4 5 6 7 8 9 10 7,8,9,10 片段增加 10 9 8 7 3 4 5 6 7 8 9 10 1,2 片段缺失	

图 4-11　臂间倒位圈及臂间倒位携带者的遗传效应

A. 倒位环电子显微镜照片；B. 倒位染色体模式图；C. 倒位环模式图；D. 可能产生的配子及合子类型

对于相互易位来说，如果仅有位置的改变而没有明显的染色体片段的增减，那么通常不会引起明显的遗传效应，即对个体的发育一般无严重影响，这种易位称平衡易位（balanced translocation）。具有易位染色体但表型正常的个体称平衡易位携带者。在一般人群中，易位携带者的比例可达 2‰，即 250 对夫妇中就有一个这样的个体。易位携带者虽然自身表型正常，但其在配子发生过程中由于同源染色体间的同源节段要进行配对，故发生相互易位的两对同源染色体共同形成四射体。该四射体在后期 I 时，发生多种情况的分离不平衡，与正常配子受精后所形成的合子，只有一种可发育成完全正常的个体，一种为平衡易位携带者，其余大部分都将形成单体或部分单体、三体或部分三体胚胎，导致流产、死胎或畸形儿（约占95%）。因此，相互易位携带者婚后应避孕，防止反复流产造成孕妇的身体伤害。

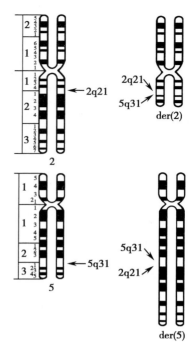

图 4-12　染色体相互易位图

相关链接 4-3

相互易位染色体中期 I 形成四射体示意图（扫描章首二维码阅读内容）

（2）罗伯逊易位（Robertsonian translocation）：只发生在近端着丝粒染色体的一种易位形式。因其断裂点发生于着丝粒处，故两个近端着丝粒染色体发生断裂后，两条染色体长臂在着丝粒处相互融合形成一个大的亚中央着丝粒染色体，而各个短臂包括部分着丝粒因遗传物质少，一般会丢失。

简式：45,XX,−14,−21,+t(14;21)(p11;q11)

详式：45,XX,−14,−21,+t(14;21)(14qter→p11∷21q11→21qter)

断裂和重接分别发生在 14 号染色体短臂的 1 区 1 带和 21 号染色体长臂的 1 区 1 带，21q11 以远节段易位到 14p11 并连接，其余部分丢失。

4. **插入**　一条染色体的臂内发生两处断裂，两个断裂点间所形成的片段转移到另一染色体的断裂处重接，这种涉及两条染色体三处断裂的结构畸变称插入。它可以看作是易位的一种特殊形式。它又可分为正位插入和倒位插入。如果插入节段区带的顺序在插入新位置后与原染色体上区带编号的方向一致则称为正位插入（direct insertion），如果插入的节段其区带顺序在插入后顺序颠倒即称为倒位插入（inverted insertion）。

5. **环状染色体（ring chromosome）**　一条染色体的长、短臂同时各发生一次断裂后，含有着丝粒节段的长、短臂的断端相接，即形成环状染色体。

简式：46,XY,r(2)(p21q31)

详式：46,XY,r(2)(∷p21→∷q31)

断裂分别发生在 2 号染色体短臂的 2p21 带和长臂的 2q31 带。这些带的远节段丢失，p21 与 q31 断端间重接形成环状（图 4-13）。

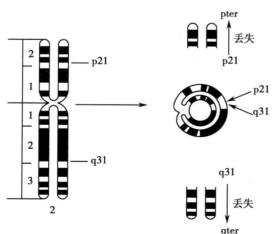

图 4-13　环状染色体

6. **双着丝粒染色体（dicentric chromosome）**　指两条染色体分别发生一次断裂后，两个具有着丝粒的染色体的两臂断端相连接，即可形成一条双着丝粒染色体。在细胞分裂中，如果这条染色体的两个着丝粒分别被纺锤丝向相反的两极拉动，则会形成染色体桥（chromosome bridge）而容易发生断裂，或阻碍两个子细胞分开而形成四倍体细胞，故多数为不稳定的结构改变。如果双着丝粒间较为靠近，则可稳定存在和传递。

简式：45,XY,dic(6;11)(q22;p15)

详式：45,XY,dic(6;11)(6pter→6q22∷11p15→11qter)

断裂和连接发生于 6 号染色体的 6q22 带和 11 号染

色体的 11p15 带,6q22 带和 11p15 带以远段丢失,6q22 和 11p15 断端间相互连接,形成一条具有双着丝粒的衍生染色体(图 4-14)。

7. **等臂染色体**(isochromosome) 等臂染色体一般是着丝粒分裂异常造成的。在正常的细胞分裂中期时,连接两个姐妹染色单体的着丝粒进行纵裂,形成两条各具有长、短臂的染色体。如着丝粒横裂,将形成两条只由长臂组成或只由短臂组成的等臂染色体(图 4-15)。

简式:46,X,i(Xq)

详式:46,X,i(X)(qter→cen→qter)

简式:46,X,i(Xp)

详式:46,X,i(X)(pter→cen→pter)

表示此类型的重排中,断裂点就在着丝粒或近着丝粒处,但不能确定。这一表达方式表示此 X 染色体由两个完整的长臂或由两个完整的短臂组成,二个长臂或短臂间被着丝粒分开。

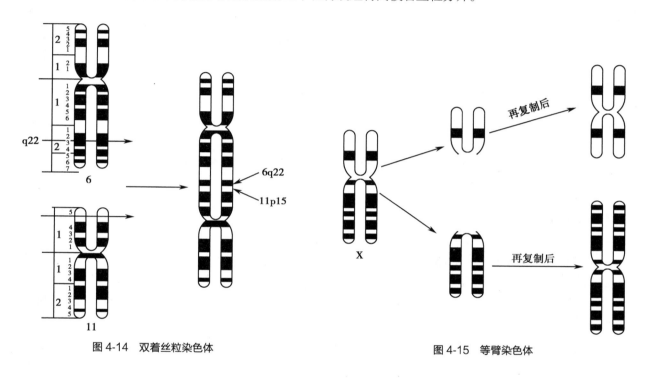

图 4-14 双着丝粒染色体　　　　　　　　　图 4-15 等臂染色体

第三节　染色体病

人类染色体数目或结构畸变导致的遗传性疾病称染色体病(chromosomal disease)。由于平均每条染色体含有的基因数目在 1000 个以上,故如果染色体发生数目和结构的畸变时,必然累及多个基因的增加或减少,从而使机体出现由这些基因改变所致的多种异常性状,所以染色体病常表现为多种症状。故又称为染色体综合征(chromosome syndrome)。染色体病患者常具有共同的临床特征:先天性多发畸形、智力低下、生长发育迟缓和皮肤纹理改变。性染色体异常的患者除有上述的一些特征外,还将出现内、外生殖器异常或畸形。下面将介绍几种临床上较常见的染色体病。

一、染色体数目异常相关疾病

人类正常体细胞中的染色体数目是 46 条,多于或少于 46 条所引起的疾病也称染色体数目异常综合征。

（一）常染色体数目异常相关疾病

1. 唐氏综合征

【疾病概述】

1866 年由美国医生 L. Down 首先描述，故称 Down 综合征（Down syndrome）[OMIM# 190685]。1959 年法国细胞遗传学家 Lejeune 首先发现本病病因是多了一条 21 号染色体，故又称 21 三体综合征。这是人类最早确认也是最常见的一种染色体病。

唐氏综合征在新生儿中的发病率为 1/800~1/600。由于受本病累及的胎儿和新生儿死亡率较高，故在人群中调查所得的患病率并不太高。流行病学调查表明，唐氏综合征发病率与母亲生育年龄有密切相关性，高龄孕妇特别是 40 岁以上者生育患儿的风险较高。

唐氏综合征的主要临床表现有：严重智力低下，生长发育迟缓。患儿呈特殊面部畸形：头小，枕骨扁平，眼裂小，眼距宽，外眼角上斜；耳位低，鼻根低平，伸舌，有时流涎，故又称伸舌样痴呆；肌张力低下。50% 患者伴有先天性心脏畸形；手短而宽，第五指只有一个指节且桡侧弯。60% 患者有双手通贯掌，几乎 100% 的患儿三叉点高位，拇趾球区胫侧弓形纹，第 1、2 趾间间距宽。男性患儿常有隐睾，无生育能力，女性患者虽能生育，但可将此病传给后代。患儿常有肺炎等呼吸道感染，成活者有患白血病倾向。

相关链接 4-4

———————————————————

唐氏综合征患者外观照（扫描章首二维码阅读内容）

【细胞遗传学特征】

经细胞遗传学分析表明，唐氏综合征患者可有单纯三体型、易位型和嵌合体型三种。

（1）单纯三体型：核型为 47,XX(XY),+21 最常见，92% 的唐氏综合征患者属于此类型，其产生的原因是生殖细胞形成过程中，在减数分裂时第 21 号染色体发生不分离形成的异常配子（24,X 或 24,Y）与正常配子（23,X 或 23,Y）受精所致。此型的发生率与母亲高龄密切相关，生过此型患儿的父母再生同类患儿的风险明显增大，经验危险率为 1%~2%。

（2）嵌合体型：较少见，约占 2.5%。核型为 46,XX(XY)/47,XX(XY),+21。此型的发生原因是正常受精卵在胚胎发育早期的卵裂中第 21 号染色体发生不分离所致，其结果是产生 45/46/47 细胞系的嵌合体。但由于 45,-21 的细胞易被选择性淘汰，故患者常表现为 46/47 细胞系的嵌合体。若 47,+21 细胞的比例较大时，临床症状相对较重，比例小时，则临床症状较轻。总体观察，本类患者的临床症状多数不如 21 三体型严重、典型。若 47,+21 细胞系比例低于 9% 时，一般不表现出临床症状。

（3）易位型：约占 5% 的唐氏综合征属此类型。此类型唐氏综合征的染色体改变为，多余的第 21 号染色体并不是独立存在的，而是经罗伯逊易位转移至 D(G)组染色体上，使整个核型染色体的总数仍然是 46 条。其中最常见的是 D/G 易位，约占 54%，且以 14q/21q 最为常见，核型为 46,XX(XY),−14,+t(14q/21q)；G/G 易位约占 41%，以 21q/21q 为多见，核型为 46,XX(XY),−21,+t(21q/21q)。

易位型唐氏综合征在 der(D;21)易位中有 55% 是新发畸变所致，45% 是由带有平衡易位的双亲之一遗传而来。而 der(G;21)易位中，突变而来的占绝大部分(96%)，仅有 4% 为遗传而来。所以引起易位型先天愚型的原因有二：其一是双亲之一在形成配子时发生了 der(D/G;21)易位，产生出 der(D/G;21)易位的异常配子，与正常配子结合后导致先天愚型的出现，这是最常见的原因；其二是患者的双亲之一为平衡易位携带者，以 14/21 易位为例，核型为 45,XX(XY),−14,−21,+t(14q/21q)，从染色体总数上看少了一条；但从基因成分来看仍保持平衡，故称为平衡易位携带者。这种携带者个体产生生殖细胞时，经减数分裂可产生 6

种配子,与正常配子结合后,理论上能产生 6 种核型的后代(图 4-16)。其中只有 1/6 为正常个体;1/6 为平衡易位携带者;1/6 为易位型先天愚型;其余三种核型的胚胎常因活力低下而自然流产或死胎。所以,所生子女中约 1/3 正常,1/3 为平衡易位携带者,1/3 为易位型先天愚型。

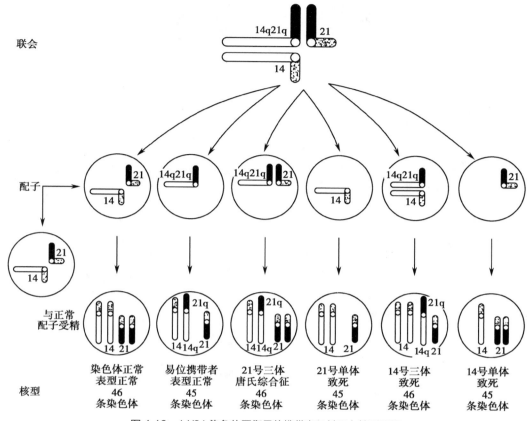

图 4-16 14/21 染色体平衡易位携带者及其子女核型图解

如果双亲之一是 13/21,15/21,21/22 平衡易位携带者,其子女情况与 14/21 易位类型相似。如果双亲之一是 21/21 平衡易位携带者时,即 45,XX(XY),−21,−21,+t(21q/21q),因其所产生的配子一半为少一条 21 号染色体,另一半为多一条 21 号染色体,则后代 100% 受累,21 单体者流产,活婴均为 21/21 易位型先天愚型,即 46,XX(XY),−21,+t(21q/21q)。

综上所述,单纯 21 三体型唐氏综合征发病率随母亲年龄增大而增高,而易位型唐氏综合征则一般常见于年龄较轻父母所生的子女。如果双亲之一为染色体平衡易位携带者则发病可有家族史,及时检出携带者,进行婚姻生育指导,将会有效地降低唐氏综合征的发病率。

案例 4-1

男,20 个月,反复肺炎就诊。查体:具有先天愚型特殊面容,眼距宽,外眼角上倾、鼻根低平、张口、吐舌(图 4-17A)。骨软、发育迟缓。G 显带染色体检查,核型为 46,XY,−14,+t(14q 21q)(图 4-17B),为易位性型先天愚型。检查双亲染色体,父亲核型为 46,XY;母亲核型为 45,XX,−14,−21,+t(14q 21q),为 14 和 21 号染色体平衡易位携带者(图 4-17C)。

思考:这对夫妇再次生育结局如何? 请给予遗传咨询。

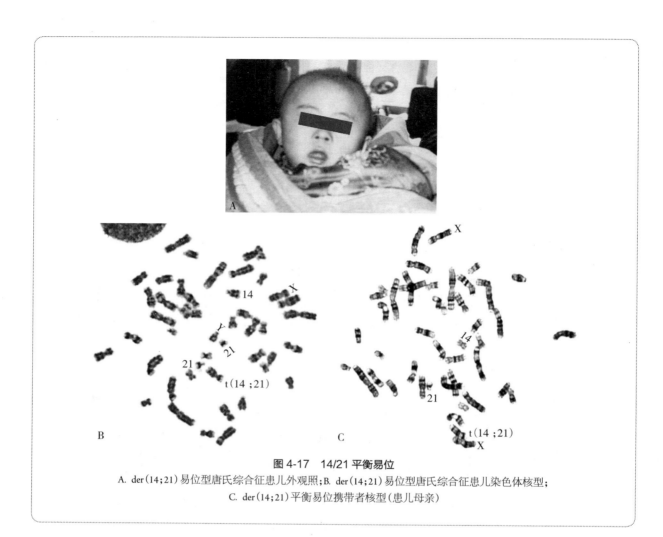

图 4-17 14/21 平衡易位

A. der（14;21）易位型唐氏综合征患儿外观照；B. der（14;21）易位型唐氏综合征患儿染色体核型；
C. der（14;21）平衡易位携带者核型（患儿母亲）

2. 18 三体综合征（Edwards 综合征）

【疾病概述】

1960 年，Edward 首先在未显带标本上发现此病病因是多了一条 E 组染色体，但未确定是哪一条染色体。1961 年，Patau 证实多的一条染色体是 18 号染色体后，定名为 18 三体综合征，也称 Edwards 综合征［OMIM# 601161］。

本病在新生儿中发病率为 1/8000~1/3500，其主要临床表现为智力低下，生长发育迟缓，而多发畸形可多达 115 种以上。女婴多于男婴（3∶1）；出生体重低（平均 2300g），平均寿命 70 天；智力低下，肌张力亢进；小眼，眼距宽，内眦赘皮；耳位低，畸形；小口、小颌、腭弓窄，唇裂和（或）腭裂；99%~100% 有先天性心脏病，主要为室间隔缺损，动脉导管未闭；腹股沟疝或脐疝；隐睾；握拳时第 3、4 指贴掌心，第 2、5 指重叠其上；足内翻，摇椅形足底。三叉点 t 高位（t″），指纹中 80% 的弓形纹 >7。

【细胞遗传学特征】

约 80% 的患儿为单纯三体型，核型为 47,XX(XY),+18。其症状典型，20% 为嵌合体型和易位型。主要涉及 18 号与 D 组染色体易位。一般认为，配子形成时减数分裂过程中 18 号染色体不分离是引起该综合征的主要原因。

3. 13 三体综合征（Patau 综合征）

【疾病概述】

1960 年，Patau 在未显带标本上首先发现此综合征多了一个 D 组染色体。1966 年后，Yunis 等用显带技术确认此综合征增多的是一个 13 号染色体，因而定名为 13 三体综合征，也称 Patau 综合征［OMIM#

264480]。

本综合征新生儿的发病率仅为 1/7000~1/5000。患儿畸形和临床表现较严重,存活率极低,多在婴儿期夭折,平均寿命不到 100 天。严重智力低下,肌张力异常(亢进或极度低下);前脑发育差,无嗅脑,虹膜缺损;小眼或无眼,内眦赘皮;唇裂或腭裂;多指(趾),足内翻。各种类型的心脏病三叉点 t 位高(t″),皮肤纹理可见通贯手,指纹中弓形纹多。

【细胞遗传学特征】

13 三体综合征约 80% 的患儿为单纯三体型,核型为 47,XX(XY),+13,约 20% 病例为嵌合体型和易位型。易位型中大多为 13 号、14 号染色体间的罗伯逊易位。核型多为 46,XX(XY),-14,+t(13q;14q)。易位型产生的原因可能由平衡易位携带者父亲或母亲遗传而来。

4. 22 三体综合征

【疾病概述】

1878 年 Haab 报道 1 例脉络膜及虹膜部分缺损、肛门闭锁并有肾囊肿畸形。1973 年 Pennet 等用阿的平染色和 G 显带技术准确诊断为 22 三体,因而被称为 22 三体综合征。部分患者伴有特别的虹膜垂直缺损,很像猫眼,因而又称猫眼综合征[OMIM# 115470]。

相关链接 4-5

猫眼综合征临床表现(扫描章首二维码阅读内容)

22 三体综合征通常是自发形成的,而不是遗传的。在新生儿中发生率约为 1/50 000~1/30 000。临床表现为眼距宽,眼睑下垂偏斜,长鼻呈钩状;耳位低有畸形,耳廓前有小肉粒状物和(或)窦;人中长,小颌;手指细长,髋关节脱臼;肌张力低,先天性心脏病。部分患者有虹膜缺损,肛门闭锁,生长迟缓,智力正常或轻度异常。

【细胞遗传学特征】

22 三体综合征是由于患者第 22 号常染色体额外多了一个,使染色体总数为 47。最近用荧光分带技术证明,是第 22 号染色体长臂部分三体型所致。

5. 9 三体综合征

【疾病概述】

1973 年 Feingold 等和 Haslam 在同一杂志同一期上分别发表 1 例单纯性 9 三体综合征病例。因而命名为 9 三体综合征。

9 三体综合征多为新发生的染色体畸变。群体发病率不详,男患者多于女患者。患者出生前后生长发育严重迟缓,严重的智力低下;囟门闭合延迟;脸长,眼距宽,外眼角上斜,眼深陷;耳位低,畸形;鼻梁宽,蒜头鼻,腭弓高尖;脊柱畸形,四肢关节僵硬、变形、脱臼,活动受限。男性隐睾,阴茎小或有尿道下裂。

【细胞遗传学特征】

9 三体综合征已经报道的核型有 46,XX/47,XX,+9;46,XY/47,XY,+9;47,XX(XY),+9。嵌合型病例中,9 三体细胞系所占的比例在所检查的不同组织中可有不同差异。

6. 8 三体综合征(Warkany syndrome 2)

【疾病概述】

Grouchy 在 1971 年首次报道,由于患者部分细胞中多了一条 8 号染色体,因而得名 8 三体综合征[OMIM# 176270]。患者的发病率为 1/50 000~1/25 000,男性多于女性(5∶1)。

患者的表型变异很大,从严重畸形至接近正常。患者表现为头略大,额高突,眼距宽,睑下垂,斜视;鼻宽而上翻,上唇长,下唇厚且外翻;耳位低,腭弓高;颈短,肩及骨盆狭小。骨骼畸形有脊柱侧弯、椎体数目和结构异常;肾畸形,少数生殖器发育不良。

【细胞遗传学特征】

8三体综合征均为嵌合型,表型不一。已经报道的核型有 46,XX/47,XX,+8;46,XY/47,XY,+8。

(二)性染色体数目异常相关疾病

1. Turner 综合征

【疾病概述】

1938 年由 Turner 首先描述,故称 Turner 综合征(Turner syndrome),又称性腺发育不全综合征[OMIM# 313000]。该综合征的发病率在女性新生儿中仅为 1/2500,在自发流产胚胎中发生率可高达 7.5%,在原发性闭经中占 1/3。1959 年 Ford 证实此患者的体内比正常女性少一条 X 染色体。

本病的主要临床症状有:身材矮小,成人体高一般在 120~140cm;性腺呈条索状,无滤泡形成;子宫发育不良,外生殖器幼稚阴毛稀少,原发性闭经,不育;乳头间距宽,青春期乳腺不发育;颈短且蹼颈(图 4-18),后发际低;小颌,内眦赘皮,肘外翻。

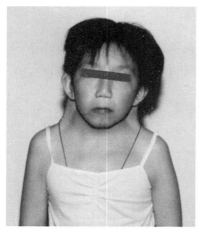

图 4-18　Turner 综合征患者外观照

【细胞遗传学特征】

患者的核型有三种类型,各种类型的表现相似。

(1) X 单体型:核型 45,X 为本综合征的主要类型,约占 60%。患者体细胞内只有一条 X 染色体,X 染色质阴性。症状最典型。一般认为,X 单体型 Turner 综合征的发病原因是患者双亲之一在配子发生中,发生了性染色体不分离所致。

(2) 嵌合型:常见核型为:45,X/46,XX。这一类型的患者临床症状轻重取决于正常细胞系和异常细胞系间的比例,若 45,X 细胞系比例较大,则可表现出典型的临床症状;若比例小,则表型近似正常个体且能生育,但生育能力降低。

(3) 结构异常:核型有 46,XXq⁻、46,XXp⁻、46,X,i(Xq)、46,X,i(Xp)。这些具有不同核型的患者按 X 染色体改变部位的不同临床表现也有一定差异,可能仅出现 Turner 综合征的部分症状。分析结果表明,身材矮小主要由 X 染色体短臂单体型所决定,而卵巢发育不全等则往往与长臂的单体型有关。

2. Klinefelter 综合征

【疾病概述】

1942 年由 Klinefelter 首先从临床角度描述此综合征,故称 Klinefelter 综合征(Klinefelter syndrome),又称先天性睾丸发育不全。1959 年 Jacob 和 Strong 确定此症患者比正常男性体细胞内多了一条 X 染色体,其核型为 47,XXY,故又称 XXY 综合征。该病的群体发病率为 1/1000,在男性不育症中约占 1/10。

患者为男性表型,儿童期无任何症状,青春期后开始出现病症。其主要临床表现为:身材高大(常在 180cm 以上),四肢细长;阴茎短小,睾丸不发育,小睾丸或隐睾,无精子形成,故不育。阴毛呈女性分布,胡须、腋毛、阴毛稀少或缺如、无喉结(图 4-19)。25% 患者有女性型乳房,部分患者有智力低下,也有患者有精神异常。

【细胞遗传学特征】

本病是由于患者双亲之一在生殖细胞形成过程中发生性染色体

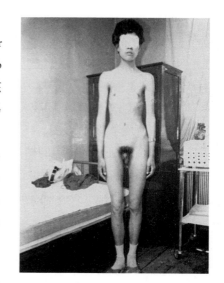

图 4-19　Klinefelter 综合征患者外观照

不分离所致。80% 以上患者的核型为 47,XXY,约 15% 患者为两个或更多细胞系的嵌合体,如 46,XY/47,XXY 和 46,XY/48,XXXY 等。X 染色体越多,其症状越严重。而 46,XY 细胞系所占比例较大时,一侧睾丸可发育正常并有生殖能力。X 染色质与 Y 染色质均阳性。

3. XYY 综合征

【疾病概述】

1961 年 Sandburg 等首次报道 XYY 综合征(XYY syndrome)。发生率约占男性的 1/900。由于患者体细胞比正常男性多了一条 Y 染色体,故又称超雄综合征。

患者表型为正常男性,身材高大,常在 180cm 以上。大多数 XYY 个体性征发育正常,有生育能力。智力正常或轻度低下。多数患者性格和行为异常,患者易兴奋,性情较为暴躁,自控力差,易发生攻击性的行为。

【细胞遗传学特征】

XYY 综合征的发病原因,一般认为是患者的父亲在精子形成时减数第二次分裂过程中带有 Y 染色体的次级精母细胞,发生了 Y 染色体两姐妹染色单体的不分离,产生了含有两条 Y 染色体的精子,与卵子结合后,便形成了 XYY。其核型为 47,XYY,患者有两个 Y 染色质。

4. XXX 综合征

【疾病概述】

XXX 综合征(trisomy X syndrome),是一种较为常见的性染色体数目异常疾病。该病最早是在 1959 年由 Patricia A. Jacobs 报道,并将患者命名为 47,XXX 的超雌女性,因而该病又称超雌综合征。新生女婴中发病率为 1/1000。通常发育正常,身高略高于正常女性平均身高,有智力低下,IQ 值一般较同龄人低 10~15 分。

【细胞遗传学特征】

该综合征是由于减数分裂过程中性染色体不分离所致,其中 90% 是母源性的,仅 10% 是父源性的。母源性的性染色体不分离中,78% 发生在第一次减数分裂过程中,22% 发生在第二次减数分裂过程中。该综合征最常见的核型是 47,XXX,其他少见的核型包括 48,XXXX、49,XXXXX 等。47,XXX 患者携带的 3 条 X 染色体中有 2 条是失活的,这可能与患者无严重表型相关,X 染色体上一些区域或基因的逃避失活则可能是其发病机理之一。

二、染色体结构异常相关疾病

1. 5p⁻ 综合征

【疾病概述】

1963 年由 Lejeune 等首先报道,这种病患儿哭声似猫叫命名为猫叫综合征。1964 年证实本综合征为 5 号染色体短臂部分缺失所致,故又称为 5p⁻ 综合征[OMIM# 123450]。5p⁻ 综合征是最常见的常染色体缺失综合征。

本病新生儿发病率为 1/50 000,其主要临床特征为出生时面圆如满月状,由于喉肌发育不良致哭声似猫叫,即哭声尖而弱。但随年龄的增长上述表现逐渐消失。患儿出生时体重较轻,生长发育迟缓,智力低下;头小,眼距宽,内眦赘皮,外眼角下斜,鼻梁宽而扁平,小颌,耳低位;全身肌张力低,脊柱和脚畸形,手足小,掌骨较短,并伴有掌纹异常;50% 患儿伴有先天性心脏病。患儿一般两岁时才能坐稳,4 岁时才能独立行走。大部分患儿可生存至儿童期,少数可活至成年,多有语言障碍。

【细胞遗传学特征】

细胞遗传学分析表明,患者 5 号染色体的短臂缺失,缺失的大小不一,但均包括 5p14 或 5p15,说明 5p14 或 5p15 是该综合征发生的关键。这种缺失大多是中间缺失。

2. 脆性 X 染色体综合征

【疾病概述】

脆性 X 染色体综合征(fragile X syndrome)是一种主要表现为智力低下的染色体病,此家系由 Martin 和 Bell 于 1943 年首报。患者(或女性携带者)的外周血淋巴细胞在低叶酸的培养条件下可出现脆性 X 染色体 (fragile X chromosome, fraX)。此病主要发生在男性,女性常为携带者。男性中发病率为 1/1000~1/500,仅次于先天愚型。在 X 连锁所致智能发育不全患者中约占 1/3~1/2。

FraX 综合征的主要表现有:中度到重度智力低下,常伴有大头、方额;大耳、单耳轮;大下颌且前突。有语言障碍,性情孤僻。性成熟后睾丸比正常人大一倍以上。另外,多数患者青春期前有多动症,但随着年龄增长而逐渐减轻。

【细胞遗传学特征】

fraX 是指在 Xq27 和 Xq28 带的交界处,有呈细丝样部位,使 X 染色体长臂末端呈现随体样结构(图 4-20A),由于该部位易断裂,表现出脆性,故称为脆性位点(fragile site)。其核型可表示为 fraX(q27)Y(图 4-20B)。

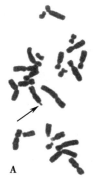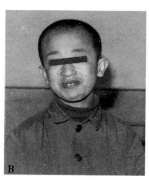

图 4-20 脆性 X 染色体综合征
A. 脆性 X 染色体,箭头示 X 染色体;
B. 脆性 X 染色体综合征患者外观

1991 年,Verkerk 等在 Xq27.3 处克隆到脆性 X 综合征基因,并命名为 *FMR1*。分子遗传学研究表明脆性 X 染色体综合征是该基因中的三核苷酸过度增加和异常甲基化的结果。*FMR1* 基因 5′ 端外显子上的非翻译区有一个遗传不稳定的 $(CGG)_n$ 三核苷酸串联重复序列多态性结构区,正常人 *FMR1* 基因中 n 介于 6~46 之间,平均值为 30;携带者的 $(CGG)_n$ 重复拷贝数可达 52~200 个,称前突变(premutation);而患者的 $(CGG)_n$ 重复拷贝数则大于 230 个,称全突变,且有相邻的 CpG 岛的异常甲基化。因 CpG 岛的甲基化可抑制 *FMR1* 基因的正常表达,蛋白产物 FMRP 减少,引起相应的临床症状。本病的发生是一个多阶段过程,如果 $(CGG)_n$ 重复拷贝数超过 52 个,此区域在减数分裂过程中就会呈不稳定状态,即重复序列可大幅度增加。携带者 $(CGG)_n$ 重复序列的不稳定,在向后代传递过程中还常会发生扩增,使 $(CGG)_n$ 序列拷贝数继续增多,最终从前突变转变为全突变。可见脆性 X 突变是动态的,与经典的突变不同。在一个家系的不同成员间传递结果不一样,男性携带者的基因传给女儿时,重复片段不变或减少,而前突变女性携带者将基因传递给下一代时其重复次数明显增加,形成全突变,因此会生出 FraX 综合征男患者和女性携带者。一般认为,男性患者的 fraX 来自携带者(杂合子)母亲。从理论上讲,由于女性有两条 X 染色体,故杂合的女性一般表现正常,但实际上约有 30% 的女性携带者表现为轻度智力低下,这一现象可用 Lyon 假说来解释。

3. Wolf-Hirschhorn 综合征

【疾病概述】

Hirschhorn 和 Wolf 最早在 1965 年同时报道,故称 Wolf-Hirschhorn 综合征(Wolf-Hirschhorn syndrome, WHS)[OMIM# 194190],又称 4p16.3 缺失综合征、Pitt-Rogers-Danks 综合征和 Pitt 综合征。

该综合征患者的主要特征是特殊面容、不同程度的生长发育迟缓、智力障碍和癫痫等。活产婴儿中发病率约为 1/50 000~1/20 000,男女比例为 1∶2。

【细胞遗传学特征】

该综合征患者是由 4p16.3 缺失所引起,缺失片段大小 1.9~30Mb。75% 以上患者是新发染色体微缺失;12% 表现为新发的 4 号染色体的结构异常,如环状染色体等;约 13% 为遗传性的,先证者双亲之一为涉及 4p16.6 平衡易位携带者。

4. Pallister-Killian 综合征

【疾病概述】

1977 年由 Pallister 团队和 Killian 团队同时报道,故称 Pallister-Killian 综合征(Pallister-Killian syndrome,PKS)[OMIM# 601803],也称嵌合型 12p 四体综合征(tetrasomy 12p,mosaic)和等臂 12p 综合征(isochromosome 12p syndrome)。

该综合征患者的主要表现为智力障碍、癫痫、肌无力、特殊面容、先天性器官畸形和皮肤色素沉着等。该综合征在活产婴儿中发病率估计约为 1/200 000,均为散发病例。

【细胞遗传学特征】

该综合征是由于组织特异性嵌合的增加一条等臂 12p 染色体所导致,多数学者认为是由于卵细胞形成过程中第二次减数分裂时染色体的不分离所致,随后合子形成后有丝分裂着丝粒错分离是导致 i(12p) 产生的机制。

5. 22q11 微缺失综合征

【疾病概述】

22q11 微缺失综合征(22q11 microdeletion syndrome)的临床主要表现包括先天性心脏病、腭裂、胸腺发育不良、甲状旁腺功能不全与低钙血症、特殊面容等。新生儿中的发病率约为 1/5000。

【细胞遗传学特征】

22q11 微缺失综合征是由染色体 22q11.2 区域杂合性缺失或关键基因突变而引起的。90% 的缺失片段大小为 3Mb,7%~8% 的缺失片段为 1.5Mb,还有一部分是非典型的小片段缺失和 *TBX1* 基因点突变。

根据其临床主要表现不同可分为三种亚型:DiGeorge 综合征(DiGeorge syndrome,DGS)[OMIM# 188400]、腭心面综合征(velocardiofacial syndrome,VCFS)[OMIM# 192430]和椎干异常面容综合征(conotruncal anomaly face syndrome,CAFS)[OMIM# 217095]。DGS 常见于新生儿,主要表现为先天性心脏病、免疫缺陷和低钙血症;VCFS 主要表现为特殊面容、腭裂、先天性心脏病、手指细长、伴精神行为异常等;CAFS 主要表现为特殊面容和心脏流出道畸形。

6. Williams 综合征

【疾病概述】

1961 年 Williams 首次报道,故称 Williams 综合征(Williams-Beuren syndrome,WBS)[OMIM# 194050]。主要临床表现为心血管系统畸形、特殊面容、内分泌异常、精神发育迟缓、认知困难等。活产新生儿中发病率约 1/7500。

【细胞遗传学特征】

该综合征是由 7q11.23 的杂合缺失所致,缺失片段大小一般为 1.5~1.8Mb,还有一些非典型的小片段缺失。其缺失片段是由低拷贝重复序列介导的非等位同源重组产生。

7. 1p36 缺失综合征

【疾病概述】

1p36 缺失综合征(1p36 deletion syndrome)[OMIM# 607872],又称 1p36 单体综合征(monosomy 1p36 syndrome),是由 1 号染色体末端杂合缺失所引起,是最常见的末端缺失综合征,临床的主要表现为智力障碍和多种先天性畸形。新生儿中的发病率为 1/5000。

【细胞遗传学特征】

该综合征缺失片段位于 1p36.13-p36.33,可是母源性的或父源性的。其中 52%~67% 的为单纯末端缺失,10%~29% 为 1p36 中间区域缺失,7%~16% 为非平衡易位,7%~12% 为复杂易位。其缺失片段的发生机制是非同源末端连接。

8. 1q21.1 缺失综合征

【疾病概述】

患者其中一条 1q21.1 缺失，因而命名为 1q21.1 缺失综合征［OMIM# 612474］。患者的临床表现差异很大，最普遍的临床特征包括头小畸形、发育迟缓、智力低下，轻微的面部变形、眼畸形等。

【细胞遗传学特征】

患者其中一条 1q21.1 远端 1.35Mb 的 DNA 缺失所致的。该病不能通过常规的染色体分析来诊断，可以通过比较基因组微阵列来鉴定。

三、两性畸形

性腺、内外生殖器和副性征具有两性特征的个体称两性畸形。根据患者体内性腺组成的不同，两性畸形可分为真两性畸形和假两性畸形两种类型。

（一）真两性畸形

患者体内同时具有两性性腺，内、外生殖器也具有两性的畸形称真两性畸形（true hermaphroditism）。其外表为男性或女性，体内两性性腺在不同患者中有较大差异。其中 40% 的患者一侧为睾丸，另一侧为卵巢；另 40% 的患者一侧为卵巢或睾丸，另一侧为卵巢睾（ovotestis）——卵巢组织与睾丸组织的混合体；还有 20% 患者双侧均为卵巢睾。细胞遗传学研究表明，真两性畸形患者的核型有多种类型，核型不同，患者的表型或临床症状也有差异。

1. 46,XX/46,XY

【疾病概述】

患者核型为 46,XX/46,XY。X 染色质和 Y 染色质均阳性。患者的生殖腺组成有三种情况：①一侧睾丸，另一侧卵巢；②一侧为卵巢或睾丸，另一侧为卵巢睾；③两侧均为卵巢睾。一般输卵管、输精管均可发育。根据两种细胞系的比例，外阴可有不同的分化，如有阴道者，则有阴蒂肥大；如有阴茎者，则有尿道下裂。患者外观男性或女性，无须、无喉结，乳房发育，有月经或原发性闭经。

【细胞遗传学特征】

本症产生的原因，一般认为是双受精形成的 XX 合子与 XY 合子融合形成了一个胚胎。包括两种情况，一种是两个正常的 X 精子和 Y 精子同时分别与两个卵子受精后发生了融合；另一种是两个正常的 X 精子和 Y 精子同时分别与一个卵子及刚形成的极体受精后融合而成。两者均可形成两种细胞系的嵌合体。这种起源于两个合子的嵌合体称异源性嵌合体。

2. 46,XX/47,XXY 嵌合型　核型为 46,XX/47,XXY。X 染色质和 Y 染色质均阳性。两性细胞中大多数病例以 46,XX 占优势。该患者一般是一侧有发育较好的卵巢，可有成熟的滤泡排放；另一侧有发育不良的小睾丸，无精子发生。可有输卵管、子宫、输精管。外阴多数为阴茎，但有尿道下裂、阴囊中空或有包块。阴毛少，呈女性分布。患者外观多为女性。无须、无喉结，乳房发育，有周期性血尿或鼻出血。

3. 46,XY/45,X 嵌合型　核型为 46,XY/45,X。X 染色质阴性，Y 染色质阳性。两种细胞系以 46,XY 细胞占优势。该患者常一侧有发育良好的睾丸，另一侧为发育不良的卵巢。相应地输精管发育良好，而输卵管发育不良。外生殖器如为阴茎则有尿道下裂，隐睾，阴毛呈女性分布；如有阴道则阴道短浅、阴蒂肥大，阴唇皮下有睾丸状物。外观呈女性或男性，但副性征多呈男性，有须（或无须），有喉结，声音低沉，乳房发育不良，原发闭经。

4. 46,XX 型　发病原因是 Y 染色体上的 *SRY* 基因易位于 X 染色体或常染色体的结果。一些 46,XX 型真两性畸形病例呈家族性，以常染色体隐性遗传方式传递。该患者一侧有卵巢、输卵管和发育良好的子宫，一侧有睾丸或卵巢睾，输精管发育不良。外阴是阴茎者有尿道下裂、无阴囊，或有阴囊但无睾丸。阴毛分布呈女性,外观为女性或男性,但有女性副性征,乳房发育。这是真两性畸形中较常见的类型。

5. **46,XY型** 核型为46,XY。X染色质阴性,Y染色质阳性。阳性者为H-Y抗原受体缺陷,阴性者为H-Y抗原表达障碍。为不同基因缺陷所致。患者一侧性腺为睾丸,另一侧为卵巢睾,输卵管、输精管和子宫均发育不良。外生殖器为男性,但阴囊中无睾丸。阴茎有尿道下裂,阴毛呈女性分布。外观男性,身材偏高有时呈去势体形,副性征似女性。

(二)假两性畸形

患者的性腺为卵巢或睾丸,但外生殖器具有两性特征的个体称假两性畸形。根据患者体内性腺类型,可分为男性假两性畸形和女性假两性畸形两大类。

1. **睾丸女性化综合征**(testicular feminization syndrome) 患者核型为46,XY。患者有睾丸,外生殖器呈女性特征,但阴道短浅且终止于盲端,阴蒂肥大、无子宫和卵巢;身体发育呈女性特征,青春期乳房发育、阴毛稀少。睾丸常位于腹腔、腹股沟管或大阴唇内,睾丸和曲细精管有一定程度的萎缩,无精子发生。该综合征的发病原因是和性器官发育有关的靶细胞缺乏雄性激素受体。患者的睾丸可正常合成和分泌雄性激素,而且血浆中的雄性激素水平与正常男性基本相同。由于靶细胞缺乏雄性激素受体,故雄性激素不能发挥作用,从而导致中肾管退化,外生殖器女性化。另一方面,患者睾丸的支持细胞可正常产生副中肾管抑制因子,使副中肾管不能正常分化发育成完整的女性生殖器官,故患者无子宫和输卵管。该病患者体内的睾丸在青春期后往往有恶变倾向,故应适时手术摘除以免发生恶性肿瘤。

相关链接 4-6

睾丸女性化综合征患者外观(扫描章首二维码阅读内容)

2. **先天性肾上腺皮质增生症**(congenital hyperplasia) 患者的核型为46,XX,性腺为卵巢。女性胚胎在过量雄激素的作用下,生殖管道和外生殖器以及副性征出现男性化,如阴蒂肥大或发育成阴茎,体壮而多毛。发生该病的原因是患者体内缺乏肾上腺皮质激素合成代谢中的某些酶,使皮质醇生物合成受阻,而皮质醇的前体物则大量转化成睾酮等雄性激素。另一方面,由于机体皮质醇合成不足,反过来又促使下丘脑垂体分泌促肾上腺皮质激素,引起肾上腺皮质增生,这样又促进了睾酮的产生,使得机体具有较高的雄性激素水平。

(齐 冰)

物理、化学和生物因素作用于人体细胞均可导致染色体数目和结构畸变。由染色体畸变而导致的疾病称染色体病。由于平均每条染色体含有1000个以上的基因，因此无论何种染色体畸变均可引起机体表现出多种异常病症，故染色体病又称染色体综合征。临床上所见染色体病通常是染色体非整倍体改变和染色体结构改变所致。染色体不分离、染色体丢失是导致非整倍体改变的原因，其中减数分裂不分离形成染色体单体、三体改变；有丝分裂不分离形成嵌合体。染色体断裂是产生染色体结构畸变的基础，染色体断裂后非原位重接是形成各种类型染色体结构畸变的原因。染色体病分为常染色体病和性染色体病，共同的临床特征是具有不同程度的先天性多发畸形、智力低下、生长发育迟缓及皮肤纹理的改变；性染色体病还会出现内外生殖器畸形。制备染色体进行核型分析是染色体病诊断的主要手段，通过染色体检查不但可以对遗传病做出明确诊断，还可检出染色体病携带者，有效地控制染色体病的传递。

复习参考题

1. 染色体病是如何定义的？为什么称染色体病为染色体综合征？

2. 染色体畸变有哪些类型？简述各种类型产生的机制。

3. 一对表型正常的夫妻，生了一个不明原因的智力发育障碍患儿，前来进行遗传咨询。根据所学知识分析产生这种情况的原因有哪些？可以应用哪些检查手段明确诊断？这对夫妇如再生孩子情况如何？

4. 脆性X染色体综合征发病原因是什么？有哪些遗传特点？

第五章 单基因遗传病

5

单基因遗传（monogenic inheritance）是指某种性状或疾病的遗传受一对等位基因控制，例如人类耳垂的有无、血型的遗传、各种显性或隐性遗传病的遗传等。单基因遗传可以用经典遗传学的基本理论来解释和分析，符合孟德尔遗传定律，故又称为孟德尔遗传（Mendelian inheritance）。由单基因突变所致的疾病称为单基因遗传病（monogenic disorders，single gene inheritance disease）。在单基因遗传病中，根据决定某一疾病的基因是在常染色体还是性染色体、是显性还是隐性，可将人类单基因遗传病分常染色体显性遗传、常染色体隐性遗传、X连锁显性遗传、X连锁隐性遗传、Y连锁遗传5种主要遗传方式；根据基因表达的性别限制或基因表现与性别的关系，一部分人类单基因遗传病分别属于限性遗传或从性遗传。

由于人类遗传性状或疾病不能像动植物那样通过杂交实验研究其遗传规律，因而必须采取合适的方法研究人类遗传方式。系谱分析就是其中最常用的方法。系谱（pedigree）是指某种遗传病患者与家庭各成员相互关系的图解。系谱中不仅包括患病个体，也包括全部健康的家庭成员。通过性状在家系后代的分离或传递方式，来推断基因的性质和该性状向某些家系成员传递的概率，这种方法称为系谱分析（pedigree analysis）。

进行系谱分析时，首先从先证者开始着手调查家族中各成员的情况，然后根据被调查者的亲缘关系和健康状况，用特定的系谱符号绘成系谱图，系谱中常用符号见图5-1。根据绘制的系谱图进行分析，以确定所发现的某一特定性状或疾病的可能遗传方式，从而对家系中其他成员的发病情况做出预测。先证者（proband）是指家系中被医生或研究者发现的第一个患病个体或具有某种性状的成员。在进行系谱分析时应注意：①对家族中各成员的发病情况，不应只凭患者或其亲属的口述，应进行检查，以求准确无误；②全部调查工作除要求信息准确外，还要注意患者的年龄、病情、死亡原因和近亲婚配等情况；③在调查过程中，调查的人数越多越好。判断一种性状的遗传方式往往需要分析具有同一遗传性状的许多家系，并进行统计学分析，才能得到可靠而准确的结论。

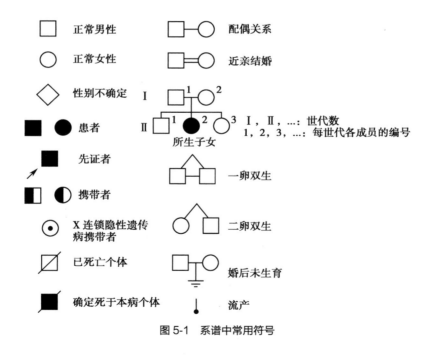

图 5-1　系谱中常用符号

第一节　常染色体显性遗传

控制一种性状或疾病的基因位于1~22号常染色体上，基因的性质为显性基因，其遗传方式称为常染色体显性遗传（autosomal dominant inheritance，AD）。

人类的致病基因最早是由野生基因（正常基因）突变而来的，所以其频率很低，大多介于0.001~0.01之间。因此,对 AD 病来说,患者大多数是杂合基因型(Aa),很少看到纯合基因型(AA)的患者。

由于各种复杂的原因,杂合子有可能出现不同的表现形式,因此可将常染色体显性遗传分为完全显性、不完全显性、不规则显性、共显性和延迟显性等几种不同的形式。

常染色体显性遗传病举例见表 5-1。

表 5-1 常染色体显性遗传病举例

疾病中文名称	疾病英文名称	OMIM	染色体定位
成骨发育不全 1 型	osteogenesis imperfecta, type I	#166200	17q21.33
成年多囊肾病	polycystic kidney disease, adult	#173900	16p13.3
神经纤维瘤 1 型	neurofibromatosis, type I	#162200	17q11.2
结节性脑硬化	tuberous sclerosis	#191100	9q34.13
家族性腺瘤性息肉综合征 1 型	Familial adenomatous polyposis 1	#175100	5q22.2
肌强直性营养不良 1 型	dystrophia myotonica 1	#160900	19q13.32
家族性高胆固醇血症	familial hypercholesterolemia	#143890	19p13.2
特发性肥大性主动脉瓣下狭窄	supravalvular aortic stenosis	#185500	7q11.23
Fechtner 综合征	Fechtner syndrome	#153640	22q12.3
遗传性出血性毛细血管扩张	hereditary hemorrhagic telangiectasia	#187300	9q34.11
遗传性球形红细胞症	elliptocytosis	#611804	1p35.3
急性间歇性卟啉症	acute intermittent porphyria	#176000	11q23.3
α- 地中海贫血	alpha-thalassemias	#604131	16p13.3

一、完全显性

完全显性(complete dominance)是指杂合子(Aa)患者表现出与显性纯合子(AA)患者完全相同的表型。例如,短指(趾)症就是一种常染色体完全显性的畸形,患者由于指(趾)骨短小或缺如,致使手指(或足趾)变短。假设决定短指(趾)的基因为显性基因 A,正常指为隐性基因 a,则短指(趾)症患者基因型应为 AA 或 Aa。完全显性则指 Aa 与 AA 的表型不能区分,实际上绝大多数短指(趾)症的基因型是 Aa,而不是 AA。这是因为按照孟德尔分离律,基因型 AA 中的两个 A,必然一个来自父方,一个来自母方。也就是说,只有父母都是短指(趾)症患者时才有可能生出 AA 型子女,而这种婚配的机会毕竟是极少的,故绝大多数短指(趾)症患者为 Aa。如果患者(Aa)与正常人(aa)婚配,其所生子女中,大约有 1/2 是患者(图 5-2),也就是说,每生一个孩子,都有 1/2 的可能性是短指(趾)症的患儿。

图 5-3 是常染色体完全显性遗传病的典型系谱,从系谱分析中可总结如下特点:①致病基因位于常染色体上,男女发病机会均等;②系谱中可看到本病的连续传递现象,即连续几代都有患者;③患者的双亲中必有一方为患

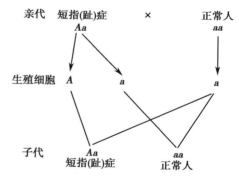

图 5-2 短指(趾)症与正常人婚配图解

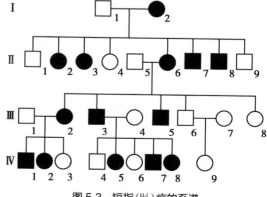

图 5-3 短指(趾)症的系谱

者,但绝大多数为杂合体,患者的同胞中约有 1/2 患病;④患者子女中,约有 1/2 将患病,也可以说患者婚后每生育一次,都有 1/2 的风险生出该病的患儿;⑤双亲都无病时,子女一般不患病,只有在基因突变的情况下,才能看到双亲无病时子女患病的病例。

二、不完全显性

不完全显性(incomplete dominance)也称为半显性(semidominance),是指杂合子的表型介于显性纯合子与隐性纯合子的表型之间,也就是说,在杂合子中,隐性基因的作用也有一定程度的表现,这种遗传方式叫做不完全显性遗传。

(一)苯硫脲的尝味能力

人类对苯硫脲(PTC)的尝味能力就是不完全显性遗传的性状。苯硫脲是一种白色结晶状物质,由于含有 N-C=S 而有苦涩味,其人类受体基因为 *TAS2R38* [OMIM* 607751],该基因定位于人类 7 号染色体上。有人能尝出其苦味,称为 PTC 尝味者;有些人不能尝出其苦味,叫 PTC 味盲。在我国汉族人群中,味盲者约占 1/10。

由于基因表达的不同,不同人对 PTC 尝味能力不同。现用 *T* 代表显性基因,用 *t* 代表隐性基因。显性纯合体(*TT*)能尝出浓度为(1/3 000 000~1/750 000)g/ml PTC 溶液的苦味。隐性纯合体(*tt*)则只能尝出浓度大于 1/24 000g/ml PTC 溶液的苦味,有的甚至对 PTC 结晶不能尝出其苦味。杂合体(*Tt*)的尝味能力,则介于(*TT*)与(*tt*)之间,能尝出 1/50 000g/ml 左右浓度的 PTC 溶液的苦味。已知纯合体味盲者(*tt*)易患结节性甲状腺肿,因此可以把 PTC 的尝味能力作为一种辅助性诊断指标。当纯合体尝味者(*TT*)与味盲(*tt*)婚配时,他们的子女都将是杂合体尝味者(*Tt*);杂合体(*Tt*)尝味者与味盲(*tt*)婚配,则他们的子女将有 1/2 的可能性是杂合体尝味者,1/2 的可能是味盲;若两个杂合体(*Tt*)尝味者婚配,他们的子女将有 1/4 是纯合体(*TT*)尝味者,1/2 为杂合体(*Tt*)尝味者,1/4 为味盲(*tt*),完全遵循孟德尔的分离律进行传递。

(二)软骨发育不全症

软骨发育不全症(achondroplasia)[OMIM# 100800]又称胎儿型软骨营养障碍,是不完全显性遗传病,致病基因 *FGFR3* [OMIM* 13493]定位于 4q16.3 上面。本病纯合子(*AA*)患者病情严重,多在胎儿期或新生儿期死亡;杂合子(*Aa*)患者在出生时即有体态异常,表现出躯体矮小,躯干长,四肢短粗,下肢向内弯曲,头大前额突出等症状,成年后表现为短肢型侏儒,智力及体力发育良好,发病率大约为 1/25 000。大部分患者 *FGFR3* 基因第 10 外显子的 1138 位核苷酸发生 G>A 或 G>C 点突变,导致 *FGFR3* 第 380 位甘氨酸被精氨酸取代(G380R),*FGFR3* 活性增强,阻碍长骨骨骺端软骨细胞形成和骨化过程,影响了骨的生长发育。

一个软骨发育不全症患者(*Aa*)与正常人婚配,每生一个孩子有 1/2 的可能性是软骨发育不全症患者(*Aa*),1/2 的可能性是正常人(*aa*)。如果两个软骨发育不全症患者婚配,后代中约 1/4 的可能性为正常人(*aa*),1/2 的可能性为杂合体患者(*Aa*),1/4 的可能性为纯合体患者(*AA*),后者可能死于胚胎或早期夭折(图 5-4)。

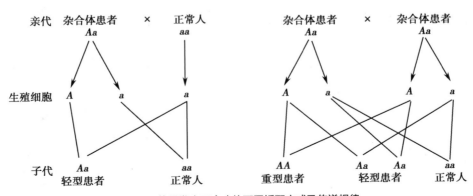

图 5-4 软骨发育不全症的不同婚配方式及传递规律

三、不规则显性

在一些常染色体显性遗传病中，杂合子的显性基因由于某种原因不显示相应的症状，或即使发病，但病情程度有差异，表现出不规则的传递方式，称不规则显性（irregular dominance）。在不规则显性遗传中，带有显性基因的某些个体，本身虽然不表现出显性性状，但他们却可以生出具有该性状的后代。

（一）多指（趾）

多指（趾）（polydactyly）[OMIM# 603596]是不规则显性遗传的典型实例，是人类比较常见的常染色体显性遗传病，以拇指多指最为常见。图 5-5 是一个多指（趾）的系谱，先证者（II₂）患多指（趾）症，其后代 3 个子女中 2 个是多指（趾）患者，II₂的基因型一定是杂合体，II₂的父母表型均正常，那么 II₂的致病基因到底是来自父亲还是来自母亲？从系谱特点可知，II₂的致病基因是来自父亲（I₃），这可从 II₂的二伯父（I₂）为多指（趾）患者而得到旁证。I₃带有的显性致病基因由于

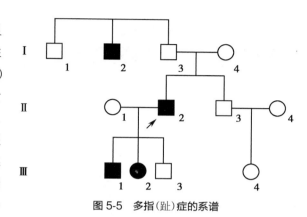

图 5-5 多指（趾）症的系谱

某种原因未能得到表达，所以未发病，但有 1/2 的可能性向下一代传递这个致病基因，下一代在适宜的条件下，又可表现出多指（趾）症状。

（二）外显率和表现度的定义及影响因素

显性基因在杂合状态下是否表达相应的性状，常用外显率（penetrance）来衡量。外显率是指在一个群体有显性致病基因的个体中，表现出相应病理表型人数的百分率。例如，在 10 名杂合体（Aa）中，有 8 名形成了与基因（A）相应的性状，就认为 A 的外显率为 80%。那些未外显的杂合体（Aa），称为钝挫型（forme fruste）。由于钝挫型的存在，使家系中出现隔代遗传。钝挫型的致病基因虽未表达，但仍可传给后代。另外，有些杂合体（Aa），显性基因 A 的作用虽然能表现出相应的性状，但在不同个体之间，表现出的轻重程度有所不同，可有轻度、中度、重度的差异。如多指（趾）症，就有多指（趾）数目不一，多出指（趾）的长短不等的现象。这种杂合体（Aa）因某种原因而导致个体间表现程度的差异，一般用表现度（expressivity）来表示。

外显率与表现度是两个不同的概念，前者是说明基因表达与否，是群体概念；后者说明的是在基因的作用下表达的程度差异，是个体概念。表现度不一致和不完全外显率产生的原因还不十分清楚，不同个体所具有的不同遗传背景和生物体内外环境对基因表达所产生的影响，可能是引起不规则显性的重要原因。影响显性基因表达的遗传背景主要是由于细胞内存在着修饰基因（modifier gene）。有的修饰基因能增强主基因的作用，使主基因所决定的性状表达完全；有的修饰基因能减弱主基因的作用，使主基因所决定的性状得不到表达或表达不完全。此外，各种影响性状发育的环境因素可能作为一种修饰因子影响主基因的表达，从而起到修饰的作用。

四、共显性

一对等位基因之间，彼此没有显性和隐性的区别，在杂合子状态时，两种基因的作用都能表达，分别独立地产生基因产物，形成相应的表型，这种遗传方式称为共显性（codominance）遗传。

ABO 血型的遗传可作为共显性遗传的实例。ABO 血型决定于一组复等位基因（multiple alleles）。复等位基因是指在一个群体中，一对基因座位上的基因不是两种，而是 3 种或 3 种以上，但对个体来说最多只能具有其中的两种基因。ABO 基因[OMIM* 110300]定位于 9q34.2 位点，在这一基因座位上，包括 A、B 和 O 三

种复等位基因。基因 A 对基因 O 为显性,基因 B 对基因 O 也是显性,基因 A 和基因 B 为共显性。基因型 AA 和 AO 都决定红细胞膜上抗原 A 的产生,这种个体为 A 型血;基因型 BB 和 BO 都决定红细胞膜上抗原 B 的产生,这种个体为 B 型血;基因型 OO 则只有 H 物质的产生而不产生抗原 A 和抗原 B,这种个体为 O 型血;基因型 AB 决定红细胞膜上有抗原 A 和抗原 B,故为 AB 型血,为共显性。

根据孟德尔分离定律的原理,已知双亲血型,就可以推测出子女中可能出现的血型和不可能出现的血型(表 5-2),这在法医学的亲权鉴定中有一定作用。

表 5-2 双亲和子女之间血型遗传的关系

双亲的血型	子女中可能出现的血型	子女中不可能出现的血型
A × A	A,O	B,AB
A × O	A,O	B,AB
A × B	A,B,AB,O	—
A × AB	A,B,AB	O
B × B	B,O	A,AB
B × O	B,O	A,AB
B × AB	A,B,AB	O
AB × O	A,B	AB,O
AB × AB	A,B,AB	O
O × O	O	A,B,AB

ABO 血型系统是应用最广泛的血型系统,但临床应用过程中同时需要综合考虑 Rh 血型系统等稀有血型系统,以防止新生儿溶血病等疾病的发生。

相关链接 5-1

Rh 血型系统(扫描章首二维码阅读内容)

五、延迟显性

延迟显性(delayed dominance)是指某些带有显性致病基因的杂合子,在生命的早期不表现出相应症状,当达到一定年龄时,致病基因的作用才表达出来。

(一) Huntington 病

Huntington 病(Huntington disease,HD)又称 Huntington 舞蹈症(Huntington chorea)[OMIM# 143100],就是一种延迟显性遗传的疾病,致病基因 HTT[OMIM* 613004]定位于 4p16.3。杂合体(Aa)青春期一般不发病,20 岁前发病的很少,大多于 30~40 岁发病,60 岁有 94% 发病。患者有大脑基底神经节变性,主要损害尾状核、壳核和额叶。患者有进行性不自主的舞蹈样运动,舞蹈动作快,常累及躯干和四肢肌肉,以下肢的舞蹈动作最常见,并可合并肌强直。随着病情加重,可出现精神症状,如抑郁症,并有智能衰退,最终发展为痴呆。

Huntington 病患者发病年龄一般在 30 岁以后,但有 10% 左右的患者在 20 岁以前发病,且病情严重,这些患者致病基因均由父亲遗传,患者的发病年龄低且病情严重;致病基因由母亲遗传时,子女发病年龄多在 40~50 岁,则患者发病晚且病情较轻(图 5-6)。按照孟德尔遗传定律,当一种性状从亲代传给子代,无论决定这个性状的基因或染色体来自父方或母方,所产生的表型效应是相同的。但临床上发现某些遗传病的发病时间和严重程度取决于致病基因是来源于父方还是母方。这种由于基因来自父方或母方而产生不同的表型现象,称为遗传印记(genetic imprinting),是该基因在某一性别中受到修饰(如 DNA 甲基化)的结果。

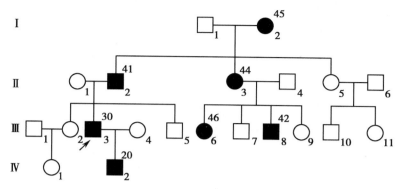

图 5-6　Huntington 病的系谱

(二)家族性腺瘤性息肉病 1 型

家族性腺瘤性息肉病 1 型(familial adenomatous polyposis 1,FAP1)[OMIM# 175100]也是延迟显性遗传病,致病基因 APC [OMIM* 611731]位于 5q22.2,是一种抑癌基因,其突变包括点突变和移码突变,有 300 多种,遍及整个基因,会导致结直肠上皮细胞生长失控,恶变成为结直肠癌。该病患者的结肠壁上有许多大小不等的息肉,临床主要症状为便血并伴黏液。35 岁左右时,结肠息肉可恶变成结肠癌。图 5-7 是一个 FAP1 的系谱。先证者 II₃ 的结肠息肉已恶变为结肠癌,术后复发。她的母亲 I₂、姐姐 II₁ 均死于结肠癌。II₃ 的 3 个儿女暂无症状,这是由于他们年龄还小的原因,但他们仍有 1/2 的可能带有致病基因,发生结肠息肉,应定期去医院检查。由以上病例可以看出,年龄可作为一种重要的修饰因素,使显性致病基因所控制的性状出现延迟表达。

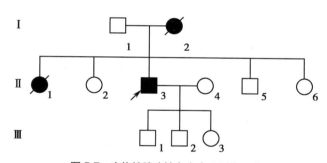

图 5-7　家族性腺瘤性息肉病 1 型的系谱

第二节　常染色体隐性遗传

控制一种遗传性状或疾病的隐性基因位于 1~22 号常染色体上,这种遗传方式称为常染色体隐性遗传(autosomal recessive inheritance,AR)。由上述致病基因纯合所引起的疾病称为常染色体隐性遗传病。

在常染色体隐性遗传病中,当个体处于杂合(Aa)状态时,由于有显性基因(A)的存在,致病基因(a)的作用不能表现,所以杂合体不发病。这种表型正常但带有致病基因的杂合体称为携带者(carrier)。只有当隐性基因处于纯合状态(aa)时,隐性基因所控制的性状才能表现出来,因此临床上所见到的常染色体隐性遗传病患者,往往是两个携带者婚配的子女。常见的 AR 病有苯丙酮尿症、白化病、半乳糖血症和镰状细胞贫血等(表 5-3)。

表 5-3　常染色体隐性遗传病举例

疾病中文名称	疾病英文名称	OMIM	染色体定位
苯丙酮尿症	phenylketonuria	#261600	12q23.2
丙酮酸激酶缺乏症	pyruvate kinase deficiency	#266200	1q22
尿黑酸尿症	alkaptonuria	#203500	3q13.33
半乳糖血症	galactosemia	#230400	9p13.3
威尔逊氏病	Wilson disease	#277900	13q14.3
黏多糖累积症Ⅰ型	mucopolysaccharidosis type I	#607014	4p16.3
囊性纤维变性	cystic fibrosis	#219700	7q31.2,19q13.2
血色素沉着症	hemochromatosis	#235200	6p22.2,20p12.3
β-地中海贫血	beta-thalassemias	#613985	11p15.4
镰状细胞贫血	sickle cell anemia	#603903	11p15.4
泰-萨克斯病	Tay-Sachs disease	#272800	15q23
同型胱氨酸尿症	homocystinuria	#236200	21q22.3
先天性肾上腺皮质增生	congenital adrenal hyperplasia	#201910	6p21.33
眼皮肤白化病Ⅱ型	oculocutaneous albinism type 2	#203200	15q12

常染色体隐性遗传病具有如下特点：①由于致病基因位于常染色体上，因而致病基因的遗传与性别无关，男女发病机会均等；②系谱中看不到连续遗传现象，常为散发，有时系谱中只有先证者一个患者；③患者的双亲往往表型正常，但他们都是致病基因的肯定携带者，患者的同胞中约有 1/4 的可能将会患病，3/4 为正常，在表型正常的同胞中有 2/3 是可能携带者，在小家系中有时看不到准确的发病比例，如果将相同婚配类型的小家系合并起来分析，就会看到近似的发病比例；④由于近亲之间从共同祖先同时得到致病基因的可能性较大，近亲婚配后代发病率比非近亲婚配发病率高。

（一）白化病

根据临床表现，白化病可分为眼白化病、眼皮肤白化病和白化病相关综合征等不同类型。其中眼皮肤白化病Ⅱ型［OMIM# 203200］是一种常见的常染色体隐性遗传病，主要由于患者体内 OCA2［OMIM* 611409］基因发生突变，导致黑色素的合成发生障碍。患者虹膜淡红色、皮肤呈白色或淡红色、毛发因缺乏色素呈银白或淡黄色。现以 a 表示该病的致病基因，与其等位的正常基因为 A，当一对夫妇均为携带者时，他们的后代将有 1/4 的可能是白化病患儿，3/4 的可能为表型正常的个体，在表型正常的个体中，有 2/3 的可能为白化病基因携带者（图 5-8）。

眼皮肤白化病除Ⅱ型外，还有Ⅰ型，都属 AR，尽管Ⅰ和Ⅱ型患者的表型相同，但决定表型的致病基因却不同。在遗传学中，基因型决定表型；但表型相同的个体，可能具有不同的基因型。即一种性状可以由多个不同的基因控制，这种现象称为遗传异质性（genetic heterogeneity）。遗传异质性是遗传病的普遍现象。由于遗传基础不同，它们的遗传方式、发病年龄、病情严重程度以及复发风险等都可能不同。

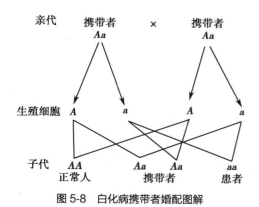

图 5-8　白化病携带者婚配图解

（二）苯丙酮尿症

苯丙酮尿症（phenylketonuria，PKU）［OMIM# 261600］是一种遗传性代谢病，主要由于致病基因 PAH［OMIM* 612349］发生突变，患者苯丙氨酸羟化酶缺乏或活性低下，导致苯丙氨酸代谢异常，出现智力低下、生长迟缓、毛发淡黄和皮肤白皙等症状。

图 5-9 是 1 例苯丙酮尿症的系谱,系谱中的先证者 IV₂ 的父母 III₁ 和 III₂ 的表型都正常,但都是肯定携带者,基因型为 Aa,因为 II₅ 是患者,同样 I₁ 和 I₂ 也都是肯定携带者。IV₁ 的表型正常,但她的基因型可能是 AA 或 Aa,而且是 Aa 的可能性为 2/3。

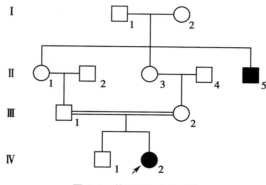

图 5-9　苯丙酮尿症的系谱

苯丙酮尿症患者由于 PAH 基因突变,表现出既有智力发育障碍,也有毛发淡黄、肤色白皙,甚至汗液和尿液有特殊的腐臭味。这种一个基因决定或影响多个性状的形成的现象,叫做基因多效性(pleiotropy)。造成这种多效性的原因,是在生物体的发育过程中,基因产物(蛋白质或酶)是通过直接或间接控制新陈代谢的一系列生化反应决定性状的形成。

(三) 近亲婚配中发病风险的计算

对常染色体隐性遗传病来讲,即使家系中无患者,近亲婚配后代的患病风险也明显高于非近亲婚配。如果在家系中已有了先证者,就要根据先证者来计算发病风险。但是,由于先证者在家庭中的辈分、地位的不同,计算出的发病风险有很大的差异。

如图 5-10 所示,III₃ 与 III₄ 是表兄妹,他们婚后子女患病的风险会怎样? 已知 IV₁ 为先证者,那么 III₂ 是肯定携带者,III₃ 是 III₂ 的同胞,他是携带者的概率为 1/2;II₂ 是 III₃ 的父亲,他是携带者的概率为 1/2,III₄ 是 II₂ 的外甥女,她是携带者的概率为 1/8。III₃ 和 III₄ 婚后所生子女中发病的风险将为 1/2×1/8×1/4=1/64。如果群体中携带者的频率为 1/50,III₃ 和 III₄ 都非近亲结婚,则 III₃ 的子女发病风险为 1/2×1/50×1/4=1/400。III₄ 的子女发病风险为 1/8×1/50×1/4=1/1600。

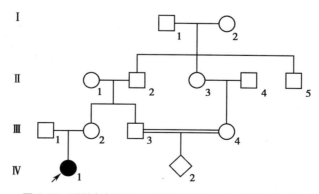

图 5-10　系谱中有患者,近亲婚配后子女 AR 病的发病风险

如果在图 5-10 中,先证者不是 IV₁,而是 III₃ 的叔父 II₅,那么,III₃ 与表妹 III₄ 婚后,子女的发病风险又如何? 因为 II₅ 是患者,那么 I₁ 和 I₂ 都是肯定携带者,因此,推算出 II₂、II₃ 是携带者的概率均为 2/3,III₃、III₄

是携带者的概率均为 1/3。他们婚后所生子女的发病风险将为 1/3×1/3×1/4=1/36。如果他们都非近亲婚配，则子女的发病风险为 1/3×1/50×1/4=1/600。

假设在图 5-10 中，Ⅲ₃ 的姐姐Ⅲ₂ 为先证者，Ⅲ₃ 与表妹Ⅲ₄ 结婚后，子女的发病风险又怎样？Ⅲ₂ 为患者，Ⅲ₃ 为携带者的概率为 2/3；Ⅱ₂ 为肯定携带者，Ⅱ₄ 为携带者的概率为 1/2，Ⅲ₄ 为携带者的概率为 1/4。Ⅲ₃ 与Ⅲ₄ 婚后所生子女中的发病风险将为 2/3×1/4×1/4=1/24。

第三节　X 连锁遗传

一些遗传性状或疾病的基因位于 X 染色体上，Y 染色体由于非常短小，缺少相对应的基因，所以，这些基因在上下代之间随着 X 染色体而传递。这种遗传方式称为 X 连锁遗传（X-linked inheritance）。

X 连锁遗传中，父亲的 X 染色体上的基因只能传给女儿，不能传给儿子，母亲的 X 染色体上的基因既可传给女儿，也可传给儿子。因此，男性的 X 连锁基因只能从母亲传来，将来只能传给自己的女儿，这种传递方式称为交叉遗传（criss-cross inheritance）。X 连锁遗传包括 X 连锁显性遗传和 X 连锁隐性遗传两种类型。

一、X 连锁显性遗传

控制一种性状或疾病的基因是显性基因，该基因位于 X 染色体上，其遗传方式称为 X 连锁显性遗传（X-linked dominant inheritance，XD）。由 X 染色体上显性致病基因引起的疾病称为 X 连锁显性遗传病。

女性有两条 X 染色体，其中任何一条带有致病基因都会患病，如果是纯合体患者则病情更为严重。男性只有一条 X 染色体，如果带有致病基因也会患病，而且病情严重。总的来看，这类病的女性发病率约高于男性一倍。

X 连锁显性遗传病系谱的特点如下：①系谱中女性患者多于男性患者，女性患者的病情可较轻，这是因为女患者大多是杂合子；②患者的双亲中，有一方也是该病患者；③男性患者的后代中，女儿都将患病，儿子都正常；女性患者的后代中，子女各有 1/2 患病风险；④系谱中可看到连续几代都有患者，呈连续传递。

X 连锁显性遗传病举例见表 5-4。

表 5-4　X 连锁显性遗传病举例

疾病中文名称	疾病英文名称	OMIM	染色体定位
抗维生素 D 性佝偻病	vitamin D-resistant rickets	#307800	Xp22.11
口面指综合征 I 型	orofacialdigital syndrome I	#311200	Xp22.2
鸟氨酸氨甲酰基转移酶缺乏	ornithine transcarbamylase deficiency	#311250	Xp11.4
色素失调症	incontinentia pigmenti	#308300	Xq28
Alport 综合征	Alport syndrome	#301050	Xq22.3

抗维生素 D 性佝偻病是一种 X 连锁显性遗传病，是致病基因 PHEX［OMIM* 300550］突变引起的肾小管遗传缺陷性疾病，发病率约 1/20 000。患者肾小管对磷的重吸收有障碍，肠对磷、钙的吸收不良，血磷水平降低，骨质不易钙化，形成抗维生素 D 性佝偻病。患者可有 O 形腿、骨骼发育畸形、多发性骨折、行走困难和生长缓慢等症状。女性杂合体患者病情较轻，有时只有血磷低而无明显抗维生素 D 性佝偻病的骨骼变化。

如果用 X^A 表示抗维生素 D 性佝偻病基因，X^a 表示相应的正常等位基因。男性患者与正常女性婚配后，子女中女儿都将患病，儿子均正常（图 5-11）。女性患者与正常男性婚配后，子女中各有 1/2 的患病风险（图 5-12）。

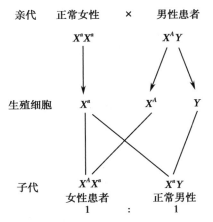

图 5-11　抗维生素 D 性佝偻病男性患者与正常女性婚配图解

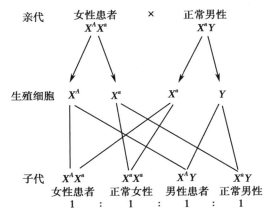

图 5-12　抗维生素 D 性佝偻病女性患者与正常男性婚配图解

图 5-13 是一例抗维生素 D 性佝偻病的系谱，先证者 Ⅲ₄ 和其妹 Ⅲ₇ 的母亲 Ⅱ₄ 也是患者，他们的同胞中，男女各有 1/2 患病。Ⅱ₁ 是一名男性患者，其 3 名女儿 Ⅲ₁、Ⅲ₂、Ⅲ₃ 都受本病所累。Ⅱ₁、Ⅱ₄、Ⅱ₅ 的致病基因一定是从他们的母亲 Ⅰ₂ 传来，不过她已亡故多年而无从确认。这一系谱完全符合 X 连锁显性遗传的特征。

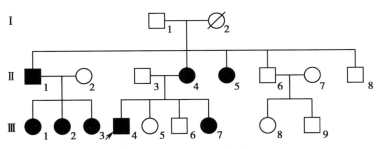

图 5-13　抗维生素 D 性佝偻病的系谱

二、X 连锁隐性遗传

控制一种性状或疾病的基因是隐性基因，该基因位于 X 染色体上，其传递方式称为 X 连锁隐性遗传（X-linked recessive inheritance，XR）。由 X 染色体上隐性致病基因引起的疾病称为 X 连锁隐性遗传病。

X 连锁隐性遗传病系谱的特点如下：①人群中男性患者远多于女性患者，在一些致病基因频率低的疾病中，往往只有男性患者；②双亲无病时，儿子可能发病，女儿则不会发病，这表明患儿的致病基因是从携带者母亲遗传而来；③由于交叉遗传，患者的兄弟、舅父、姨表兄弟和外甥各有 1/2 的发病风险；④如果女性是患者，其父亲一定是患者，母亲一定是携带者或患者。

X 连锁隐性遗传病举例见表 5-5。

（一）红绿色盲

红绿色盲是一种 X 连锁隐性遗传病，决定于 Xq28 紧密连锁的两个基因座位，即红色盲基因和绿色盲基因，它们连锁在一起传递，一般将它们综合一起总称为红绿色盲基因。

表 5-5　X 连锁隐性遗传病举例

疾病中文名称	疾病英文名称	OMIM	染色体定位
红绿色盲	red-green color blindness	#303800	Xq28
X 连锁鱼鳞癣	X-linked ichthyosis	#308100	Xp22.31
血友病 B	hemophilia B	#306900	Xq27.1
无汗性外胚层发育不良症 1 型	ectodermal dysplasia 1	#305100	Xq13.1
肾性尿崩症 1 型	nephrogenic diabetes insipidus 1	#304800	Xq28
慢性肉芽肿病	granulomatous disease	#306400	Xp11.4
G6PD 缺乏症	glucose-6-phosphate dehydrogenase deficiency	*305900	Xq28
X 连锁免疫缺乏伴高 IgM 血症	X-linked immunodeficiency with hyper-IgM	#308230	Xq26.3
睾丸女性化综合征	androgen insensitivity syndrome	#300068	Xq12
Fabry 病（糖鞘脂贮积症）	Fabry disease	#301500	Xq22.1

用 X^b 代表红绿色盲基因，X^B 代表相应的正常等位基因。女性有两条 X 染色体，杂合时（$X^B X^b$）为携带者，只有纯合时（$X^b X^b$）才患红绿色盲。男性只有一条 X 染色体，只能有一个相应的基因，称为半合子（hemizygote）。因此，在 XR 中，男性只要 X 染色体上有致病基因（$X^b Y$），即患红绿色盲。所以，男性的患病率即为致病基因的频率，而女性的患病率为致病基因频率的平方。例如，在中国人群中，男性红绿色盲患病率约为 7%，所以，致病基因频率为 0.07。依此计算女性色盲的发病率为 $0.07^2 = 0.0049$，约为 0.5%。这与实际观察到的数值相近。

如果男性红绿色盲患者与正常女性婚配后，所生子女中，女儿都将是携带者，儿子的色觉都将正常（图 5-14）。这里，男性患者的致病基因只传给女儿，不传给儿子。

红绿色盲女性携带者与正常男性婚后，女儿中 1/2 正常，1/2 为携带者，儿子中将有 1/2 患红绿色盲（图 5-15）。儿子的致病基因是从携带者的母亲传来。

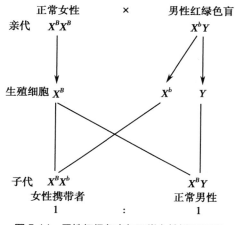

图 5-14　男性红绿色盲与正常女性婚配图解

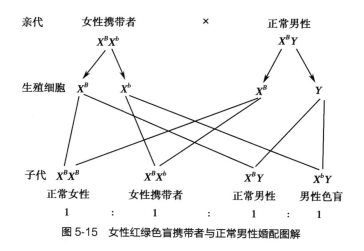

图 5-15　女性红绿色盲携带者与正常男性婚配图解

女性携带者如果与男性红绿色盲者婚后，子女中女儿将有 1/2 为红绿色盲，1/2 为携带者；儿子将有 1/2 为红绿色盲（图 5-16）。

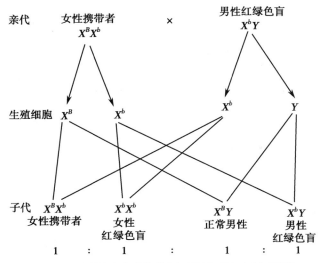

图 5-16 女性红绿色盲携带者与男性红绿色盲婚配图解

（二）甲型血友病

甲型血友病（haemophilia A）也是一种 X 连锁隐性遗传病，决定于 Xq28 上的凝血因子Ⅷ[OMIM* 300841]基因。该基因突变导致凝血因子Ⅷ缺乏或丧失功能，凝血功能出现障碍，男性患病率约为 1/5000。

本病患者血浆中缺少有功能的凝血因子Ⅷ，皮下、肌肉内反复出血而形成瘀斑，下肢各关节腔内出血可使关节呈僵直状态，颅内出血可导致死亡。

图 5-17 是一个血友病 A 的系谱。系谱中先证者Ⅲ$_1$和他的弟弟Ⅲ$_4$的致病基因都是从母亲（携带者）传来，他们的舅父Ⅱ$_3$、姨表兄弟Ⅲ$_7$都是血友病 A 的患者，他们的致病基因分别从Ⅰ$_2$和Ⅱ$_6$传来。在这个系谱中，患者都是男性，患者父母都无病，但其致病基因都是从母亲传来。系谱完全符合 X 连锁隐性遗传特征。本系谱中，Ⅲ$_2$、Ⅲ$_3$、Ⅲ$_8$各有 1/2 的概率为携带者，她们将来婚后可能生出甲型血友病的患儿。

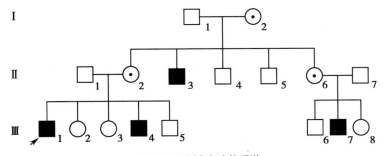

图 5-17 甲型血友病的系谱

（三）两种 X 连锁隐性遗传致病基因的连锁和互换

当两种单基因病的致病基因位于同一对染色体上时，它们按照遗传的连锁互换定律传递。例如，控制红绿色盲和甲型血友病的基因都是 X 染色体上的隐性基因，所以彼此连锁。假定两者之间交换率是 10%。如果父亲是红绿色盲，母亲表型正常，已生出一个女儿是红绿色盲，一个儿子是甲型血友病，试问他们再生孩子，这两种病的发病风险如何？现以 X^b 代表红绿色盲基因，X^h 代表甲型血友病的基因。由于女儿为红绿色盲患者，所以母亲必然是红绿色盲基因的携带者，从其儿子患甲型血友病来看，母亲也必然是该病基因的携带者，但是这两种致病基因分别位于两条 X 染色体上。父亲为红绿色盲，故具有色盲基因。由于母亲生殖细胞形成时，X 染色体上这两对致病基因可发生交换，交换率为 10%，从而母亲可形成 4 种生殖细胞，其致病基因发生交换的两种类型占 10%，父亲形成两种精子。从图 5-18 可以看出，他们所生的女儿中，50%

可能正常,50% 可能患红绿色盲;男孩中 45% 可能患甲型血友病,45% 可能患红绿色盲,5% 可能同时患两种病,只有 5% 可能是完全正常的。

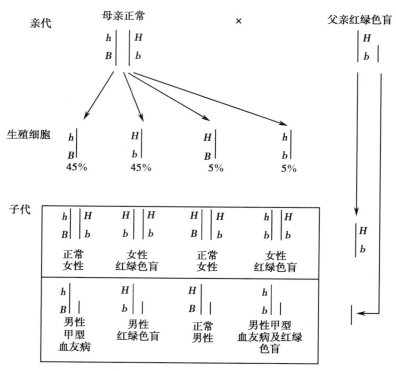

图 5-18　两种 X 连锁隐性致病基因的连锁和互换

第四节　Y 连锁遗传

如果决定某种性状或疾病的基因位于 Y 染色体上,其遗传方式称为 Y 连锁遗传(Y-linked inheritance)。Y 连锁基因将随 Y 染色体进行传递,因为女性没有 Y 染色体,即不传递有关基因,也不出现相应的遗传性状或遗传病。所以在 Y 连锁遗传中,有关基因由男性向男性传递,父传子、子传孙,又称为全男性遗传(holandric inheritance)。

(一)无精症

睾丸决定因子(testis determining factor, TDF)又称为性别决定因子(sex-determining region Y, SRY)[OMIM* 480000],SRY 基因定位于 Yp11.2,它决定未分化性腺发育成睾丸。如果该基因发生点突变或缺失,将导致性腺发育不全。患者核型虽为 46,XY,但性腺呈条索状,无副性征发育。

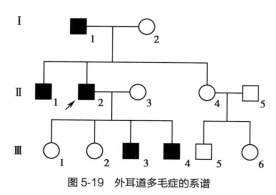

图 5-19　外耳道多毛症的系谱

无精子因子 1(azoospermia factor 1, AZF1)基因已定位于 Yq11.23,它控制精子发生,该区如有 200kb 的缺失,则导致无精子或精子数量严重减少,是男性不育常见的基因改变之一。

(二)外耳道多毛症

在人类中仅知道少数几种遗传性状或疾病的基因位于 Y 染色体上。外耳道多毛症(auricular hypertrichosis)就属于少见的 Y 连锁遗传。图 5-19 为一个外耳道多毛症的系谱,系谱中祖孙三代患者全为男性,Y 染色体上具有外耳道多毛基因的男性,到了青春期,外耳道中可长出 2~3cm 的丛状黑色硬毛,常可伸出耳孔之外。系谱中女性均无此症。

第五节　限性遗传和从性遗传

一、限性遗传

某种性状或疾病的基因位于常染色体上,其性质可以是显性或隐性,但由于基因表达的性别限制,只在一种性别中表现,而在另一性别中完全不能表现,但这些基因均可传给下一代,这种遗传方式称限性遗传(sex-limited inheritance)。

子宫阴道积水(hydrometrocolpos)由常染色体隐性基因决定,属于限性遗传类型。隐性纯合子中,女性可表现出相应的症状,男性虽有这种基因,却不表现该性状,但这些基因可传给后代。限性遗传可能主要是由于解剖学结构上的性别差异造成,也可能受性激素分泌的性别差异限制。

二、从性遗传

从性遗传和性连锁遗传的表现都与性别有密切的关系,但它们是两种截然不同的遗传现象。性连锁遗传的基因位于性染色体上,而从性遗传的致病基因位于常染色体上,可为显性或隐性基因。这种常染色体上的基因所控制的性状,在表型上受性别影响而显出男女分布比例或基因表现程度差异的现象,称为从性遗传(sex-influenced inheritance,sex-conditioned inheritance)。

1. **原发性血色病 1 型**　原发性血色病 1 型(haemochromatosis type 1)[OMIM# 235200]可作为从性遗传的实例。致病基因 *HFE* 位于 6p21.3。它是一种遗传性铁代谢障碍的疾病,其特征为含铁血黄素在组织中大量沉积,造成多种器官损害,典型症状是皮肤色素沉着、肝硬化、糖尿病三联综合征。男患者比女患者多20 倍以上,这是因为女性通过月经、妊娠、哺乳,一生中可丧失部分铁,故难以表现铁质沉着症状。

2. **遗传性早秃**　遗传性早秃为常染色体显性遗传病,男性明显多于女性,也属于从性遗传。杂合体(*Aa*)的男性会出现早秃,表现为头前部至头顶头发慢性脱落,仅枕部及两侧颞部保留头发。而女性杂合体(*Aa*)不出现早秃,只有纯合体(*AA*)时,女性才出现早秃。

(张树冰)

学习小结

单基因遗传是指某种性状或疾病的遗传受一对等位基因控制。有许多人类的性状或遗传病可以用经典遗传学的基本理论来解释和分析,例如人类耳垂的有无、血型的遗传、各种显性或隐性遗传病的遗传等。由单基因突变所致的疾病称为单基因遗传病。

在单基因遗传病中,根据致病基因是在常染色体还是性染色体、是显性还是隐性,可将人类单基因遗传病分常染色体显性遗传、常染色体隐性遗传、X连锁显性遗传、X连锁隐性遗传、Y连锁遗传五种主要遗传方式;根据基因表达的性别限制或基因表现与性别的关系,一部分人类单基因遗传病属于限性遗传或从性遗传。

复习参考题

1. 人类单基因遗传病有哪些?

2. 常染色体隐性遗传病中,为何近亲婚配后代的患病风险明显高于非近亲婚配?

3. 为何红绿色盲患者中,男性患者比率明显高于女性?

4. 限性遗传和从性遗传有什么区别?

第六章

线粒体遗传病

6

线粒体（mitochondria）是真核细胞的能量代谢中心。自从 1894 年德国生物学家 Altmann 在动物细胞质内发现线粒体以来，人们对线粒体的结构、功能及其与疾病关系的认识逐渐深入。1963 年 Nass 首次在鸡卵母细胞中发现线粒体中存在 DNA；同年，Schatz 分离到完整的线粒体 DNA（mitochondrial DNA，mtDNA），从而开始了人类对 mtDNA 的探索。因为细胞呼吸作用（cell respiration）中的氧化还原（oxidation-reduction）反应在线粒体中进行，并在此过程中产生大量能量（ATP）供给整个细胞利用，所以线粒体被称为细胞的氧化中心和动力工厂。有性生殖中受精方式的限制决定了线粒体遗传属母系遗传。早期曾有学者提出某些疾病可能是细胞质遗传所致，但直到 1988 年 Wallace 等通过研究线粒体 DNA 突变和 Leber 遗传性视神经病之间的关系，才明确地提出线粒体 DNA 突变可引起人类的疾病。此后的十几年中，这一领域的研究迅猛发展，目前已发现人类 100 余种疾病与线粒体 DNA 突变有关。

第一节　线粒体 DNA 的结构特点与遗传特征

一、线粒体 DNA 的结构特点

线粒体是真核细胞核外唯一含有 DNA 的细胞器，它存在于所有的组织细胞中。Anderson 等在 1981 年发表了完整的人线粒体 DNA（mtDNA）序列。mtDNA 是一个长 16 569bp 的双链闭环 DNA 分子（图 6-1），不与组蛋白结合。其外环为重（H）链，H 链富含鸟嘌呤（G）；内环为轻（L）链，富含胞嘧啶（C）。mtDNA 含有 37 个基因，编码 13 种蛋白质、22 种 tRNA 和 2 种 rRNA，其中 H 链编码 12 种蛋白质、12S rRNA、16S rRNA 和 14 种 tRNA；L 链编码 1 种蛋白质和 8 种 tRNA。mtDNA 编码 13 种蛋白质分别为细胞色素 C 氧化酶复合体（复合体 IV）催化活性中心的 3 个亚基（COXI、COX II 、COX III）；ATP 酶复合体（复合体 V）F$_0$ 的两个亚基（A6 和 A8）；NADH-CoQ 还原酶复合体（复合体 I）的 7 个亚基（ND1、ND2、ND3、ND4L、ND4、ND5 和 ND6）；泛醌 - 细胞色素 C 还原酶复合体（复合体 III）中的 1 个亚基（细胞色素 b）（见图 6-1）。

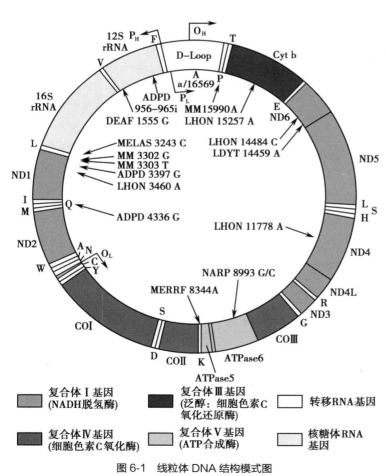

图 6-1　线粒体 DNA 结构模式图

mtDNA 无内含子，表现出高度的"经济性"，即各基因之间部分区域重叠。唯一的非编码区是 1122bp 的 D- 环，它包含 mtDNA 重链复制起始点、轻重链转录的启动子以及四个高度保守的序列，分别位于 213~235bp、299~315bp、346~363bp 以及终止区 16 147~16 172bp。mtDNA 具有两个复制起始点，分别起始复制 H 链和 L 链。它的转录是由位于 D 环区的两个启动子同时开始的。mtDNA 与核 DNA 不同，它很少有重复基因或非编码基因。由于缺少组蛋白的保护,以及线粒体内没有 DNA 损伤修复系统,因此 mtDNA 易发生突变,且突变容易得到保存。此外,每一个细胞中含有数百个线粒体,每个线粒体内含有 2~10 个拷贝的 mtDNA 分子,由此每个细胞可具有数千个 mtDNA 分子,从而使细胞 mtDNA 分子具有了异质性。

二、线粒体 DNA 的遗传特征

线粒体 DNA 与核 DNA 相比具有其独特的传递规律,了解线粒体的遗传规律可以更好地认识线粒体疾病的病因学与发病机理。

(一)mtDNA 的半自主复制

与溶酶体和过氧化物酶体等膜囊结构的细胞器相比,线粒体具有自己的遗传物质,所以有人将线粒体 DNA 称为第 25 号染色体或 M 染色体。这是指 mtDNA 能够独立地复制、转录和翻译,但线粒体只能合成 13 种与呼吸链 - 氧化磷酸化系统相关的蛋白质亚基,而大多数氧化磷酸化酶的蛋白质亚单位由核 DNA 编码,因此 mtDNA 的功能又受核 DNA 的影响,是一种半自主复制体,即核 DNA 与 mtDNA 共同协调完成细胞的能量代谢活动。

(二)线粒体基因组部分遗传密码的特殊性

线粒体的遗传密码与核基因的通用密码不完全相同,如 UGA 在 mtDNA 中编码色氨酸,而非终止信号;AGG 和 AGA 在通用密码中编码精氨酸,在 mtDNA 中为终止密码子;AUA 在通用密码中编码异亮氨酸,在 mtDNA 中编码甲硫氨酸。核基因密码有 32 种 tRNA,而线粒体中的 tRNA 兼用性较强,仅用 22 个 tRNA 就可识别多达 48 个密码子(表 6-1)。

表 6-1　哺乳动物线粒体遗传密码与"通用"遗传密码的差异

密码子	"通用"遗传密码编码	线粒体遗传密码编码
UGA	终止密码	色氨酸(Trp)
AUA	异亮氨酸(Ile)	蛋氨酸(Met)
AGA,AGG	精氨酸(Arg)	终止密码

(三)mtDNA 的高突变率

由于 mtDNA 缺乏组蛋白的保护,且线粒体中没有 DNA 损伤修复系统,因此 mtDNA 突变率比核 DNA 突变率高 10~20 倍。mtDNA 高突变率是造成个体及群体中其序列差异较大的原因。任何两个人的 mtDNA,平均每 1000 个碱基对中就有 4 个不同,最高可达 3%,而核 DNA 的这一数值仅为 0.1%。人群中含有多种中性突变到中度有害的突变,有害的 mtDNA 突变在不断增加。由于有害的 mtDNA 突变容易通过细胞溶酶体的选择性自体吞噬(autophage)被清除,因此,虽然 mtDNA 的突变很普遍,但线粒体遗传病并不常见。

(四)mtDNA 为母系遗传

人类受精卵中的线粒体绝大部分来自卵母细胞,也就是说来自母系。这种传递方式称为母系遗传(maternal inheritance)。精子的结构分为头部和尾部,尾部又分为中段、主段和末段三部分。精卵结合时,精子提供的几乎只是细胞核。而线粒体一般集中分布在精子尾部的中段,在受精过程中不能进入卵细胞,造成受精卵中的细胞质几乎全部来自卵子,也导致了线粒体遗传病的家系模式与经典孟德尔遗传病的家系模式不同。因此,如果家族中发现一些成员具有相同的临床症状,而且是从受累的女性传递下来,就应考虑可能是由于线粒体 DNA 突变造成的。通过对线粒体 DNA 的序列分析可以确定是哪一种类型的基因突变。

(五)mtDNA 的异质性与阈值效应

在正常的细胞或组织中,如果所有 mtDNA 分子都是一致的,称为同质性(homoplasmy)。如果 mtDNA 发生突变,造成同一细胞或组织中具有两种或两种以上的 mtDNA 共存(野生型与突变型共存),称为异质性(heteroplasmy)。如果一种线粒体基因突变会降低 ATP 的产生,那些需能高又含有同质性突变线粒体 DNA 的细胞就会遭受更为严重的损害,而需能低的细胞所受影响则较小;如果在异质性细胞中一种线粒体基因突变会降低 ATP 的产生,那么突变型与野生型 mtDNA 的比例将决定该细胞是否会出现能量短缺;如果携带突变型 DNA 的线粒体数量很少,则产能不会受到明显影响;相反,当携带较高比例突变型 mtDNA 的组织细胞所产生的能量不足以维持细胞的正常功能时,这就会出现异常的性状,即线粒体病。换句话说,线粒体病存在表型表达的阈值。这种线粒体基因突变产生有害影响的阈值明显地依赖于受累细胞或组织对能量的需求。因此,那些需能高的组织,如脑、骨骼肌、心脏和肝脏,更容易受到 mtDNA 突变的影响。

(六) 随机分离与累加效应

人类受精卵中含有约 100 000 个 mtDNA,在受精卵卵裂及早期胚胎细胞快速有丝分裂过程中,mtDNA 并不复制,而只是随机分布到子代细胞中,使细胞中的 mtDNA 数目减少到 1000 个,甚至更少。这样,经过早期胚胎细胞分裂,在女性子代原始性腺细胞中只存在受精卵中的少数 mtDNA 拷贝,这个过程称为遗传瓶颈(genetic bottleneck)。通过遗传瓶颈留存下来的线粒体如果携带有某种突变基因,经过增殖,就会使带有突变基因的线粒体在细胞中占有一定的比例。mtDNA 复制和线粒体分裂被认为是随机的过程,因此在细胞分裂中,一个杂质性细胞将以一种随机的方式将突变的 mtDNA 以不同比例传给子细胞(图 6-2)。

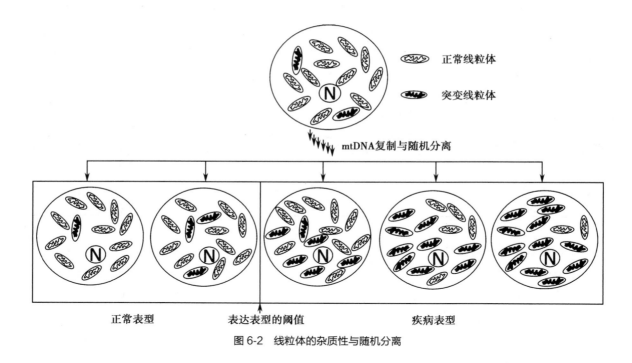

图 6-2　线粒体的杂质性与随机分离

如果某些细胞携带有较高比例的突变 mtDNA,即可造成组织中的氧化磷酸化系统出现缺陷,导致能量供应水平降低,进而影响组织的功能,特别是那些氧化磷酸化依赖性较强的组织。如果细胞中携带有两个或更多个 mtDNA 突变,则可以观察到突变引起的对表型的累加效应。如 Leber 遗传性视神经病即表现有此现象,突变种类越多,病情越严重。

第二节　线粒体 DNA 突变与常见的线粒体遗传病

目前,已确认 mtDNA 有 621 种点突变和 151 种缺失、插入、倒位和重排与线粒体遗传病有关,涉及多种系统紊乱。线粒体突变的临床症状主要包括肌病、脑病、痴呆、肌阵挛性癫痫、耳聋、失明、贫血、糖尿病及大脑供血异常等。

一、线粒体 DNA 突变的类型

（一）点突变（碱基替换）

1. mRNA 基因的点突变 mtDNA 的 mRNA 基因的点突变，绝大多数是错义突变，导致氨基酸发生改变，主要与脑脊髓性及神经性疾病有关。如 Leber 遗传性视神经病、共济失调、神经性肌无力、并发色素性视网膜炎或 Leigh 综合征等。

2. tRNA 基因的点突变 tRNA 基因的点突变可以引起其结构异常，从而引起线粒体的蛋白质生物合成过程的异常，导致线粒体遗传病。mtDNA 的 tRNA 基因点突变与线粒体遗传病发生的机制尚未明了。如 $mt\text{-}tRNA^{Leu(UUR)}$ 基因的 A3243G 异质性突变，可引起线粒体肌病脑病伴乳酸性酸中毒及中风样发作综合征、慢性进行性眼外肌麻痹、心肌病或糖尿病伴耳聋；$mt\text{-}tRNA^{lys}$ 基因的 A8344G 是与肌阵挛性癫痫伴破碎性红肌纤维病（myoclonic epilepsy associated with ragged-red fibers, MERRF）[OMIM# 545000] 相关的最常见的 mtDNA 突变。

3. rRNA 基因的碱基替换 mtDNA 中有两个 rRNA 基因，分别编码线粒体核糖体的重要组成部分 12S rRNA 和 16S rRNA。12S rRNA 基因的一些突变热点，如 A1555G、T961C 和 C1494T 等能够引起氨基糖苷类诱导性耳聋。

4. 调控序列的碱基替换 研究发现，位于 mtDNA 的 D-loop 区域的调控序列发生碱基替换，也与线粒体遗传病相关，例如 T16 189C 可导致 2 型糖尿病。

（二）缺失、插入突变

mtDNA 的大片段缺失、插入突变可导致线粒体遗传病，以缺失为常见。该类突变产生的原因多由 mtDNA 的异常重组或在复制过程中异常复制滑动（replication slipping）和脱链误配（slipped strand mispairing）或 RNA 的错误剪接所致。此类突变常导致神经性疾病，如卡恩斯 - 塞尔综合征、慢性进行性眼外肌麻痹等，以及一些退行性疾病，如帕金森病、阿尔茨海默病、亨廷顿舞蹈症等。这类疾病常由体细胞突变引起，往往无家族史，呈散发性。

（三）mtDNA 拷贝数目突变

mtDNA 拷贝数目突变是指 mtDNA 拷贝数大大低于正常。这种突变较少，仅见于一些致死性婴儿呼吸障碍、乳酸性酸中毒或肝、肾功能衰竭的病例。

相关链接 6-1

线粒体基因突变的检测策略和方法（扫描章首二维码阅读内容）

二、常见的线粒体遗传病

mtDNA 突变在许多疾病中都存在，包括具有母系遗传特征的疾病、中老年发作的一些退行性疾病甚至衰老本身。在很多家庭中，线粒体疾病无疑是母系遗传的，但由于突变型 mtDNA 所占比例不同，家族成员的临床表型可以从正常表型到非常严重的综合征，并且发病年龄也不尽相同。只有细胞中突变型线粒体达到一定比例，线粒体产生能量的能力下降到一定的阈值时，细胞才会丧失其正常的功能。高度依赖于氧化磷酸化的高需能组织器官，如神经系统和心脏，在 mtDNA 发生突变时遭受的损害更为严重。需要注意的是，由于线粒体基因组复制与传递存在随机性，因此线粒体遗传病有时又不完全符合母系遗传方式。

mtDNA 突变引起的线粒体病是一种多系统疾病,临床表型复杂多样。由于中枢神经系统和骨骼肌对能量的依赖性最强,所以病变主要累及这两类系统。而且临床症状的形成与严重程度依赖于多种因素,包括胚胎发育早期线粒体突变基因组的复制分离程度、突变的线粒体基因在某一特定组织中存在的比例以及在临床上出现异常之前组织中突变的 mtDNA 所需达到的阈值水平等,因此确定是否存在线粒体基因突变是非常复杂的。

(一) Leber 视神经萎缩

Leber 视神经萎缩(Leber optic atrophy)[OMIM# 535000]又称 Leber 遗传性视神经病(Leber hereditary optic neuropathy,LHON),是一种罕见的眼部线粒体疾病。典型的 LHON 首发症状为视物模糊,随后的几个月之内出现无痛性、急性或亚急性视力丧失,通常是两眼同时受累,或是一只眼睛发病不久,另一只也相继受累。视神经和视网膜神经元的退化是 LHON 的主要病理特征,另外还有周围神经的退化、震颤、心脏传导阻滞甚至更为严重的神经系统疾病;视力丧失以中央视觉缺失为特征。LHON 多发于青壮年,通常为 27~34 岁,但发病年龄范围可从儿童时期一直到 70 岁。该病通常存在性别差异,男性患病风险一般是女性的 4 倍,但原因尚不清楚。

1988 年 Wallace 首先发现患者 mtDNA 第 11778 位点的 G 转换成了 A(G11778A),使 NADH 脱氢酶亚单位 4(ND4)第 340 位氨基酸由精氨酸变成组氨酸。迄今为止,研究发现 9 种编码线粒体蛋白质的基因(ND1、ND2、COI、ATP6、COIII、ND4、ND5、ND6、Cyt b)的 31 种突变,直接或间接地导致了 LHON。LHON 分为两种类型:①单个线粒体突变就足以导致 LHON 表型;②少见的、需要二次突变或其他变异才能产生的临床表型,但其发病的生物学基础尚不完全清楚。不同的突变所引起的临床症状差异明显,约 96% 的病例由以下三种错义突变引起,MTND4*LHON 11778A,占 69%;MTND6*LHON 14484C,占 14%;MTND1*LHON 3460A,占 13%。这三种突变的发生频率在世界范围内存在很大差异,如北欧、澳大利亚和亚洲主要是 MTND4*LHON 11778A。

线粒体遗传病的名称包括三个部分,以 MTND4*LHON 11778A 为例:第一部分 MTND4,MT 表示线粒体,ND4 表示 NADH 脱氢酶亚单位 4;第二部分,星号之后,使用了描述疾病临床特征的字母缩略词,LHON 表示 Leber 遗传性视神经病;第三部分,11778A 表示 mtDNA 第 11778 位置的碱基替换为 A。

LHON 的致病性突变会影响线粒体氧化磷酸化作用和产生 ATP 的能力,最主要的受累对象是那些对氧化磷酸化依赖性较强的组织,如中枢神经系统(包括脑和视神经)。LHON 也存在视觉恢复(自愈)的可能性,但也因突变类型不同而不同,仅 4% 的 11778A 患者在发病约 36 个月后能恢复,37% 的 14484C 患者 16 个月后能恢复,而 22% 的 3460A 患者 68 个月后能恢复。目前,临床上没有对 LHON 有效的治疗药物,其自愈的机制也尚未明了。

(二) MERRF 综合征

MERRF 综合征即肌阵挛性癫痫伴破碎性红肌纤维病[OMIM# 545000],是一种罕见的、异质性母系遗传病。具有多系统紊乱的症状,包括肌阵挛性癫痫的短暂发作、不能够协调肌肉运动(共济失调)、肌细胞减少(肌病)、轻度痴呆、耳聋、脊髓神经的退化等。碎红纤维是指大量的团块状异常线粒体主要聚集在肌细胞中,电子传导链中复合物 Ⅱ 的特异性染料能将其染成红色。一般来讲,MERRF 是线粒体脑肌病的一种,包括线粒体缺陷和大脑与肌肉功能的变化。在严重 MERRF 患者大脑的卵圆核和齿状核中发现神经元的缺失,并且在小脑、脑干和脊髓等部位也可观察到上述现象。MERRF 病一般在童年时初发,病情可持续若干年。

80%~90% 的 MERRF 患者携带有 MTTK*MERRF 8344G 突变,该突变的正式名称为 MTTK*MERRF 8344G。其中的 MT 表示线粒体,第二个 T 表示 tRNA 基因,K 表示赖氨酸(Lys)。即线粒体基因组的 $tRNA^{Lys}$ 基因 8344 位的 A 被 G 置换,由于该突变涉及所有 mtDNA 编码基因的表达,将产生多个缺陷的呼吸链酶复合物,最突出的是 NADH-CoQ 还原酶和细胞色素 C 氧化酶(cytochrome c oxidase,COX)。

MERRF 综合征的发病阈值与年龄有关。20 岁以下的个体,神经和肌肉细胞中 A8344G 突变达到 95% 以上才会出现典型的 MERRF 症状;60 岁以上的个体,A8344G 突变达到 85% 以上时就会表现典型的症状。当突变的线粒体所占比例比较低时,患者症状也会变轻。

(三) MELAS 综合征

MELAS 综合征即线粒体脑病肌病伴乳酸酸中毒及卒中样发作综合征(mitochondrial myopathy, encephalopathy, lactic acidosis and stroke-like symptoms, MELAS)[OMIM# 540000],是最常见的母系遗传线粒体疾病。发病年龄在 2~15 岁,也可发生于成人。MELAS 综合征的临床症状主要涉及中枢神经系统的功能,包括复发性休克、头痛、癫痫、共济失调、偏瘫、偏盲、皮质盲和偶发呕吐等。乳酸酸中毒是由于乳酸浓度的增加而导致血液 pH 下降和缓冲能力降低。在 MELAS 患者中,异常的线粒体不能够代谢丙酮酸,导致大量丙酮酸生成乳酸,使后者在血液和体液中累积。MELAS 患者的一个特征性病理变化就是在脑和肌肉的小动脉和毛细血管壁中有大量形态异常的线粒体聚集。

导致 MELAS 综合征的突变 80% 发生在线粒体 tRNA$^{Leu(UUR)}$ 基因上,常见的位点是 A3243G,命名为 MTTL1*MELAS 3243G。一般情况下 A3243G 是异质性的,当 A3243G 突变的异质性达到 40%~50% 的时候,就有可能出现眼肌麻痹、神经性耳聋和肌病;当肌肉组织中 A3243G 突变的异质性超过 90% 时,复发性休克、痴呆、癫痫和共济失调的发病风险就会增加。此外,MELAS 还可发生在 tRNA$^{Leu(UUR)}$ 基因内的 3252、3271 和 3291 位点上,以及线粒体 tRNA^{Val}(MTTV)与 MTCO3 基因上。

(四) 氨基糖苷类抗生素诱导的耳聋

氨基糖苷诱导的聋(aminoglycoside-induced deafness)[OMIM# 580000]是由于氨基糖苷类药物的耳毒性干扰了耳蜗毛细胞中线粒体 ATP 的合成,使耳蜗神经受损,首先表现为耳鸣、听力减退,进而导致耳聋,多为双侧及永久性。氨基糖苷类药物包括卡那霉素、庆大霉素、新霉素以及链霉素等,这些抗生素的"天然靶标"是进化上相关的细菌核糖体,而人类线粒体核糖体与细菌核糖体结构相近,因此耳蜗毛细胞中的线粒体核糖体被认为是该类药物耳毒性的靶目标。1993 年,Prezant 对 3 个母系遗传的氨基糖苷类抗生素致聋的家系进行了研究,证实了 mtDNA 上编码 12S rRNA 的基因发生了 A1555G 突变。同年,Ghodsian 和 Prezant 等在散发性耳聋患者中也证实了 A1555G 突变,此为 MTRNR1 基因[OMIM* 561000]突变导致的耳聋。此外,导致听力丧失的还有 mtDNA 上编码细胞色素 C 氧化酶亚基 1(MTCO1)[OMIM* 516030]基因 G7444A 的突变。氨基糖苷类药物诱发的耳聋具有迟发性或渐进性等特点,即停药后由药物引起的内耳毛细胞的退化仍可持续进行,并导致听力最终丧失。

(五) Kearns-Sayre 综合征

Kearns-Sayre 综合征(Kearns-Sayre syndrome, KSS)[OMIM# 530000]患者是一种多系统的线粒体病,通常 20 岁前发病,病程发展较快,多数病人在确诊后几年内死亡。常见临床症状为慢性进行性眼外肌麻痹,眼睑下垂,四肢肌病,视网膜色素变性,乳酸性酸中毒,感觉神经损伤及听力丧失,运动失调,心脏传导功能障碍甚至痴呆。

导致 KSS 病的原因主要是体细胞 mtDNA 缺失,仅 5% 由母系遗传所致。最常见的是 8469~13 447 之间的 5kb 片段缺失,约 1/3 病人由该缺失引起,该缺失的断裂点分别位于 ATPase8 和 ND5 基因内,导致 ATPase8、ATPase6、CO Ⅲ、ND3、ND4、ND4L、ND5 及多个 tRNA 基因缺失。由于缺失多个基因,导致了不同程度的线粒体蛋白合成障碍。

KSS 综合征的症状严重性取决于 mtDNA 异质性和组织分布的差异性。如,肌细胞中具有缺失的 mtDNA 超过 85% 时,可引起严重的 KSS;具有缺失的 mtDNA 相对较少时,仅表现为眼外肌麻痹。当造血干细胞中大量存在缺失 mtDNA 时,则会引起 Pearson 综合征,即血细胞无法利用铁进行血红蛋白的合成,引起缺铁性贫血。

线粒体基因突变与衰老（扫描章首二维码阅读内容）

（霍　静）

学习小结

线粒体是真核细胞核外唯一含有 DNA 的细胞器，称为 mtDNA。mtDNA 是一个长 16 569bp 的双链闭环 DNA 分子，无内含子，基因的排列具有高度的"经济性"。mtDNA 能够独立进行复制、转录和翻译，内含 37 个基因，编码 13 种蛋白质、22 种 tRNA 和 2 种 rRNA。mtDNA 功能受核 DNA 的影响，与核 DNA 共同协调完成细胞的能量代谢活动，具有半自主性。线粒体的遗传密码与核基因的通用密码不完全相同。mtDNA 突变率高，呈母系遗传。同一细胞或组织的 mtDNA 具有异质性，并在细胞分裂中随机分离。mtDNA 的突变致病具有阈值效应和累加效应。mtDNA 的突变主要有点突变、缺失和插入突变，以及拷贝数突变等类型。线粒体突变主要累及能量需求较高的神经系统和骨骼肌，临床症状主要包括肌病、脑病、痴呆、肌阵挛性癫痫、耳聋、失明、贫血、糖尿病及大脑供血异常等。常见的线粒体病有 Leber 遗传性视神经病、肌肉阵挛性癫痫伴破碎红纤维病、线粒体脑病肌病伴乳酸酸中毒及卒中样发作综合征、氨基糖苷诱导的聋和 Kearns-Sayre 综合征等。

复习参考题

1. mtDNA 的结构有哪些特点？

2. mtDNA 有哪些遗传特点？

3. 什么是 Leber 遗传性视神经病？导致此病的分子机制是什么？

第七章　多基因遗传病

7

学习目标	
掌握	多基因遗传病的特点;常见多基因遗传病发病的遗传机制。
熟悉	多基因遗传病发病风险的估计。
了解	遗传率的概念及意义。

人类的一些遗传性状或遗传病由两对或更多对的等位基因决定,每对基因之间没有显性与隐性之分,而是共显性,这些基因的每个成员对遗传性状形成的效应都是微小的,称为微效基因。许多对相关微效基因的作用可以累加起来,具有加性效应(additive effect),表现出来的性状即多基因性状。多基因性状的形成,除受微效基因的作用外,还受环境因素的影响,这两种因素结合决定性状的遗传方式称为多基因遗传(polygenic inheritance),由这种遗传方式传递的疾病称为多基因遗传病。多基因遗传的性状变异在一个群体中的分布是连续的,呈正态分布,称为数量性状(quantitative character)。

第一节　多基因遗传病特点

　　人类一些常见病(如冠心病、高血压、糖尿病、哮喘、精神分裂症等)和先天畸形(如唇裂、腭裂、脊柱裂、无脑儿)具有遗传基础,但环境因素也有着重要作用,这类疾病和畸形的群体发病率大多超过1/1000。家系调查表明,有家族倾向,但系谱分析又不符合一般的单基因遗传方式,同胞中的发病率远比1/2或1/4低,大约只有1%~10%。近亲婚配时,子女患病风险增高,但不如常染色体隐性遗传病显著。研究表明,这些疾病有多基因遗传基础,故称为多基因遗传病。多基因遗传病是一类在群体中发病率较高、病情复杂的疾病,无论是病因以及致病机制的研究,还是疾病再发风险的估计,都要考虑遗传因素和环境因素的影响。

一、阈值学说和遗传率

(一)易患性与阈值

　　1. **易患性**　在多基因遗传病中,由遗传基础和环境因素共同作用,决定一个个体患病可能性的大小,称为易患性(liability)。易患性低,患病的可能性小;易患性高,患病的可能性大。在一定的环境条件下,易患性代表个体所积累致病基因数量的多少。

　　2. **阈值**　易患性的变异像一般多基因遗传性状那样,在群体中呈正态分布。一个群体中,易患性有高有低,但大部分个体的易患性都接近于平均值,易患性很低和很高的个体数量都很少,只有易患性较高的个体才能患病。当一个个体的易患性达到一定的限度后就要患病,这个易患性的限度称为阈值(threshold)。

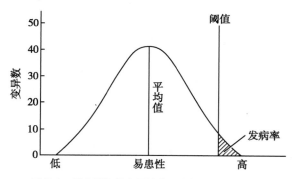

图 7-1　易患性阈值和平均值距离与发病率的关系

阈值将易患性呈连续变异的群体分为两部分,大部分是健康个体,小部分是患病个体(图 7-1)。在一定的环境条件下,阈值代表患病所需要的、最低限度的易患基因的数量。

　　易患性的变异与群体发病率的关系:一个个体的易患性高低是无法测量的,一般只能根据他们婚后所生子女的发病情况进行粗略估计。但是,一个群体的易患性平均值的高低,可以从该群体的发病率进行估计。

(二)遗传率

　　在多基因病中,遗传基础和环境因素都有重要的作用,其中遗传基础即致病基因在多基因遗传病中所起作用的大小,称为遗传率(heritability),也称遗传度。一般用百分率(%)表示。如果一种多基因病的易患性完全由遗传基础决定,环境因素不起作用,遗传率就是100%,这种情况几乎是不存在的。一般遗传率在70%~80%就表明遗传基础在决定易患性变异或发病上起主要作用,而环境因素的影响较小。相反,遗传率在 30%~40% 就表明遗传基础的作用不显著,而环境因素在决定易患性变异或发病上起重要作用 (表 7-1)。

表 7-1 常见多基因病和先天畸形的群体发病率和遗传率

疾病与畸形	群体发病率(%)	患者一级亲属发病率(%)	遗传率(%)
哮喘	4.0	20	80
精神分裂症	1.0	10	80
先天性巨结肠	0.02	先证者:男性 2;女性 8	80
唇裂 ± 腭裂	0.17	4	76
腭裂	0.04	2	76
先天性幽门狭窄	0.3	先证者:男性 2;女性 10	75
1 型糖尿病	0.2	2~5	75
先天性髋关节脱位	0.2	先证者:男性 4;女性 1	70
强直性脊椎炎	0.2	先证者:男性 7;女性 2	70
冠心病	2.5	7	65
原发性高血压	4~8	12~30	62
无脑畸形	0.2	2	60
脊柱裂	0.3	4	60
消化性溃疡	4.0	8	37

二、多基因遗传病的遗传特点

多基因病的特点如下:

1. 每种多基因病的群体发病率均高于 0.1%。

2. 多基因病有家族聚集倾向。患者亲属的发病率远高于群体发病率,但又低于 1/2 或 1/4,不符合任何一种单基因遗传方式。

3. 近亲婚配时,子女的发病风险增高,但不如常染色体隐性遗传病显著,这与多基因的加性效应有关。

4. 随着亲属级别的降低,患者亲属的发病风险迅速下降,并向着群体发病率靠拢,在群体发病率低的病种中,这种特征更为明显(表 7-2)。这与单基因病中亲属级别每降低一级、发病风险降低 1/2 的情况是不同的。

表 7-2 亲缘级数和发病率之间的关系

亲属级别	发病风险		
	唇裂 ± 腭裂	先天性髋关节脱位(女)	先天性幽门狭窄(男)
群体发病率	0.001	0.002	0.005
单卵双生	0.4(×400)	0.4(×200)	0.15(×30)
一级亲属	0.04(×40)	0.05(×25)	0.05(×10)
二级亲属	0.007(×7)	0.006(×3)	0.025(×5)
三级亲属	0.003(×3)	0.004(×2)	0.0075(×1.5)

5. 发病率有明显的种族或民族差异(表 7-3),这表明不同种族或民族的基因库是不同的。

表 7-3　一些多基因遗传病发病率的种族差异

疾病名称	日本人	美国人
脊柱裂	0.003	0.002
无脑儿	0.006	0.005
唇裂 ± 腭裂	0.003	0.001
先天性畸形足	0.014	0.055
先天性髋关节脱位	0.01	0.007

三、多基因遗传病发病风险的估计

多基因病涉及多种遗传基础和环境因素,发病机制比较复杂,在估计多基因病的再发风险时,可以考虑以下几个方面:

（一）多基因病的再发风险与群体发病率和遗传率的关系

多基因病中,群体易患性和患者一级亲属的易患性均呈正态分布。但是,两者超过阈值而发病的部分,在数量上不同,患者一级亲属的发病率比群体发病率要高得多(图 7-2)。在相当多的多基因遗传病中,群体发病率为 0.1%~1%,遗传率为 70%~80%,这种情况可用 Edward 公式来估计多基因病的再发风险,即 $f=\sqrt{P}$ (f 为患者一级亲属的发病率,P 为群体发病率)。

例如,唇裂在我国人群中的发病率为 0.17%,其遗传率为 76%,那么患者一级亲属的发病率 $f=\sqrt{0.0017}\approx4.1\%$。但是,如果群体发病率和遗传率过高或过低,则上述 Edward 公式不适用。如果一种病的遗传率高于 80% 或群体发病率高于 1%,患者一级亲属发病率将高于群体发病率的开方值;如果一种病的遗传率低于 70% 或群体发病率低于 0.1%,则患者一级亲属发病率低于群体发病率的开方值。

图 7-3 是一般群体的发病率、遗传率和患者一级亲属发病率相互关系的图解,横坐标为群体发病率,斜线为遗传率,纵坐标为患者一级亲属发病率。只要根据已知的群体发病率和遗传率,就可以从图解中查出患者一级亲属的发病风险。例如,原发性高血压的群体发病率约为 6%,遗传率为 62%,从图 7-3 中可查出患者的一级亲属发病风险约为 16%,如果采用公式计算,$f=\sqrt{P}=\sqrt{0.06}=24.5\%$,与实际值有较大偏差。

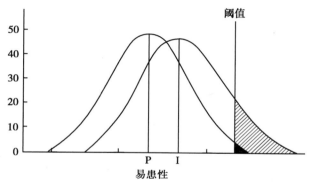

图 7-2　群体发病率与患者一级亲属发病率的比较
P. 群体易患性平均值；I. 一级亲属易患性平均值

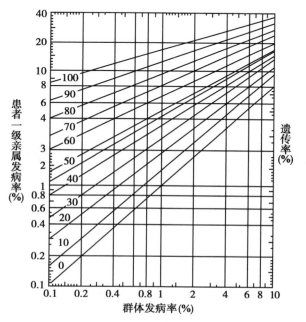

图 7-3　群体发病率、患者一级亲属发病率与遗传率的关系

（二）家庭中患病人数与再发风险的关系

多基因遗传病的再发风险与家庭中患病人数呈正相关。一个家庭中,患病的人数越多,再发风险就越高。如果一对表型正常的夫妇生出一个患儿后,表明他们带有一定数量的致病基因;如果已生过两个患儿,则说明这对夫妇带有更多的致病基因,虽然他们本人都未患病,但他们的易患性更接近阈值,由于多基因的加性效应,再发风险将增高 2~3 倍(见第十六章)。

(三)病情严重程度与再发风险的关系

多基因病患者病情越严重,其同胞中再发风险就越高。因为患者病情越严重,说明患者带有的致病基因就越多。与病情较轻的患者相比,其父母也必然带有较多的致病基因,因而他们的易患性更加接近阈值。所以,再次生育时的风险也相应地增高。例如,患者为单侧唇裂,其同胞的再发风险为 2.46%;患者为单侧唇裂 + 腭裂,其同胞的再发风险为 4.21%;患者为双侧唇裂 + 腭裂,其同胞的再发风险为 5.74%。

(四)性别与再发风险的关系

当一种多基因遗传病的发病有性别差异时,表明不同性别的易患性阈值是不同的。这种情况下,群体发病率高的性别阈值低,一旦患病,其子女的再发风险低;相反,在群体发病率低的性别中,由于阈值高,一旦患病,其子女的再发风险高。这是因为在群体发病率低的性别中,患者带有较多的致病基因,超过了较高的阈值而发病,其子女中发病风险将会相应增高,尤其是与其性别相反的后代。相反,在群体发病率高的性别中,患者的子女中发病风险将较低,尤其是与其性别相反的后代。

例如,先天性幽门狭窄是一种多基因病,群体中男性发病率为 0.5%,女性发病率为 0.1%。男性发病率比女性发病率高 5 倍,即男性的易患性阈值低于女性。如为男性患者,儿子的发病风险为 5.5%,女儿的发病风险为 1.4%;相反,如为女性患者,儿子的发病风险为 19.4%,女儿的发病风险为 7.3%。表明女性患者比男性患者带有更多的致病基因。

在估计多基因遗传病的再发风险时,必须考虑各方面因素,全面分析,综合判断,才能得出较切合实际的结论,更有效地进行优生指导。

第二节　常见多基因遗传病

一、先天性唇腭裂

【疾病概述】

唇腭裂[OMIM# 225000]是人类最常见的口腔颌面部出生缺陷。其群体发病率为 1‰ ~2‰,不同国家发病率相差很大,在我国达 1.82‰。先天性唇腭裂严重影响患者容貌、吞咽、发音及心理,近 70% 先天性唇腭裂(nonsyndromic cleft lip and/or cleft palate,NSCL/P)不合并其他畸形,30% 先天性唇腭裂合并有其他畸形,患儿死于围产期。

唇腭裂临床表现单侧或双侧上唇有裂隙,部分完全性唇裂患儿伴有鼻底裂开,出现鼻翼软骨的移位和鼻部变形;单侧或双侧完全性腭裂,部分严重腭裂患儿进食出现鼻腔反流、口鼻腔相通,同时也影响咽鼓管功能,导致吸吮、语音、听力等多种功能障碍。

【发病遗传机制】

非综合性唇腭裂患者同胞和子代再发风险高于正常人群,其发病受到多基因的调控,并受到环境因素的显著影响,属多基因遗传病,其遗传率为 76%。通过连锁分析、基因多态性研究以及候选基因关联研究已发现众多与唇腭裂有关的候选基因。

胚胎发育过程中,腭的发育包括两侧腭突的生长、上抬、黏附及融合等,其中腭突中嵴上皮细胞在腭突融合过程中显得尤为重要,腭突中嵴上皮细胞通过细胞凋亡、分化及上皮间充质转化等途径降解,间充质细胞在中线处融合,形成完整的腭。唇的发育与前颌骨及腭的发育有关,腭的发育过程出现发育异常从而导致腭裂或颌裂。目前发现多个唇腭裂的易感基因和位点,如 *IRF6*、*TGFβ3*、*MTHFR*、*TGFA*、*MSX1*、*SUMO1*、*MYH9*、*ZNF533*、*TBX22* 等。常见易感基因及作用机制见表 7-4。

表 7-4　非综合性唇腭裂常见易感基因

候选基因	染色体定位区域	编码	多态性	作用机制
干扰素调节因子 6 基因（*IRF6*）	1q32~1q41	一种转录因子家族	rs 2235371（G→A） rs 2235375 rs 2013162 rs 642961（G→A） rs 4844880	腭突中嵴上皮细胞的凋亡和腭中嵴上皮向间质化转化
转化生长因子 β₃ 基因（*TGF-β3*）	14q24	TGF-β 家族蛋白	第五内含子 104 位 A→G G15572	主要作用于腭突的融合过程
转化生长因子 A（*TGFA*）	2p13	多肽类的生长因子	rs 3771523	腭突的生长、上抬和融合
5,10- 亚甲基四氢叶酸还原酶基因（*MTHFR*）	1p36.3	5,10- 亚甲基四氢叶酸还原酶	rs 1801131 rs 1801133	甲硫氨酸 - 叶酸代谢中的一个关键酶,参与生成甲基转运体 5- 甲基四氢叶酸

非综合征性唇腭裂是一种复杂的多因素疾病,其病因不仅涉及多个易感基因及其 SNP,而且涉及多种环境因素。研究发现,母亲怀孕期间服用药物如维 A 酸、抗惊厥剂、苯二氮䓬类药物、可的松可增加患唇腭裂的风险。母亲患病史和唇腭裂发病风险有关,如恐慌症、流感、普通感冒、口面疱疹、胃肠炎、鼻窦炎、支气管炎以及心绞痛在妊娠期发作,可增加子女发生唇腭裂和单纯腭裂的风险。

二、精神分裂症

【疾病概述】

精神分裂症（schizophrenia,SZ）[OMIM# 181500]是一种常见的精神病,我国 SZ 发病率达到 1%,我国城市地区发病率 7.11‰,农村地区 4.26‰;经济收入低的地区发病率（10.16%）高于经济收入高的地区（4.75%）;女性发病率高于男性（1.6∶1）。病程迁延,常可发展为精神活动衰退等特征。

SZ 多在青壮年缓慢或急性起病,主要临床症状表现涉及感知、思维和行为等多方面的障碍以及精神活动的不协调。临床表现比较复杂,以基本个性改变、感知、思维、情感、意志行为等多方面障碍,思维、情感、行为的分裂,自知力受损、精神活动与环境的不协调为主要特征。精神分裂症的症状可因疾病的类型、发病阶段有很大不同。在急性阶段,以幻听和妄想等症状为主;慢性阶段则以思维贫乏、情感淡漠、意志缺乏和孤僻内向等为主。

【发病遗传机制】

SZ 属于多基因遗传病,其遗传度为 70%~85%。细胞遗传学家从 20 世纪 60 年代开始,对 SZ 患者进行了大量的染色体工作。近半个世纪来已报道的 SZ 患者染色体异常类型包括:①缺失异常:22q11.1、5q21-q23.1;②倒位异常:9p11-9q13、4p15.2-q21;③相互易位有 t(1;7)(p22;q22);④已发现的脆性位点有 8q24 和 19p13;⑤部分三体:异常片段在 5q11-q13、5p14.1 以及 8 号三体;⑥非整倍体等染色体畸变等。

近年来,运用关联分析方法和分子遗传基因检测技术,发现 SZ 的主要易感基因有 *DRD*、*5-HTR2A*、*KCNN₃* 等。见表 7-5。

表 7-5 精神分裂症常见易感基因

候选基因		染色体定位区域	编码蛋白	多态性	作用机制
多巴胺受体基因（DRD）	DRD2	11q22.1-q22.3	多巴胺 D2 受体	141 位 C 缺失	多巴胺是人体调节精神 - 神经活动的一种重要的神经递质，多巴胺受体异常引起多巴胺过量，导致精神分裂症
	DRD3	3q13.3	多巴胺 D3 受体	Ser-9-Gly	
	DRD4	11p15.5	多巴胺 D4 受体	第 3 外显子 48bp 重复序列 C 521/T	
五羟色胺 2A 受体基因（S-HTR2A）		13q14.2	G 蛋白偶联受体	G 1438A T 102C	分布于带状核、嗅结体、新皮质，参与调节抗抑郁作用
Ca²⁺ 激活 K⁺ 通道蛋白基因 3（KCNN3）		2p24	Ca²⁺ 激活 K⁺ 通道蛋白（SKCa3）	具有高度多态性的多聚谷氨酸重复序列（CAG）n 的末端	分布于大脑皮层等区域的离子通道，结合钙调蛋白构成细胞膜组织成分

除上述基因以外，还发现定位于 6p21.3 的 HLA 可能参与精神分裂症的发病过程。某些 SZ 患者存在自身免疫现象，研究证实 HLA-A1、A2、A9、B5、CW4、DR8 与精神分裂症呈正相关；HLA-DR4、DQB1 与精神分裂症呈负相关。另外儿茶酚 -O- 甲基转移酶（catechol-o-methyltransferase，COMT）基因、细胞色素 P450（cytochrome P450，CYP）基因、载脂蛋白 E（apolipoproteinE，apoE）基因等众多基因成为 SZ 的易感基因或候选区域。

SZ 的发病与母体妊娠期内严重营养不良、病毒感染和围产期的脑损伤有关。生活水平、患者从小到大成长环境、工作压力等均有关系。

三、哮喘

【疾病概述】

支气管哮喘（bronchial asthma）又名哮喘［OMIM# 600807］。哮喘在全球患病率为 1%~4%，在我国哮喘患病率为 1.24%，在许多国家哮喘的发病率和死亡率呈上升趋势。哮喘以儿童多见，男性发病率略高于女性，多在夜间和（或）凌晨发生，冬季是该病高发时段。根据病因、产生机制和防治不同分为外源性哮喘和内源性哮喘。

哮喘是由多种细胞及细胞组分参与的慢性气道炎症，临床表现为炎症常伴随引起气道反应性增高，支气管平滑肌痉挛、黏膜水肿及炎性细胞浸润，管壁腺体过度分泌进入管腔，导致反复发作的喘息、气促、胸闷和咳嗽等症状。根据有无过敏原和发病年龄的不同，临床上分为外源性哮喘和内源性哮喘。外源性哮喘常在童年、青少年时发病，多有家族过敏史，为 I 型变态反应。内源性哮喘则多无已知过敏原，在成年时发病，无明显季节性，少有过敏史，可能由体内感染灶引起。

【发病遗传机制】

哮喘是一种具有复杂性状的，具多基因遗传倾向的疾病。哮喘的发生、发展由个体遗传易感性和环境暴露相互作用所决定。研究表明，多个染色体上的基因与哮喘相关，主要集中在 5q、6p、11q、12q、14q、19q 等。表 7-6 所列是与哮喘相关的一些候选基因。

目前研究与哮喘有关的候选基因还有 FLG（定位于 1q21）、IL-9（定位于 5q31-q33）、NPPA（定位于 1p36.21）、ADAM33（定位于 20p13）、DPP10（定位于 2q14）等。

大多数哮喘患者属于过敏体质，本身可能伴有过敏性鼻炎和（或）特应性皮炎，或者对常见的吸入性过敏原（螨虫、花粉、宠物、霉菌等）、某些食物（坚果、牛奶、花生、海鲜类等）、药物过敏等；内源性哮喘常常与呼吸道感染、冷空气刺激有关，还有运动性哮喘和精神性哮喘。

表 7-6 哮喘候选基因

候选基因	基因定位	多态性	作用机制
β_2 肾上腺素能受体基因（ADRB$_2$）	5q31-32	A16G	能够介导支气管舒张、增加纤毛黏液清除率、抑制胆碱能神经递质的传递、抑制微血管渗漏和肥大细胞、嗜碱性粒细胞释放炎症介质
白细胞介素 -4 受体基因（IL-4R）	16p12.1-11.2	E375A Q551R	与 IgE 产生、嗜酸性粒细胞增多、上皮细胞和杯状细胞增生、气道高反应性和气道重塑等病理生理过程密切相关。
组蛋白 -N- 甲基转移酶基因（HNMT）	2q22	C314T A595G	体内组胺灭活的主要代谢酶
Ca^{2+} 激活 K$^+$ 通道蛋白基因 3（KCNN3）	2p24	具有高度多态性的多聚谷氨酸重复序列（CAG）n 的末端	对多巴胺和 S 羟色胺通路影响
ORMDL3	17q12-q21	rs9303277 rs8067378 rs11557467	内质网膜的跨膜蛋白，与哮喘高度相关
肌球蛋白轻链激酶（MYLK）	3q21	rs936170	CaM 的激酶，能促使肌球蛋白轻链磷酸化，进而调节细胞骨架的结构以及内皮细胞的通透性等功能

四、糖尿病

【疾病概述】

糖尿病（diabetes mellitus，DM）是一组以高血糖为特征的代谢性疾病。其患病人数随着生活水平的提高、人口老化、生活方式改变以及诊断技术的进步而迅速增加。欧美人群 DM 患病率为 2%~3%，据 2016 年 4 月世界卫生组织发表的《全球糖尿病报告》，我国 DM 发病率超过 10%，在发达国家 DM 是继心血管疾病之后的第三大非传染性疾病，成为严重威胁人类健康的全球性公共卫生难题。

DM 的高血糖则是由于胰岛素分泌缺陷或其生物作用受损，或两者兼有引起。因长期存在的高血糖，导致各种组织，特别是眼、肾、心脏、血管、神经的慢性损害、功能障碍。

DM 主要分为 1 型和 2 型两种类型，其中 2 型 DM 发病率占 DM 的 90%~95%。

1 型 DM［OMIM# 222100］即胰岛素依赖型糖尿病（insulin-dependent diabetes mellitus，IDDM），是一种 T 细胞介导的，使机体选择性攻击胰腺 β 细胞，导致细胞损伤、免疫系统损害的一类自身免疫性疾病。

2 型 DM［OMIM# 125853］，又称非胰岛素依赖型糖尿病，多在 35~40 岁之后发病。2 型 DM 患者体内产生胰岛素的能力并非完全丧失，有的患者体内胰岛素甚至产生过多，但胰岛素的作用效果较差，因此患者体内的胰岛素是一种相对缺乏，可以通过某些口服药物刺激体内胰岛素的分泌。但到后期仍有一些病人需要使用胰岛素治疗。

【发病遗传机制】

（一）1 型糖尿病

IDDM 患者一级亲属的平均患病率为 6%，明显高于普通人群的 0.4%，单卵双生子 IDDM 的一致率最高可达 70%，进一步揭示了遗传因素在 IDDM 发病机制中的重要作用。近年来，随着分子生物学技术的发展，尤其是全基因组关联分析（Genome wide association study，GWAS）已发现多个 1 型 DM 易感位点。IDDM1、SH2B3、TC-PTP 和 RGS1 等是已经证实的 1 型 DM 有关的易感基因。见表 7-7。

（二）2 型糖尿病

2 型糖尿病是一种常见的具有明显异质性的多基因复杂疾病，大多数病例属于多基因遗传病，不遵循经典的孟德尔遗传规律，患者一级亲属发病率较高。通过系统的人类基因鉴定和功能分析，发现大量与 2 型 DM 有关的易感基因。和 2 型 DM 相关的区域主要有 lp36、lp3l、lq22、lq42-43，2q31.3、2q36.3、3p25.2、3q27.3、

4p16.1、5q34-5q35.2、6p22.3、6p21.31、6p23.2、7p13、7q32.1、8q24.11、10q25.2-q25.3、11p15.1、11p11.2、11q14.3、l2pl2、12q24.31、13q12.2、13q34、15q21.3、17p13.1、17q12、17q25.3、l8q23、19p13.2、19q13.2、20pl2、20q12-q13.1、20q13.12、20q13.13 等。主要易感基因见表 7-8。

表 7-7 1 型糖尿病的主要候选基因

候选基因	基因定位	多态性	作用机制
人类白细胞抗原基因（IDDM1）或（HLA-DQB）	6p21.3	DQA1*0301-DQB1*0201 DQA1*0501-DQB1*0201 DQA1*0301-DQB1*0301 DQA1*0301-DQB1*0602	分别编码 DR、DQ 和 DP 抗原，存在于成熟 B 淋巴细胞及抗原递呈细胞表面，负责递呈抗原给 CD4 细胞
胰岛素基因区（IDDM2）	11p15.5	数目变异的串联重复（VNTR）	编码胰岛素酪氨酸羟化酶和胰岛素样生长因子
SH2B3	12q24	rs 3184504	维持体内葡萄糖的稳态、能量代谢、细胞的生成和再生等多种生理功能
G 蛋白调节因子 1 基因（RGS1）	1q31	rs 2816316	与趋化因子诱导的免疫细胞迁移有关
T 细胞蛋白质酪氨酸磷酸酶基因（TC-PTP）	18p11	rs 1893217 rs 478582 rs 2542151	与胰岛素受体结合而发挥作用
泛素样蛋白 4 基因（SUMO4）	6q25.1	A163G	SUMO4 蛋白通过与 IκBα 作用，负性调节 NFκB 的转录活性，从而间接参与对机体免疫应答的调控
细胞毒性 T 淋巴细胞相关抗原 4 基因（CTLA4）	2q33.2	1A/G⁴⁹	机体维持淋巴细胞稳态的关键因子

表 7-8 2 型糖尿病常见易感基因及多态性

易感基因	多态性	易感基因	多态性
胰岛素基因（INS）	Class Ⅲ VNTR	胰岛素受体基因	Val985Met
胰岛素受体底物 1（IRS-1）基因	Gly972Arg	胰岛素受体底物 2（IRS-2）基因	Gly1057Arg
磷脂酰肌醇 3 激酶（PI3K）	Met326Ile	葡萄糖转运蛋白 4 基因	Val383Ile
过氧化物酶体增殖物活化受体 -γ 基因（PPARG）	Pro12Ala	内向整合钾离子通道 6（KIR6.2）基因（KCNJ11）	Glu231Lys
胰高血糖素受体基因	Gly40Ser	糖原合成酶基因（GYS1）	Met416Val
血管紧张素转换酶（ACE）基因	1/D	胰十二指肠同源盒因子 1（PDX1）	Asp76Asn
HNF-1α 基因（TCF1）	Ala98Val	HNF-4α 基因（HNF4A）	Val225Met，Thr130Ile
线粒体基因	tRNALeu⁽ᵁᵁᴿ⁾	脂肪酸结合蛋白 2（FABP2）基因	Ala54Thr
解偶联蛋白（UCP）2 基因	Ala55Val，866G→A	UCP3 基因	−55C→T
β₂ 肾上腺素能受体基因	Gln27Glu，Trp64Arg	肿瘤坏死因子 -α（TNF-α）基因	238A/G
己糖激酶 Ⅱ 基因	Gln142Pro	1 型蛋白磷酸酶糖原相关调节亚单位（PPP1R）基因	Asp905Tyr
对糖磷脂酶 -2 基因	Ala48Gly	浆细胞膜蛋白 -1（PC）基因	K121Q

五、原发性高血压

【疾病概述】

原发性高血压（essential hypertension，EH）［OMIM# 145500］是一种多因素、复杂性的遗传性疾病，占高血压的 95% 以上；儿童与其父母的血压密切相关，双亲单方有高血压者子代患病率高 1.5 倍；双亲均有高血压者则高 23 倍。

高血压是一种以动脉血压持续升高为主要表现的慢性疾病,可伴有心脏、血管、脑和肾脏等器官功能性或器质性改变的临床疾病,它有原发性高血压和继发性高血压之分。基于目前的医学发展水平和检查手段,不能发现导致血压升高的确切病因,则称为原发性高血压,能够发现导致血压升高的确切病因,称之为继发性高血压。大多数原发性高血压见于中老年,起病隐匿,进展缓慢,病程长达十多年至数十年,处于不断进展状态的心血管综合征,可导致心脏和血管结构与功能的改变。

【发病遗传机制】

EH 是多基因、多因素引起的具有很强遗传异质性的疾病。遗传因素在 EH 发生机制中起重要的作用,个体间血压水平的变异在 30%~70%,与遗传因素相关。EH 发病具有明显家族聚集性,种族差异性。

采用候选基因法与全基因组扫描法已筛选出 150 多个易感基因,这些基因几乎分布于所有染色体的不同区域。这些基因通过肾素 - 血管紧张素 - 醛固酮系统、G 蛋白信号转导系统、去甲肾上腺、离子通道和免疫 - 炎症系统,分别从血压生理、生化、代谢等途径参与血压调节机制。表 7-9 为几个主要的 EH 候选基因。

表 7-9　原发高血压部分候选基因

相关血压调节机制	候选基因编码蛋白	染色体定位	基因长度（bp）	外显子（个）	内含子（个）	多态性
RAS	肾素	1q21-23	12.5	10	9	G1051A
	血管紧张素原（AGT）	1q42-43	12	5	4	M235T T174M
	血管紧张素转化酶（ACE）	17q23	21	26	25	287bp 的 Alu 序列的插入 / 缺失（I/D）
	血管紧张素 Ⅱ 受体（ART）	3q21-25	60	5	4	A1166C
水盐代谢	α- 内收蛋白	4p16.3	85	16	15	F316Y Gly460Trp
	醛固酮合成酶	8q22	7	9	8	C344T、K173R
内皮细胞功能	内皮型一氧化氮合酶	7p35-36	21	26	25	G894T、786C、C774T、A27C、G10T、A-22G
G 蛋白信号转导	G 蛋白 β3- 亚单位	12p13	7.5	11	10	C825T

除遗传因素外,膳食钠 / 钾比值、身体脂肪含量、体重指数（BMI）、过量饮酒、长期精神过度紧张、年龄、缺乏体力活动、吸烟、糖尿病等与 EH 有关联。

相关链接 7-1

先天性幽门狭窄（扫描章首二维码阅读内容）

（杨春蕾）

多基因遗传是受多对基因和环境控制的,其性状的变异在人群中是连续的,呈正态分布的数量性状,遗传基础和环境因素决定了个体的患病可能性,即易患性。一个个体的易患性超过阈值后就会患病,多基因病群体发病率越高,易患性阈值距平均值就越近,其群体易患性平均值也就越高;反之亦然。遗传率反映了遗传基础在多基因遗传病中所起作用的大小。多基因遗传病发病风险的估计与群体的发病率、遗传率有关,还与患病的严重程度、家庭中的患病人数以及不同性别发病率有关。常见的非综合性唇腭裂、精神分裂症、哮喘、糖尿病和原发性高血压等多基因遗传病由遗传因素和环境因素共同作用而致病。

复习参考题

1. 比较质量性状与数量性状遗传的异同点。

2. 试述多基因遗传病发病率、群体易患性平均值、阈值三者之间的关系。

3. 估计多基因遗传病的发病风险时,应考虑哪些情况?

4. 常见的非综合性唇腭裂、精神分裂症、哮喘、糖尿病和原发性高血压等多基因遗传病有哪些主要的易感基因?

第八章　生化遗传病

8

生化遗传病是由于基因突变导致蛋白质或酶异常引起的一类单基因遗传病,分为分子病(molecular disease)和先天性代谢缺陷(inborn error of metabolism)两大类。生化遗传学的发展应追溯到 1902 年英国内科医生 Garrod 对尿黑酸尿症、白化病等疾病的研究,他认为某一代谢环节出现先天性差错可以导致遗传病的发生,并提出了先天性代谢缺陷的概念。1949 年 Pauling 发表了《镰形细胞贫血,一种分子病》的论文,发现镰形细胞贫血患者的红细胞镰刀状变化是其血红蛋白分子结构异常所致,由此提出了分子病的概念。随着分子生物学和分子遗传学的发展,很多生化遗传病的发病机制已从分子水平给予阐明,并且基因诊断、产前诊断、出生前治疗以及新生儿筛查等手段已应用于一些生化遗传病的临床诊断、预防和治疗。

第一节　分子病

分子病是由于基因突变导致蛋白质(酶蛋白除外)分子质或量异常引起机体功能障碍的一类疾病。根据蛋白质功能的不同,将分子病分为运输性蛋白病、受体蛋白病、膜蛋白病、凝血因子病和胶原蛋白病等。

一、血红蛋白病

血红蛋白病(hemoglobinopathy)是由于基因突变导致珠蛋白分子结构或合成量异常所引起的一类疾病,是典型的运输性蛋白病。目前全人类约有两亿多人携带血红蛋白病基因。已被世界卫生组织(WHO)列为严重危害人类健康的常见病之一,我国南方为高发区。

(一)正常血红蛋白的分子组成及发育变化

1. 正常血红蛋白的分子组成　血红蛋白(hemoglobin, Hb)是由珠蛋白肽链和血红素辅基构成的复合蛋白,每个血红蛋白分子是由 4 个亚单位构成的四聚体。珠蛋白肽链分为类 α 珠蛋白肽链和类 β 珠蛋白肽链(简称为类 α 链和类 β 链),前者包括 ζ 链和 α 链,由 141 个氨基酸残基组成;后者包括 ε 链、$^G\gamma$ 链、$^A\gamma$ 链、δ 链和 β 链,由 146 个氨基酸残基组成,$^G\gamma$ 链第 136 位点为甘氨酸残基,$^A\gamma$ 链则为丙氨酸残基。构成血红蛋白的四条珠蛋白肽链为两条相同的类 α 链和两条相同的类 β 链。在个体发育的不同阶段,两类珠蛋白肽链进行不同组合,构成了人类常见的 6 种血红蛋白,即 Hb Gower Ⅰ、Hb Gower Ⅱ、Hb Portland、HbF、HbA 和 HbA_2。

2. 正常血红蛋白的发育变化　在人类个体发育的不同阶段,上述各种血红蛋白先后出现,并且有规律地相互更替。胚胎发育早期首先合成 ζ 链和 ε 链(图 8-1),大约同时或稍后合成 α 链和 γ 链。这几种珠蛋白肽链可组成 4 种胚胎血红蛋白,即 Hb Gower Ⅰ($\zeta_2\varepsilon_2$)、Hb Gower Ⅱ($\alpha_2\varepsilon_2$)、Hb Portland($\zeta_2{}^G\gamma_2$、$\zeta_2{}^A\gamma_2$)和 HbF($\alpha_2{}^G\gamma_2$、$\alpha_2{}^A\gamma_2$)。其中前三种血红蛋白仅出现在胚胎早期,因为胚胎发育到第 8 周,ζ 链和 ε 链的合成几乎停止,而 α 链和 γ 链的合成量迅速增加,达到最高峰,且几乎一直延续到出生,所以胎儿期(从第 8 周至出生为止)主要是 HbF;同时开始合成少量的 β 链,36 周以后,β 链的合成量迅速增加,而 γ 链的合成量迅速减少,出生后不久,这两种珠蛋白肽链的合成量大致相等,此后 β 链的合成量继续增加,且迅速达到最高峰,而 γ 链的合成量继续减少,其合成量极微;另外,δ 链的合成可能开始于出生的前几周,合成量极少,所以 α 链与 β 链、γ 链和 δ 链构成了成人的三种血红蛋白,即 HbA($\alpha_2\beta_2$,约占 97%)、HbF(约占 1%)和 HbA_2($\alpha_2\delta_2$,约占 2%)。在人的正常发育过程中,类 α 链和类 β 链的合成量始终维持在 1∶1 的比例,各种血红蛋白的消长过程受到精确调控。

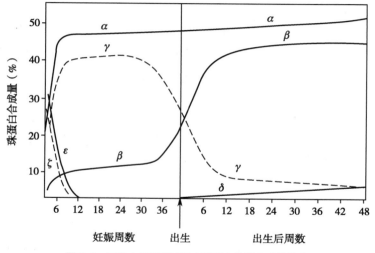

图 8-1　正常人体发育过程中珠蛋白肽链合成的演变

（二）珠蛋白基因及其表达

1. **珠蛋白基因**　人类珠蛋白基因分为类 α 珠蛋白基因簇和类 β 珠蛋白基因簇。类 α 珠蛋白基因簇定位于 16p13.3，按 5′→3′ 方向依次排列有 ζ、$\psi\zeta$、$\psi\alpha_1$、α_2 和 α_1 基因（图 8-2），其中 $\psi\zeta$ 和 $\psi\alpha_1$ 是已失去功能的假基因，α_2 和 α_1 基因是两个完全相同的基因，正常二倍体细胞中有 4 个 α 基因，4 个 α 基因表达的珠蛋白肽链量相同。类 β 珠蛋白基因簇定位于 11p15.4，按 5′→3′ 方向依次排列有 ε、$^{G}\gamma$、$^{A}\gamma$、$\psi\beta$、δ 和 β 基因（见图 8-2），$\psi\beta$ 为假基因。类 α 和类 β 珠蛋白基因簇各基因都含有 3 个外显子。

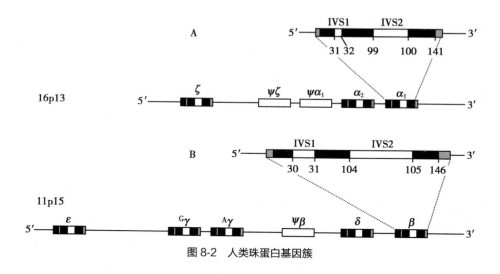

图 8-2　人类珠蛋白基因簇

2. **珠蛋白基因表达**　各种血红蛋白有规律地相互更替是珠蛋白基因表达受到精确调控的结果。珠蛋白基因的表达表现出典型的组织特异性和时间特异性。胚胎早期在卵黄囊的原始红细胞发生系统中，类 α 珠蛋白基因簇的 ζ、α 基因和类 β 珠蛋白基因簇的 ε、γ 基因表达，进而形成胚胎早期血红蛋白。胎儿期珠蛋白基因的表达由卵黄囊转移到胎儿的肝脾中，ζ 和 ε 基因表达关闭，主要进行 α 和 γ 基因的表达，形成 HbF。成人期珠蛋白基因的表达则主要在骨髓，主要是 α 和 β 基因表达，其他珠蛋白基因关闭或低表达，所以成人期血红蛋白主要是 HbA。

珠蛋白基因的表达调控也表现在对表达量的精确控制，类 α 和类 β 珠蛋白基因簇间的表达量始终是平衡的，例如正常二倍体细胞中有 4 个 α 基因和 2 个 β 基因，α 和 β 基因表达形成的 α 链和 β 链分子数量是相等的，正好构成 HbA，说明 β 基因的表达速率调控为 α 基因的 2 倍。

（三）血红蛋白病

血红蛋白病分为异常血红蛋白病（abnormal hemoglobin）和地中海贫血（thalassemia）两大类。

1. 异常血红蛋白病　异常血红蛋白病是指珠蛋白基因突变导致珠蛋白肽链结构和功能异常引起的疾病。并非所有的异常血红蛋白都引起人体的功能障碍，当结构异常发生在珠蛋白肽链的关键部位，影响到血红蛋白与 O_2 和 CO_2 的结合特性和稳定性，则引起异常血红蛋白病。

（1）异常血红蛋白病的类型：根据异常血红蛋白的特性及临床表现，将异常血红蛋白病主要分为 3 种类型。

1）镰状细胞贫血：镰状细胞贫血（sickle cell anemia）[OMIM# 603903] 是人类发现的第一种血红蛋白病，为常染色体隐性遗传病。该病发病率存在地区差异，在非洲和北美黑种人群中发病率高达 1/500，我国也有少数病例发生。

镰状细胞贫血主要表现为血黏度增加，易使微细血管栓塞，造成散发性的组织局部缺氧，甚至坏死，出现肌肉骨骼痛、腹部疼痛、脑血栓等症状。同时红细胞镰变后变形能力降低，在通过微细血管时易被挤压而破裂，导致溶血性贫血。杂合子一般不表现临床症状，但在氧分压低的情况下可引起红细胞镰变，称为镰状细胞性状（sickle cell trait）。

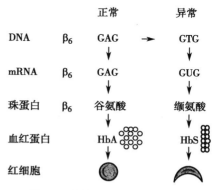

图 8-3　镰状细胞贫血的发病机制

镰状细胞贫血是由于 β 珠蛋白基因的纯合突变所致，患者 β 基因的第 6 位密码子由正常的 GAG 突变成了 GTG，编码的 β 珠蛋白肽链第 6 位谷氨酸被缬氨酸取代，正常 HbA 转变成了病理性 HbS。由于非极性氨基酸取代了位于分子表面的亲水性谷氨酸，导致血红蛋白分子溶解度降低，在脱氧状态下 HbS 聚合成凝胶化的棒状结构，使红细胞扭曲镰变，进而诱发一系列临床症状（图 8-3）。

2）不稳定血红蛋白病：不稳定血红蛋白病（unstable hemoglobinopathy）是由于 α 或 β 珠蛋白基因突变改变了珠蛋白肽链上的氨基酸顺序，引起血红蛋白分子结构不稳定导致的一类疾病。多为不完全显性遗传病。已知的不稳定血红蛋白有 100 余种，80% 以上系 β 链异常所致。如 Hb Bristol 不稳定血红蛋白病是由于 β 珠蛋白基因第 67 位密码子发生突变，使 β 链该位置缬氨酸被天冬氨酸取代，导致血红蛋白不稳定，易降解为变性珠蛋白小体，并附于细胞膜使之失去可塑性，不易通过脾脏而破裂，造成溶血，出现乏力、头晕、苍白、黄疸等症状。

3）血红蛋白 M 病：血红蛋白 M 病（hemoglobin M syndrome，HbM）为 AD 病。本病明显的临床表现是发绀和继发性红细胞增多，部分患者可同时伴有轻度溶血性贫血、黄疸和脾大等症状。

HbM 病是由于珠蛋白基因密码子发生错义突变导致血红蛋白分子中 α 链或 β 链与血红素铁原子连接的组氨酸发生了替代所致，如 HbM Boston（α[58 组→酪]）、HbM Iwate（α[87 组→酪]）、HbM Saskatoon（β[63 组→酪]）、HbM Milwaukee 1（β[63 组→谷]）、HbM Milwaukee 2（β[92 组→酪]）等，组氨酸被替代后，二价铁离子（Fe^{2+}）变成高价铁离子（Fe^{3+}），形成高铁血红蛋白，丧失了血红素与 O_2 的结合能力，使组织供 O_2 不足，呈现发绀等症状。

（2）异常血红蛋白病的分子基础：异常血红蛋白的产生是珠蛋白基因突变的结果，涉及各种突变类型。

1）碱基置换：90% 以上的异常血红蛋白病是珠蛋白基因发生碱基置换所致。主要有：①错义突变：如镰状细胞贫血是由于 β 珠蛋白基因第 6 密码子 GAG→GTG，即 A→T 的置换使 β 珠蛋白肽链中谷氨酸变为缬氨酸；②无义突变：如 Hb Mckees Rocks 是由于 β 珠蛋白基因第 145 位密码子 TAT→TAA，酪氨酸密码子→终止密码子，β 珠蛋白肽链缩短为 144 个氨基酸残基；③终止密码突变：如 Hb Constant Spring 是由于 α 珠蛋白基因第 142 位终止密码子 TAA→CAA（谷氨酰胺），结果 α 链延长为 172 个氨基酸残基。

2）移码突变：如 Hb Cranston 是由于 β 珠蛋白基因密码子 144 与 145 之间插入 AG，使其后的遗传密码移位，原来 147 位的终止密码子变成了编码氨基酸的密码子，使其翻译的肽链增加了 11 个氨基酸。

3）整码突变：整码突变是指基因中 1 到数个密码子的缺失或插入，导致其编码的肽链缺少或增加 1 到数个氨基酸。如 Hb Grady 是 α 珠蛋白基因第 118 与 119 密码子间插入了 3 个密码子（编码谷氨酸 - 苯丙氨酸 - 苏氨酸）。

4）融合基因：融合基因（fusion gene）是不同基因片段拼接而成的异常基因，往往由于同源染色体错位联会并在两基因内断裂发生不等交换而形成，可编码出由两种不同肽链拼接而成的融合肽链，形成异常血红蛋白。如 Hb Lepore，其类 β 链是由 δ 链和 β 链连接而成，肽链的 N 端像 δ 链，C 端像 β 链，故称 δβ 链；而 Hb anti-Lepore 其 N 端像 β 链，C 端却像 δ 链，称为 βδ 链。这是 δ 和 β 基因融合的结果。

相关链接 8-1

融合基因形成机制（扫描章首二维码阅读内容）

2. 地中海贫血　地中海贫血简称地贫，是珠蛋白基因突变导致相应珠蛋白肽链合成障碍，造成类 α 链和类 β 链合成比例失去平衡所引起的溶血性贫血。该病是人类最常见的单基因遗传病，因最早发现于地中海地区而得名。广泛存在于世界各地，我国多见于南方各地。地中海贫血分为 α 地中海贫血（α-thalassemia）和 β 地中海贫血（β-thalassemia）。

（1）α 地中海贫血：α 地中海贫血［OMIM# 604131］简称 α 地贫，是由于 α 珠蛋白基因缺陷致使 α 链的合成受到抑制而引起的溶血性贫血。以单倍体而言，一条 16 号染色体上的两个 α 基因均正常，表示为 α^A（αα），如果均缺陷不能表达，完全不能合成 α 链，称为 α^0 地贫（--）；如果只有一个 α 基因表达，合成部分 α 链，称为 α^+ 地贫（-α）。

1）α 地中海贫血的类型：上述单倍体进行不同组合，可形成 4 种类型的 α 地中海贫血：① Hb Bart's 胎儿水肿综合征（Hb Bart's hydrops fetalis syndrome）［OMIM# 236750］：胎儿发育不良，四肢短小，全身皮肤苍白，严重水肿，心脏和肝脾大，多数在妊娠晚期或新生儿期死亡。其发病原因是患胎两条 16 号染色体上的 4 个 α 基因全部缺陷，为 α^0 地贫纯合子 α^0/α^0（--/--），完全不能合成 α 链，故不能形成胎儿 HbF，相对过多的 γ 链形成四聚体（γ_4），称为 Hb Bart's。由于 Hb Bart's 对 O_2 的亲和力非常高，因而释放到组织的 O_2 减少，造成组织严重缺 O_2，致使胎儿出现上述临床表现。患胎父母一般均为 α^0 地贫杂合子 α^0/α^A（--/αα），再发风险为 1/4；② HbH 病（HbH disease）［OMIM# 613978］：常见于东南亚地区。患者一般在 5 岁以后发病，表现为轻度至中度贫血，肝脾大，但临床症状差异较大，严重者酷似 β 地中海贫血，骨骼改变，出现特殊贫血面容。其发病原因是患者 3 个 α 基因遗传性缺陷，是 α^0 地贫和 α^+ 地贫的双重杂合子 α^0/α^+（--/-α 或 --/αα^T，α^T 表示点突变），仅能合成少量的 α 链，β 链相对过剩并自身聚合成 β_4，即 HbH。HbH 不稳定，易被氧化解体形成游离的单链沉淀，积聚成包涵体附着于红细胞膜上，使膜失去柔韧性易破裂而导致溶血。患者双亲的基因型多为（--/αα）和（-α/αα 或 αα/αα^T）；③轻型（标准型）α 地中海贫血：患者缺失 2 个 α 基因，基因型为 α^0 地贫杂合子 α^0/α^A（--/αα）或 α^+ 地贫纯合子 α^+/α^+（-α/-α），我国患者的基因型主要是 α^0/α^A，由于能合成相当量的 α 链，所以仅表现出轻型贫血或无症状；④静止型 α 地贫：仅缺失 1 个 α 基因，基因型为 α^+ 地贫杂合子 α^+/α^A（-α/αα），无临床症状。

2）α 地中海贫血的分子机制：导致 α 地贫的分子机制主要是 α 基因的缺失，其次是突变。①基因缺失：α 基因缺失主要是由于减数分裂时 16 号染色体错误配对并发生不等交换造成的。α 基因的缺失包括 2 个 α 基因所在片段的缺失、1 个 α 基因的缺失、α 基因内部分关键片段的缺失等多种类型。②基因突变：α 基因突变导致 mRNA 的无功能、不稳定或无法形成，使 α 链合成障碍或合成量减少。现在已明确的突变有 40 多种，中国人较常见的有 2 种：即 α_2 基因第 125 位密码子突变（CTG→CCG）和终止密码子突变（TAA→CAA）。

（2）β 地中海贫血：β 地中海贫血［OMIM# 613985］简称 β 地贫，是由于 β 珠蛋白基因缺陷致使 β 链的合成受到抑制而引起的溶血性贫血。以单倍体而言,11 号染色体上的 β 基因正常,表示为 β^A;如果 β 基因异常后,完全不能合成 β 链称为 β^0 地贫,仍能合成部分 β 链称为 β^+ 地贫;融合基因 $\delta\beta$ 完全不能合成 β 链,等同于 β^0 地贫,称为 $\delta\beta^0$ 地贫。

1) β 地中海贫血的类型:上述单倍体组合形成不同类型的 β 地中海贫血:①重型 β 地中海贫血:也称为 Cooley 贫血,在我国广东、广西及四川的发病率为 2.19%~5.1%。本病患儿主要表现为出生数月后开始出现溶血反应,严重贫血,肝脾大,生长发育迟缓,反应迟钝。较早形成特殊的地中海贫血面容,表现为头颅大、颧突、塌鼻梁、眼距宽、眼睑水肿等。患儿为 β^0 地贫、β^+ 地贫、$\delta\beta^0$ 地贫的纯合子(β^0/β^0、β^+/β^+、$\delta\beta^0/\delta\beta^0$)以及 β^0 和 β^+ 地贫的双重杂合子(β^0/β^+),几乎不能合成 β 链或合成量极少,故极少或无 HbA。相对过剩的 α 链在红细胞膜上沉积,改变膜的通透性,引起溶血性贫血;同时 γ 链的合成相对增加,使 HbF 升高,有时高达 50%~90%。由于 HbF 较 HbA 的 O_2 亲和力高,在组织中不易释放出 O_2,致使组织缺 O_2。患者需靠输血维持生命,如不治疗,通常在 10 岁以前由于严重的贫血、虚弱和感染而发生死亡;②轻型 β 地中海贫血:患者是 β^0 地贫、β^+ 地贫或 $\delta\beta^0$ 地贫的杂合子(β^0/β^A、β^+/β^A、$\delta\beta^0/\beta^A$),能合成相当数量的 β 链,故临床症状较轻,表现为轻度贫血;③中间型 β 地贫:患者症状介于重型与轻型 β 地贫之间,表现为中度贫血,不需要输血。患者的两个 β 基因均变异,但仍能合成一定量的 β 链,并伴有 HbF 的明显升高。

2) β 地中海贫血的分子机制:导致 β 地贫的分子机制主要是 β 基因的突变,缺失很少见。β 基因的突变多数为点突变或 1 到数个碱基对的增加或缺失。突变位点可发生在外显子、内含子和侧翼序列。根据突变效应主要分为:①无功能 mRNA 突变型:编码区发生突变,形成无功能的或稳定性降低的 mRNA,不能合成正常的 β 链。例如,β 基因第 16 位密码子中 1bp 的丢失引起的移码突变(图 8-4)和第 17 位密码子的无义突变(AAG→TAG)均使终止密码提前出现,形成无功能的 mRNA,最终引起 β 地中海贫血;② RNA 剪接突变型:正常的内含子与外显子接头是 GU-AG,是 RNA 的剪接信号,如果该序列发生突变,便不能形成正常的 mRNA。有时内含子突变也会影响正常剪接的进行;③转录调控区突变型:这类突变主要发生于 β 基因的启动子区,如中国人常见的 -28A→G 的突变,该突变破坏了 TATA 框,降低了转录效率,只能形成少量的 β 链,导致 β 地贫;④多聚腺苷酸附加信号突变型:β 基因 3′ 端多聚腺苷酸(PolyA)附加信号序列 AATAAA 中,已发现 4 种不同的碱基置换和 1 种核苷酸缺失。如美国黑种人中发现的 AATAAA→AACAAA 突变,降低了 β 链的形成量进而导致 β 地贫。

		15	16	17	18	19
正常β链	……trp	gly	lys	val	asn	……
密码子	……UGG	GGC ↓-G	AAG	GUG	AAC	……
移码突变	……UGG	GCA	AGG	UGA	AC ……	
	……trp	ala	arg	stop		

图 8-4 β 基因的移码突变

二、血友病

血友病(hemophilia)是一类常见的遗传性凝血功能障碍的出血性疾病,主要包括:血友病 A(hemophilia A,HEMA)、血友病 B(hemophilia B,HEMB)、血友病 C(hemophilia C,HEMC),血友病 A 最常见。

(一)血友病 A

HEMA[OMIM# 306700]又称抗血友病球蛋白(antihemophilic globulin,AHG)缺乏症或凝血因子Ⅷ缺乏症,属于 X 连锁隐性遗传病,在男性中发病率约 1/5000,占血友病总数的 80% 左右,女性患者极为罕见。

HEMA 主要临床表现为出血倾向,其出血特点是:①反复自发性的缓慢持续渗血;②轻微创伤后流血不止;③大量出血较为罕见;④出血部位广泛,涉及皮肤黏膜、肌肉、关节等组织器官,关节腔多次出血可形成血肿引起关节变形,进而丧失功能导致患者残疾。

凝血因子Ⅷ是参与凝血过程的重要成分,它是由 AHG、Ⅷ因子相关抗原和促血小板黏附血管因子构成的复合分子。HEMA 是由于 *AHG* 基因突变使 AHG 遗传性缺乏所致。该基因定位于 Xq28,长 186kb,约占 X 染色体的 0.1%,是目前所克隆的人类最大的基因之一。它由 26 个外显子组成,编码 2351 个氨基酸。*AHG* 基因的突变具有高度的遗传异质性,已报道有 2600 多种突变,包括缺失、插入、倒位、碱基置换和移码突变等类型。近年来 Lakich 等发现,40% 的 HEMA 患者的基因缺陷是由于 *AHG* 基因内含子 22 倒位所致。

(二)血友病 B

HEMB[OMIM# 306900]又称凝血因子Ⅸ缺乏症或血浆凝血活酶成分(plasma thromboplastin component,PTC)缺乏症,本病为 X 连锁隐性遗传病,男性中发病率约为 1/30 000,占血友病总数的 15%~20%。女性杂合子Ⅸ因子活性仅为正常人的 1/3,较易表现出临床症状,故女性患者较 HEMA 为多。

HEMB 的主要临床症状与 HEMA 相似,出血倾向的严重程度取决于Ⅸ因子的活性状态。人类Ⅸ因子基因定位于 Xq27.1,由 8 个外显子组成,编码一个由 461 个氨基酸残基构成的凝血因子Ⅸ前体,成熟的凝血因子Ⅸ由 415 个氨基酸残基组成。HEMB 是由于Ⅸ因子基因突变导致Ⅸ因子缺乏或活性降低所致。目前已发现该基因突变有 1100 多种,涉及碱基置换、缺失、插入和移码突变等类型,碱基置换约占 80%,其中错义突变居多。

(三)血友病 C

HEMC[OMIM# 612416]又称血浆凝血活酶前质(plasma thromboplastin antecedent,PTA)缺乏症或Ⅺ因子缺乏症,为常染色体隐性遗传病,多见于土耳其南部犹太人后裔。患者主要表现为鼻出血、月经出血以及创伤出血较多,肌肉或关节血肿少见,病情较 HEMA 和 HEMB 轻。该病由定位于 4q35.2 的Ⅺ因子基因突变所致,迄今已发现 223 种致病性突变。

三、胶原蛋白病

胶原(collagen,COL)蛋白也简称为胶原,是人体最重要的含量最丰富的一种蛋白质,占全身总蛋白的 30% 以上,它是由 3 条相同或不同的 α 链缠绕而成的螺旋结构。迄今至少已发现 28 种编码 α 链的基因,编码形成的 α 链分别表示为 $α_1$、$α_2$、$α_3$,每种 α 链又分若干亚型,如 $α_1$(Ⅰ)、$α_1$(Ⅱ)、$α_1$(Ⅲ)等,α 链组合形成不同类型的胶原。最常见的有 Ⅰ 型、Ⅱ 型和Ⅲ 型胶原(表 8-1)。$α_1$(Ⅰ)表示组成 Ⅰ 型胶原的 $α_1$ 链,其基因相应的表示为 *COL1A1*,其余类同。

表 8-1　主要的胶原类型

胶原类型	分子组成	基因	基因定位	分布部位	引起疾病
Ⅰ	$[α_1(Ⅰ)]_2$	*COL1A1*	17q21.33	骨、腱、皮肤	成骨不全
	$α_2(Ⅰ)$	*COL1A2*	7q21.3		
Ⅱ	$[α_1(Ⅱ)]_3$	*COL2A1*	12q13.11	软骨、玻璃体	软骨发育不全
Ⅲ	$[α_1(Ⅲ)]_3$	*COL3A1*	2q32.2	皮肤、动脉、子宫、肠	EDS Ⅳ

胶原蛋白病(collagen disease)是由于胶原 α 链基因突变引起转录、翻译过程缺陷或某种修饰酶基因突变使翻译后修饰缺陷而导致的一类分子病。成骨不全(osteogenesis imperfecta,OI)是常见的胶原蛋白病之一,也是最常见和最早被认识的遗传性骨病之一,具有高度的遗传异质性,多数为常染色体显性遗传,少数为常

染色体隐性遗传。

OI 是一种累及骨、肌腱、韧带、筋膜、巩膜及牙本质等部位的胶原蛋白病,由于患者易于骨折,故临床上又称为"脆骨病"。根据遗传学和流行病学研究,可将 OI 主要分为 Ⅰ 型、Ⅱ 型、Ⅲ 型和Ⅳ型,最常见的是 Ⅰ 型和Ⅱ型。

1. **Ⅰ 型 OI**　Ⅰ 型 OI[OMIM# 166200]是常染色体显性遗传病,活婴中发病率约为 1/30 000。受累个体从出生起就表现出蓝色巩膜,故又称蓝色巩膜综合征。患者青春期后发病,主要表现为骨质疏松,易频繁发生骨折而引起畸形,其上肢和下肢的长骨、肋骨、手和足的小骨最易骨折,关节过度活动易受伤而导致肢体畸形,牙齿发育不良;蓝色巩膜;部分患者发生传导性耳聋。相对而言,OI 中 Ⅰ 型病情最轻。该类型主要是由于 *COL1A1* 基因突变导致 Ⅰ 型胶原蛋白量合成减少所致。*COL1A1* 基因大小约为 17.5kb,由 51 个外显子组成。

2. **Ⅱ 型 OI**　Ⅱ 型 OI[OMIM# 166210]大部分属于常染色体隐性遗传病,少数是常染色体显性遗传病。该类型是一种致死性疾病,宫内即可因骨质疏松、发脆引起四肢、肋骨骨折,而导致四肢弯曲、缩短和胸廓狭窄、变形。多数死于宫内或出生后不久死亡。Ⅱ 型 OI 的发病原因有:①Ⅰ 型胶原蛋白基因 *COL1A1* 和 *COL1A2* 突变,多数为甘氨酸被替代的错义突变;②修饰酶基因突变,使胶原蛋白不能正确修饰。上述突变均引起胶原蛋白分子异常而不能发挥功能,最终导致重型的 Ⅱ 型 OI。

相关链接 8-2

Ehlers-Danlos 综合征(扫描章首二维码阅读内容)

四、受体蛋白病

受体蛋白病(receptor protein disease)是基因突变导致受体的结构、功能或数量异常而引起的疾病。家族性高胆固醇血症(familial hypercholesterolemia, FH)是最为常见的受体蛋白病。

FH[OMIM# 143890]是一种不完全显性遗传病,在人群中杂合子发病率约为 1/500,纯合子发病率为 1/100 000。

FH 患者临床症状表现为高胆固醇血症、早发性冠心病、黄色瘤、动脉粥样硬化,过早出现角膜环,易发生心肌梗死。患者多为杂合子,发病较晚,病情较轻。纯合子患者病情重,在十几岁就会发生心肌梗死甚至死亡。

正常人低密度脂蛋白(LDL)同细胞膜上的 LDL 受体(LDLR)结合,通过内吞进入细胞,然后被溶酶体酸性水解酶水解,生成的游离胆固醇可被酯化成胆固醇酯而贮存;同时,游离的胆固醇可抑制 β- 羟基 -β- 甲基戊二酰辅酶 A 还原酶(HMG CoA reductase)活性,从而减少细胞内胆固醇的生物合成。

导致 FH 最常见的原因是 *LDLR* 基因突变,*LDLR* 基因定位于 19p13.2,含 18 个外显子。已发现的该基因突变超过 1100 多种,突变分布于整个基因序列的各个部位,然而并非所有的变异体都有临床后果。突变类型主要有缺失、错义突变、无义突变和插入,其中缺失最为多见。*LDLR* 基因突变引起的 LDLR 缺陷主要有 5 种类型:①合成障碍;②转运障碍:不能将受体从粗面内质网转运至细胞膜上;③结合障碍:受体到达细胞膜,但不能与 LDL 结合;④内移障碍:与 LDL 结合的受体向细胞内移的功能异常;⑤再循环障碍:受体与 LDL 不能分离,无法再循环回到细胞膜表面,并且被降解。LDLR 缺陷使血浆中 LDL 不能被细胞利用,细胞内胆固醇反馈抑制减弱,胆固醇合成量增加并进入血浆,致使血液及细胞内胆固醇堆积,诱发各种临床症状。

低密度脂蛋白受体（LDLR）的功能（扫描章首二维码阅读内容）

五、膜转运载体蛋白病

一些物质通过细胞膜进出细胞是在膜上特异的转运载体蛋白作用下完成的,膜转运载体蛋白病(transport protein disease)就是膜上载体蛋白遗传性缺陷导致的一类疾病,如肝豆状核变性(hepatolenticular degeneration,HLD)。

HLD[OMIM# 277900]是一种主要累及肝脏和神经系统的铜代谢障碍疾病,属于常染色体隐性遗传病。群体发病率约为 1/100 000~1/10 000,但在某些国家和地区,如意大利的撒丁岛、以色列和罗马尼亚等均较多见。

本病主要病理改变为豆状核变性和肝硬化,临床上表现为进行性加剧的肢体震颤、肌强直、精神改变、肝硬化及角膜色素环形成。本病可分为两型:①晚发型,多在 20~30 岁发病,病程进展缓慢;②少年型,多在 7~15 岁发病,病程进展迅速。起病症状因人而异,大多数患者首先出现神经症状,少数先出现肝脏症状。

HLD 的发病原因主要是由于 WD 基因突变所致,WD 基因即 ATP7B 基因,定位于 13q14.3,含有 21 个外显子,编码 1411 个氨基酸残基组成的铜转运 P 型 -ATP 酶(P-type ATPase,ATP7B),该酶蛋白具有转运铜离子的功能。WD 基因突变引起酶蛋白异常,导致铜代谢障碍,使铜在肝脏、神经系统等组织器官沉积进而引起病变。已发现的 WD 基因突变有 300 多种,并存在突变热点,不同人种和地域存在着不同的突变热点。

案例 8-1

肝豆状核变性案例分析

患者,女性,18 岁。因"精神异常 1 个月,步态不稳 15 天"入院。2015 年 7 月失恋后出现精神异常,表现为情绪低落,言语少,曾就诊某专科医院诊断为"抑郁症",抗抑郁治疗无效。8 月初精神行为异常加重,表现为强笑,间断惊恐,言语混乱,并出现步态不稳,偶有头痛,饮水呛咳。随后病情逐渐加重,出现频繁恶心、呕吐及吞咽困难,构音障碍致完全不能发声,进行性四肢及躯干肌张力减低,不能坐立、站立。入院治疗后,部分症状好转,无恶心、呕吐,能进食,偶能发声,但精神行为及运动异常无好转。后行眼科分光镜检查发现双侧角膜色素环,遂化验血清铜蓝蛋白:0.2mg/L(临床诊断 <100mg/L),尿铜:464.19μg/24h(临床诊断 ≥100μg/24h)。曾检查肝功能未见异常。诊断:"肝豆状核变性"。

思考:1. 本案例患者是首发出现神经症状还是肝脏症状? 其依据是什么?

2. 试分析肝豆状核变性的发病原因及该患者同胞的再发风险。

胱氨酸尿症（扫描章首二维码阅读内容）

第二节　先天性代谢缺陷

先天性代谢缺陷是指由于基因突变造成酶蛋白分子遗传性缺陷所引起的疾病,又称为遗传性酶蛋白病(hereditary enzymopathy)或先天性代谢病,其遗传方式多为常染色体隐性遗传,少数为 X 连锁隐性遗传或常染色体显性遗传。

一、先天性代谢缺陷的发病机制

人体内每一步代谢反应都是在特定酶的催化下完成的,细胞内任何一种代谢底物,在一系列酶的催化下,依次形成多种中间产物,最后形成终产物。随着终产物的增多,某种酶的活性被反馈抑制而降低反应速率,以维持细胞内物质的平衡;另外,有些物质在正常代谢过程中还存在旁路代谢。如果酶蛋白基因突变,引起酶蛋白异常,导致代谢紊乱,最终引发一系列临床症状。酶异常分为酶活性降低或活性增高。绝大多数先天性代谢缺陷是由于酶活性降低引起的。酶活性降低引起四种代谢紊乱后果,即底物堆积、中间产物堆积、终产物缺乏和代谢旁路产物增多。

二、先天性代谢缺陷的类型及常见疾病

根据酶遗传性缺陷对生物有机体新陈代谢的影响,将先天性代谢缺陷分为糖代谢病、氨基酸代谢病、脂类代谢病、核酸代谢病等类型。

(一) 糖代谢病
糖代谢病是由于糖类合成或分解过程中所需酶遗传性缺乏所引起的疾病。

1. 半乳糖血症　半乳糖血症(galactosemia)是遗传性酶缺陷使半乳糖在体内累积而导致的一种代谢病,属于常染色体隐性遗传病,在白种人群中的发病率约为 1/100 000~1/60 000,在中国人中罕见。

半乳糖血症主要表现为婴儿哺乳后呕吐、腹泻,对乳类不耐受,继而出现肝硬化、白内障、黄疸、腹水、智力发育不全等症状。

乳类含有乳糖,经消化道乳糖酶分解产生葡萄糖及半乳糖,半乳糖经过一系列酶促反应转化成葡萄糖而被组织利用(图 8-5)。根据半乳糖代谢过程中所缺陷酶的不同,半乳糖血症分为 Ⅰ 型(经典型)、Ⅱ 型和 Ⅲ 型。

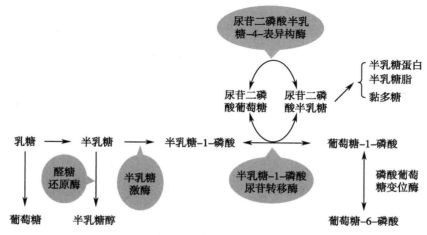

图 8-5　半乳糖代谢途径

（1）半乳糖血症Ⅰ型：半乳糖血症Ⅰ型［OMIM# 230400］是常染色体隐性遗传病，约占半乳糖血症的95%，是半乳糖 -1- 磷酸尿苷转移酶（GALT）遗传性缺乏引起。由于此酶缺乏，半乳糖 -1- 磷酸在脑、肝、肾等器官积累而致病。半乳糖在晶状体积累，在醛糖还原酶的作用下转变成半乳糖醇，使晶状体变性浑浊，形成白内障。患儿出生后乳类喂养数日，即出现呕吐或腹泻。一周后逐渐出现肝大、黄疸，腹水和白内障。如不控制乳类摄入，数月后出现明显智力低下，大多数患儿于新生儿期因感染死亡。编码 GALT 的基因 *GALT* 定位于 9p13.3，全长约 10.9kb，有 11 个外显子，编码的 GALT 含有 379 个氨基酸残基。该基因有多种突变，如第 188 位密码子 CAA→CGA 的突变，使谷氨酰胺被精氨酸替代，导致了半乳糖血症的发生。

（2）半乳糖血症Ⅱ型：半乳糖血症Ⅱ型［OMIM# 230200］较罕见，患者半乳糖激酶（GALK）缺乏，病情较Ⅰ型轻。该病由编码 GALK 的基因 *GALK* 突变所致，*GALK* 基因定位于 17q25.1。

（3）半乳糖血症Ⅲ型：半乳糖血症Ⅲ型［OMIM# 230350］罕见，患者尿苷二磷酸半乳糖 -4- 表异构酶（GALE）缺陷，患者临床表现差异较大，可无症状或类似于Ⅰ型。该病由定位于 1p36.11 的 *GALE* 基因突变所致。

2. 糖原贮积症　糖原贮积症（glycogen storage disease，GSD）是糖原分解过程中酶缺乏引起的疾病，属于常染色体隐性遗传病，在白种人中发病率约为 1/100 000。根据糖原分解所缺乏酶的不同，将 GSD 分为 13 种类型，以Ⅰ型常见。GSD Ⅰ型又分为 4 种亚型，即Ⅰa、Ⅰb、Ⅰc 和Ⅰd 型，Ⅰa 型是Ⅰ型的主要类型，约占 80%，也是中国 GSD 患者的常见类型。下面以 GSD Ⅰa 型为例介绍 GSD。

GSD Ⅰa 型［OMIM# 232200］主要累及肝脏、肌肉，有的伴有肾脏和神经系统的损伤。患儿主要表现为肝大、腹部明显突出、低血糖、乳酸酸中毒、惊厥，该病患者喂养困难，生长发育迟缓，身材矮小，伴有高脂血症、高乳酸症、酮尿症和高尿酸血症。

葡萄糖 -6- 磷酸酶（glucose-6-phosphatase，G6Pase）是由多种蛋白组成的复合体，其中葡萄糖 -6- 磷酸酶催化亚单位（glucose-6-phosphatase catalytic subunit，G6PC）是其重要组成成分之一。GSD Ⅰa 型的发病原因就是由于基因突变使 G6PC 缺乏导致 G6Pase 的缺陷，使葡萄糖 -6- 磷酸不能转化为葡萄糖供组织利用，反而通过可逆反应合成更多的肝糖原积聚在肝细胞，引起患儿肝大等一系列临床表现。编码 G6PC 的基因 *G6PC* 定位于 17q21.31，有 5 个外显子，编码的 G6PC 含 357 个氨基酸残基。截至 2017 年 7 月 4 日，OMIM 记载的可导致 GSD Ⅰa 型的 *G6PC* 基因突变有 14 种，包括错义突变、无义突变和剪接突变等。

（二）氨基酸代谢病

氨基酸代谢病是氨基酸代谢过程中所需酶的遗传性缺乏而引起的氨基酸代谢异常。

1. 苯丙酮尿症　苯丙酮尿症（phenylketonuria，PKU）［OMIM# 261600］属于常染色体隐性遗传病，发病率存在种族和地区差异，在我国约为 1/16 500。

PKU 患儿出生时正常，通常在 3~6 个月开始出现症状，1 岁时症状明显，主要表现为：尿液和汗液有特殊的"鼠尿味"；智力低下，行为异常，如兴奋不安、忧郁、多动、孤僻等；皮肤白皙，有不同程度的白化倾向，且易发湿疹。

苯丙氨酸是人体必需氨基酸，由食物中获取，它来源于蛋白质的分解，也参与蛋白质的合成，同时也可转变为酪氨酸，继而形成黑色素（图 8-6）。PKU 是由于苯丙氨酸羟化酶（phenylalanine hydroxylase，PAH）基因 *PAH* 突变所致，患者体内缺乏 PAH，使血中苯丙氨酸不能转化成酪氨酸，致使苯丙氨酸在体内积累。过量的苯丙氨酸经旁路代谢产生苯丙酮酸、苯乳酸、苯乙酸，并由尿液和汗液排出，所以患儿体表、尿液有特殊的"鼠尿味"，由于尿液中有苯丙酮酸，故该病取名为 PKU；旁路代谢产物累积可抑制 L- 谷氨酸脱羧酶的活性，影响 γ- 氨基丁酸的生成，同时还可抑制 5- 羟色胺脱羧酶活性，使 5- 羟色胺生成减少，从而影响大脑的发育，导致智力低下，行为异常；过量的苯丙氨酸还可抑制酪氨酸酶的活性，以致黑色素减少，出现白化倾向。

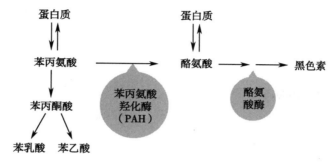

图 8-6 苯丙氨酸及酪氨酸的部分代谢途径

PAH 基因定位于 12q23.2,全长 90kb,含有 13 个外显子。该基因主要在肝脏中表达。截至 2017 年 7 月 4 日,OMIM 记载的可导致 PKU 的 *PAH* 基因突变有 64 种。中国 PKU 患者最常见的是该基因外显子 5 第 111 位密码子 CGA→TGA 的突变,造成精氨酸密码子突变为终止密码子。

案例 8-2

苯丙酮尿症的危害

2008 年 6 月的一天,内蒙古土默特左旗某村庄一对夫妇喜得一女儿。2009 年 5 月,这对夫妇发现女儿明显不同于其他小孩:女儿面目呆板,不懂得和他们交流,惊厥现象频频发生,皮肤和毛发出现白化现象,特别是尿液和皮肤散发出一种越来越重的"怪味儿"。于是,这对夫妇抱着女儿到呼和浩特市某大医院就诊。病情很快就见分晓了,诊断结果是"苯丙酮尿症"。

思考:1. 苯丙酮尿症是一种什么病? 其发病原因是什么?

2. 为什么这对夫妇在女儿快满 1 周岁时才发现异样的表现?

3. 该案例给我们带来什么启示?

---

2. 白化病　白化病(albinism)是一类由不同基因突变导致的黑色素合成代谢缺陷病。群体发病率为 1/20 000~1/10 000。根据临床表现特征分为眼皮肤白化病(oculocutaneous albinism, OCA)和眼白化病(ocular albinism, OA)两大类。

(1) 眼皮肤白化病:OCA 是常染色体隐性遗传病,在各类白化病中,该类型患者超过 90%。主要表现为毛发及全身皮肤黑色素减少,对紫外线辐射敏感,易患皮肤癌;眼色素减少,畏光,眼球震颤,黄斑区发育不良,视力异常。

OCA 的发病机制比较复杂,存在遗传异质性。临床上将其分为 3 种主要的亚型:① OCA1:OCA1 [OMIM# 203100]是由于酪氨酸酶基因 *TYR* 突变引起酪氨酸酶缺乏或活性降低所致,该酶是酪氨酸转变为黑色素的关键酶(见图 8-6)。基因 *TYR* 定位于 11q14.3,含有 5 个外显子,截至 2017 年 7 月 4 日,OMIM 记载的可导致 OCA1A 和 OCA1B 的 *TYR* 基因突变分别有 30 种和 5 种。② OCA2:OCA2 [OMIM# 203200]酪氨酸酶呈阳性,是由 *OCA2* 基因突变引起,该基因定位于 15q12-q13,含有 25 个外显子,编码黑色素体膜蛋白;OMIM 记载的可导致 OCA2 的 *OCA2* 基因突变有 12 种。③ OCA3:OCA3 [OMIM# 203290]是由酪氨酸酶相关蛋白-1 基因 *TYRP1* 突变所致,该基因定位于 9p23,全长 25kb,含有 8 个外显子,编码的酪氨酸酶相关蛋白-1 是黑色素生物合成酶稳定因子;OMIM 记载的可导致 OCA3 的 *TYRP1* 基因突变有 6 种。

(2) 眼白化病:OA [OMIM# 300500]的遗传方式多为 X 连锁隐性遗传,发病率约为 1/60 000。患者毛发和皮肤正常,主要是眼色素缺乏。OA 最常见的类型是眼白化病 1 型(OA1),引起 OA1 的主要原因是

GPR143 基因的突变,该基因定位于 Xp22.2,全长 40kb,含有 9 个外显子,编码 404 个氨基酸残基构成的黑色素体跨膜蛋白;OMIM 记载的可导致 OA1 的 *GPR143* 基因突变有 10 种。

相关链接 8-5

尿黑酸尿症(扫描章首二维码阅读内容)

(三)脂类代谢病

脂类代谢病是指脂类分解代谢过程中特异性酶缺乏,导致相应脂类底物累积,从而引起代谢紊乱而导致的一类疾病,下面主要介绍其中的 Tay-Sachs 病。

Tay-Sachs 病(Tay-Sachs disease,TSD)[OMIM# 272800]也称为 GM2 神经节苷脂贮积症(GM2 gangliosidosis)或家族性黑矇性痴呆(familial amaurotic idiocy),为常染色体隐性遗传病,犹太人中发病率最高,比其他民族大约高 100 倍。

TSD 患儿刚出生时表型正常,一般 3~6 个月发病,病情进展快。主要表现为听觉过敏,易受惊吓;肌张力低下,四肢呈蛙样姿态,运动发育迟缓,抬头无力;眼底检查可见樱桃红斑,视力减退,进一步发展导致失明;神经系统严重受损,出现各种癫痫发作,频度和强度随年龄的增加而加强;头围增大、吞咽障碍等症状。患儿多于 5 岁左右死亡。

TSD 是由于编码氨基己糖苷酶肽链的 *HEXA* 基因发生突变,导致溶酶体氨基己糖苷酶 A(hexA)缺乏,不能降解 GM2 神经节苷脂(一种鞘脂)而致病。*HEXA* 基因定位于 15q23,全长约 39.7kb,含有 14 个外显子。该基因突变有碱基置换、缺失和移码突变,OMIM 记载的可导致 TSD 的 *HEXA* 基因突变有 55 种。

(四)核酸代谢病

核酸代谢过程中所需酶的遗传性缺陷,导致机体内核酸代谢异常而引发核酸代谢病。主要病例有 Lesch-Nyhan 综合征、着色性干皮病等。

Lesch-Nyhan 综合征(Lesch-Nyhan syndrome,LNS)[OMIM# 300322]也称自毁容貌综合征或次黄嘌呤-鸟嘌呤磷酸核糖转移酶 1(hypoxanthine guanine phosphoribosyl transferase 1,HPRT1)缺乏症,属于 X 连锁隐性遗传病,男性发病率约为 1/10 000。

本病的临床特征表现为智力发育不全,强直性大脑性麻痹,舞蹈样动作和强迫性自残行为,如抓挠面部、咬伤自己的嘴唇、手指和足趾等。患者常伴有高尿酸血症、尿酸尿、血尿、尿道结石,导致痛风性关节炎。

该病是遗传性 HPRT1 缺乏引起的嘌呤代谢障碍,HPRT1 催化 5-磷酸核糖-1-焦磷酸(PRPP)上的磷酸核糖基转移到次黄嘌呤和鸟嘌呤上,使之分别形成次黄苷酸和鸟苷酸,而这两种核苷酸和腺苷酸可反馈抑制嘌呤的前体物质 5-磷酸核糖-1-胺的生成,当此酶缺乏时,鸟苷酸和次黄苷酸合成减少,反馈抑制作用减弱或消失,嘌呤合成加快,使尿酸增高,代谢紊乱而致病。患者红细胞和白细胞中此酶含量可减少到正常人的 2%~10%。如 HPRT1 活性部分缺乏时,可引起高尿酸血症和痛风,不出现 Lesch-Nyhan 综合征症状。编码 HPRT1 的基因 *HPRT1* 定位于 Xq26.2-q26.3,长约 47.5kb,含有 9 个外显子,编码的 HPRT1 含有 218 个氨基酸残基。OMIM 记载的可导致 LNS 和痛风的 *HPRT1* 基因突变分别有 43 种和 11 种,主要突变类型有碱基置换、插入、缺失和移码突变。外显子 5 和 7 被认为是该基因的突变热点。

(周好乐)

生化遗传病主要包括分子病和先天性代谢缺陷。分子病是由于基因突变造成蛋白质分子结构或数量异常所引起的疾病。血红蛋白病是由于基因突变导致珠蛋白分子结构或合成量异常所引起的一类疾病;血友病是由于凝血因子遗传性缺乏引起的出血性疾病;家族性高胆固醇血症是一种受体蛋白病;胶原蛋白病是由于原胶原蛋白基因转录和翻译过程的缺陷,或翻译后修饰酶缺陷导致。

先天性代谢缺陷是编码酶蛋白的结构基因发生突变导致酶蛋白异常而引起的代谢病,大多由酶失活或活性降低而引起,多数为常染色体隐性遗传。先天性代谢缺陷可分为糖代谢病、氨基酸代谢病、脂类代谢病、核酸代谢病等。

复习参考题

1. 什么是分子病? 主要有哪些类型?

2. 举例说明分子病与先天性代谢缺陷有哪些异同点?

3. 以苯丙酮尿症为例,说明先天性代谢缺陷的发病机制。

4. 试述 α 地中海贫血的临床类型及发病机制。

第九章　　肿瘤遗传学

9

学习目标	
掌握	肿瘤的概念、恶性肿瘤的分类;癌基因、原癌基因及其激活机制;肿瘤抑制基因及其常见的遗传型恶性肿瘤。
熟悉	肿瘤细胞的克隆演进、遗传异质性与常见的染色体异常。
了解	癌基因、肿瘤抑制基因的发现和肿瘤发生的遗传学理论。

肿瘤(tumor)泛指由一群生长失去正常调控的细胞形成的新生物(neoplasm),分为良性肿瘤(benign tumor)和恶性肿瘤(malignant tumor),其中恶性肿瘤生长不受控制,且能够侵入其他邻近组织甚至扩散(转移)至更远的位置,又称为癌症(cancer)。肿瘤细胞持续生长将出现严重的组织损伤和器官衰竭,最终导致死亡。目前已发现的恶性肿瘤几乎涉及了所有类型的细胞、组织及器官系统,其中约 85% 是癌(carcinoma),起源于上皮组织;2% 是肉瘤(sarcoma),来源于间叶组织;约 5% 为淋巴瘤(lymphoma),来源于免疫系统,特别是脾及淋巴结中的淋巴细胞;约 3% 为白血病,来源于骨髓造血细胞。

肿瘤是由基因组的改变引起的一种体细胞遗传病,是相关基因发生结构与功能变异的结果。这些基因参与控制细胞生长和凋亡(apoptosis)、细胞增殖或损伤修复。致癌突变主要分两种:一种是种系突变,直接通过双亲的生殖细胞传给子女,后代所有体细胞和生殖细胞都携带这种突变,有 5%~10% 的肿瘤由种系突变引起,称为遗传型肿瘤;另一种称为散发突变,可在人生的任何时期发生,它不是从双亲继承而来的,而是后天的新生突变,发生在单个体细胞中,然后分裂发展为癌症。引起这些突变的原因涉及干扰细胞分裂和增殖调控,可能由紫外照射、病毒、烟草、年龄或其他因素诱发。散发突变引起的肿瘤称为散发型肿瘤,占全部肿瘤的 90%~95%。突变基因的不同组合可导致同一类型的肿瘤。

肿瘤的遗传基础十分复杂,进入 21 世纪,人类对肿瘤病因的了解依然有限。多数肿瘤的发生并没有明显的决定性因素。但可以肯定的是,各种遗传学改变都可以引发肿瘤,而参与 DNA 损伤修复和维持染色体形态稳定的若干基因发生的突变也会促进肿瘤发展。此外,环境污染、压力增加及不良生活方式(如吸烟等)的影响,也在一定程度上提高了肿瘤的发生率。当正常细胞分裂过程出现失控、细胞分裂周期出现调控缺陷和(或)程序性细胞死亡(凋亡)的控制被破坏时均会导致肿瘤的发生。

第一节　染色体异常与肿瘤

20 世纪初,德国动物学家 Boveri 通过对海胆胚胎不正常有丝分裂的研究,第一次提出了非整倍体对细胞及生物体的生理机能是有害的,非正常的染色体组成可能会导致肿瘤发生。

目前已经证实,非整倍体是人类肿瘤中常见的遗传特征。除了染色体数目的改变,肿瘤细胞还常伴有染色体结构的改变,包括缺失,扩增和易位。这些结构的改变是肿瘤形成的原因之一。

一、肿瘤细胞中的染色体异常

肿瘤细胞多伴有染色体数目的改变,大多是非整倍体,包括超二倍体、亚二倍体、亚三倍体、亚四倍体等(图 9-1)。胸、腹腔积液中转移的癌细胞染色体数目变化较大,常超过四倍体。实体瘤染色体数目多为三倍体左右。此外,肿瘤细胞核型中亦频发染色体的结构异常,包括易位、缺失、重复、环状染色体、双着丝粒染色体、倒位等各种类型。在肿瘤的发生发展过程中,由于肿瘤细胞的增殖失控等原因,导致细胞有丝分裂异常并产生部分染色体断裂与重排,形成了一些结构异常的染色体,称为标记染色体(marker chromosome),分为特异性和非特异性标记染色体两种。特异性标记

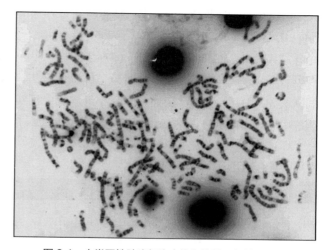

图 9-1　人类恶性肿瘤细胞中染色体数目与结构异常

染色体在肿瘤细胞中稳定遗传，与肿瘤的恶性程度及转移能力密切相关。

二、肿瘤细胞中非整倍体和染色体不稳定性

一些肿瘤细胞是稳定的非整倍体。这说明在肿瘤发展中某一阶段发生的染色体错误分离，可以产生异常核型并能够稳定地遗传给子代细胞。非整倍体是潜在的染色体组不稳定的结果，其特点是在细胞分裂时染色体增加或丢失的比率增高。非整倍体与染色体不稳定性含义不同；非整倍体代表细胞拥有非正常染色体数目的状态；而染色体不稳定性则是指染色体获得或丢失的概率增加。例如，唐氏综合征存在的染色体数目异常现象，这是非整倍体，而非染色体不稳定性。

三、非整倍体促进肿瘤形成

利用有丝分裂检查点功能失调的小鼠模型对肿瘤细胞基因组中非整倍体功能的研究显示，其胚胎成纤维细胞及其他组织细胞发生非整倍体及染色体不稳定性的水平增加，并导致多种肿瘤发生，包括淋巴瘤、肺癌和肝癌。这说明非整倍体促进了肿瘤的发生发展。

四、标记染色体的发现及其意义

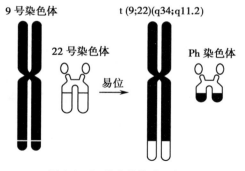

9 号染色体   t (9;22)(q34;q11.2)

22 号染色体   Ph 染色体

易位

图 9-2 Ph 染色体构成示意图

Nowell 及 Hungerford 于 1960 年发现慢性髓细胞性白血病（CML）中有一个小于 G 组的染色体，由于是在美国费城（Philadelphia）发现的，故命名为 Ph 染色体。最初认为是 22 号染色体的长臂缺失所致，后经 Rowley 用显带技术证明 Ph 染色体是 t(9;22)(q34;q11.2)（图 9-2）。大约 95% 的 CML 患者都是 Ph 阳性，因此它可以作为 CML 的诊断依据，也可以用以区别临床症状相似但 Ph 染色体为阴性的其他血液病（如骨髓纤维化等）。有时 Ph 染色体先于临床症状出现，故又可用于早期诊断。Ph 染色体阴性的 CML 患者对治疗反应差，预后不佳。Ph 染色体的发现首次证明了一种染色体畸变与一种特异性肿瘤之间的恒定关系，是肿瘤遗传学研究的里程碑。

除了 Ph 染色体，在实体瘤中还发现了一些特异性标记染色体，它们的特点是与特定的肿瘤相关（表 9-1）。如在 90% 的 Burkitt 淋巴瘤（非洲儿童恶性淋巴瘤）病例中可以见到一个长臂增长的 14 号染色体（14q+），其中一条 8 号染色体长臂末端的一段（8q24）易位到了 14 号长臂末端（14q32），形成了 8q− 和 14q+ 两个异常染色体。另外，在部分 Burkitt 淋巴瘤中可见 t(8;22)(q24;q11) 或 t(2;8)(p12;q24) 两种标记染色体。在视网膜母细胞瘤（RB）中常见 13 号染色体长臂缺失，即 del(13)(q14)。Wilms 瘤常累及 11 号染色体短臂的中间缺失，del(11)(p13p14)。在大多数肺小细胞癌中证实存在大的 3 号染色体短臂缺失，即 del(3)(p14p23)。肺腺癌中出现 del(6)(q23→qter)（图 9-3）。脑膜瘤常有 22 号染色体长臂缺失（22q−）或整条 22 号染色体丢失（−22）。

表 9-1 肿瘤中的特异性标记染色体

肿瘤	标记染色体
慢性髓细胞白血病	t(9;22)
急性早幼粒细胞白血病	t(15;17)
前列腺癌	del(10q)

肿瘤	标记染色体
视网膜母细胞瘤	del(13)(q14)
Burkitt 淋巴瘤	t(8;14)(q24;q32)
	t(2;8)(p12;q24)
	t(8;22)(q24;q11)
软组织肉瘤	t(12;22)(q13;q12)
Wilms 瘤	del(11)(p13p14)
小细胞肺癌	del(3)(p14q23)
肺腺癌	del(6)(q23qter)
胃癌	del(7)(p15)
	del(7)(q22)
	t(1;3)(p11;q11)

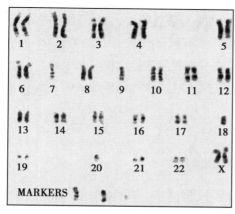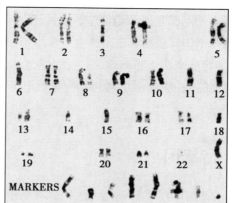

图 9-3　原发性非小细胞肺癌细胞中的染色体改变

第二节　肿瘤克隆进化与遗传异质性

一、肿瘤细胞的克隆进化

多数肿瘤细胞具有染色体异常(见图 9-1)。在一个肿瘤的细胞群体中,通常是由单克隆构成,即单克隆起源。但肿瘤生长演进过程中,由于细胞内外条件改变,会出现异质性,即由单克隆起源的瘤细胞核型出现多样性,演变为多克隆性,即不同克隆体中染色体畸变不一致。其中占主导地位的克隆构成肿瘤干系(stem line),干系肿瘤细胞的染色体数目称为众数(modal number)。多克隆细胞群肿瘤中占非主导地位的克隆称为旁系(side line)。由于细胞内外条件变化,干系与旁系地位可以相互转变,甚至单克隆细胞群亦可以发展为多克隆肿瘤细胞群,这种现象称为肿瘤细胞的克隆进化。

Nowell 于 1976 年创造性地将进化生物学的原理引入肿瘤生物学领域并第一次提出了肿瘤克隆进化概念。肿瘤克隆进化的主要观点包括:①细胞类似于一个特殊的"物种",细胞克隆相当于物种的无性繁殖;②细胞克隆过程中基因组复制的随机错误(变异),导致细胞获得去分化、抗凋亡、耐药等表型;③这些变异发生于不同的肿瘤细胞中导致肿瘤群体的遗传异质性,不同肿瘤亚群由于遗传变异各异而具有不同的表型,也由此获得了适应不同环境的能力;④当环境发生改变时,适宜在新环境中生存的肿瘤亚群获得扩张,不适宜的则被淘汰。这一理论最大的贡献在于揭示了肿瘤细胞具有不断进化的能力,这种能力可使子代细胞获得亲代细胞没有的表型,它也是肿瘤发展、转移和耐药的根本原因。

无限增殖的细胞克隆被定义为肿瘤,但不是所有的克隆最终都会形成癌症,只有小部分突变细胞有机会形成肿瘤。在成瘤过程中,肿瘤细胞新获得的遗传改变会赋予其新的特性。少数肿瘤还会通过体细胞突变而获得其他的癌基因。在这种情况下,包含起始突变的克隆不断扩增,最终这个克隆中的一个单细胞又获得新的突变。如果这个新的突变有利于在当前微环境中增殖,那么这个细胞将会分裂产生一个更适应环境的新克隆并继续生长。这个新克隆可持续扩增甚至生长速度超过原有的克隆。通过这种方式,经过几轮突变及克隆扩增最终将表现为临床上的癌症。癌症是克隆进化的结果,基因突变是其源泉。

克隆的进化是一个反复和动态的过程。这个过程包括两个步骤,体细胞突变和克隆扩增。体细胞突变产生利于生长和生存的表型,而克隆扩增则提供大量获得新突变的增殖细胞。

二、肿瘤细胞的遗传异质性

基于肿瘤克隆进化理论,突变是细胞分裂的副产品,肿瘤细胞在连续分裂过程中会产生遗传多样性。晚期肿瘤中所有细胞都是原始祖细胞的后代,在不断的细胞分裂过程中,它们与祖细胞逐渐分离,并表现出显著的肿瘤内遗传异质性。这个概念可以用"进化树"来解释,分支点即为新的突变。所有肿瘤细胞都存在突变,有些突变来源于祖细胞,而大部分突变则是在肿瘤克隆进化过程中产生的。因此,晚期肿瘤和转移瘤具有很高的遗传异质性并难以治疗也就不难理解了。这也是肿瘤个体化治疗的遗传学基础。

第三节　癌基因

20 世纪初,德国动物学家 Boveri 提出了"在分子水平上,肿瘤是由于细胞 DNA 损伤引起的"这一观点。随后研究发现,在反转录病毒的基因组中除了编码病毒本身复制所必需的病毒核心蛋白、外壳糖蛋白及反转录酶等基因外,还包括一个能引起动物宿主细胞恶性转化的基因。这种基因就是癌基因(oncogene),它是包括人类在内的动物细胞及致癌病毒固有的一类能启动细胞分裂的原癌基因(protooncogene)异常活化转化而来的,又名转化基因。

一、癌基因的发现

癌基因的发现可追溯到 20 世纪初对动物致癌病毒的研究。当时人们注意到将患白血病家禽的细胞提取物注入正常家禽体内可引起白血病,并发现这些肿瘤细胞中含有病毒。

1910 年,Rous 发现一种病毒可使禽类产生肿瘤。此病毒能使鸡胚成纤维细胞在培养过程中恶性转化,再给鸡接种后还能诱发肉瘤,称为 Rous 肉瘤病毒(Rous sarcoma virus,RSV)。后经证实 RSV 是一种 RNA 反转录病毒,除含有病毒复制所需基因外,还含有一种特殊的转化基因,不仅能使培养的细胞转化并呈现恶性表型,也能在动物中引发肿瘤,这种基因被称为病毒癌基因(v-oncogene)。这项研究意义深远,Rous 于 1966年获诺贝尔生理学或医学奖。

1969 年,Huebner 和 Todaro 提出癌基因假说(oncogene hypothesis),认为所有的细胞中都含有致癌病毒的全部遗传信息,这些遗传信息代代相传,其中与致癌有关的基因称为癌基因。通常情况下癌基因处于被阻遏状态,只有当细胞内的有关调节机制遭破坏时癌基因才表达,进而导致细胞癌变。

1970 年,Temin 等发现致癌的 RNA 病毒中存在一种反转录酶,于是提出了原病毒假设(provirus hypothesis),认为 RNA 病毒通过反向和正向转录以及与宿主细胞 DNA 发生交换或重组,形成癌基因。Temin

于 1975 年凭此研究成果获得诺贝尔生理学或医学奖。

1970 年 Martin 用 RSV 的温度敏感突变体证实 RSV 基因组内确实存在能使体外培养的正常细胞转化为癌细胞的基因,即被称为 src 的病毒癌基因。src 是人类发现的第一个病毒癌基因。

1971 年,Duesberg 等比较野生型 RSV 和突变型 RSV(src 缺失)的基因组,发现 src 基因位于野生型 RSV 基因组 RNA 的 3′ 端,突变型 RSV 除了无致癌作用外一切正常,提示 src 对 RSV 的生长和增殖并非必需。在观察了 RSV 及其亲缘病毒后,大多数遗传学家认为,只有 RSV 才是真正的自然病毒,而它们的亲缘病毒则由于某种缘故失去了 src 基因,成为相关致癌能力有缺陷的突变病毒。那么 RSV 中 src 基因从何而来?

Evarmus 和 Bishop 合作研究很快证实了 src 基因的真正来源:1975 年,他们用 v-src 序列作为探针作 Southern 杂交分析正常鸡细胞及感染 RSV 的鸡细胞基因,发现在未感染病毒的细胞和感染病毒的细胞中都有与 v-src 相同的 src 基因,这说明正常鸡细胞在感染 RSV 之前,就已拥有至少一个 src 基因,src 基因本来就是一个正常的鸡细胞基因,当 RSV 病毒感染鸡细胞时,通过遗传重组,把鸡细胞的 src 基因插入自己的病毒基因组中,使正常的细胞基因转化成致癌基因。这是第一个被确认的"细胞癌基因"(cellular oncogene,c-oncogene)。其后,在鸟类和包括人类在内的脊椎动物基因组内也相继发现了 src 基因,表明 src 基因是所有脊椎动物正常遗传物质。至此,Huebner 和 Todaro 有关癌基因的假设在许多实验中得到了证实,病毒癌基因是通过转导作用从宿主细胞基因组中掳获的,即癌基因起源于动物。Evarmus 和 Bishop 小组把正常细胞中的 src 基因称作原癌基因,其具有在适当环境下被激活变为癌基因的潜力。目前,在包括人类在内的所有脊椎动物基因组中,均能发现多种类型的原癌基因。Bishop 由于在癌基因研究中的贡献而获 1989 年诺贝尔生理学或医学奖。

二、癌基因、原癌基因及其功能

原癌基因大多是编码调控细胞生长的蛋白质,其通过异常激活转变为癌基因并出现功能改变,诱导易感细胞形成肿瘤。根据原癌基因蛋白产物的功能及生化特性,可将其分为五类:生长因子、生长因子受体、信号转导因子、转录因子及其他,如程序性细胞死亡调节因子。表 9-2 列出了部分重要癌基因的功能及其与之相关的癌症类型。

1. **生长因子**　生长因子是作为细胞外信号可以刺激靶细胞的增殖。几乎所有的靶细胞都具有和相应生长因子相结合的受体。生长因子与反转录病毒癌基因之间的关系是在研究猴肉瘤病毒的 pdgfb 基因的过程中发现的,该病毒是从猴纤维肉瘤中提取分离出来的逆转录病毒。序列分析证实 pdgfb 基因编码 pdgf 的 β 链,这表明异常表达的生长因子具有癌蛋白的作用。

2. **生长因子受体**　另一种癌基因为编码具有内源性酪氨酸激酶活性的生长因子受体基因。其蛋白质结构包括 3 个基本区:细胞外配体结合区、转膜区及细胞内酪氨酸激酶催化区。生长因子与受体的胞外配体结合区相结合,使细胞内酪氨酸激酶催化区激活,触发一系列生化反应,最终导致细胞分裂。当生长因子受体基因突变或者异常表达时会自发维持激活的酪氨酸激酶向胞内传递细胞分裂信号,造成细胞无控式增殖,许多原癌基因都属于生长因子受体,如 EGFR、ERBB2、CSF1R、KIT、MET、RET、ROS1 及 NTRK1 等。

3. **信号转导因子**　促有丝分裂信号由位于细胞表面的生长因子受体传递到胞核中需要经过一系列复杂的反应途径,即信号转导的级联反应。信息的传递一部分是依靠胞质中相互作用的蛋白质的逐级磷酸化,也有一部分与鸟氨酸结合蛋白及第二信使(如腺苷酸环化酶系统)相关。人类发现的第一个反转录病毒癌基因 src 就是编码信号转导因子。

许多原癌基因都是信号转导通路的组成部分,信号转导因子由于突变可转变为癌基因,使其活性不受控制,继而使细胞出现无限增殖。

4. **转录因子**　转录因子是一种能够调节目的基因或基因家族表达的核蛋白,是信号转导途径的最后一个环节,它将细胞外信号转换为调节基因表达的效应。

在研究同源逆转录病毒时发现许多原癌基因属于转录因子家族,例如 *THRA*、*ETS1*、*FOS*、*JUN*、*MYB* 及 *MYC*,其中 *FOS*、*JUN* 构成 AP-1 转录因子,AP-1 能促进很多目的基因的表达而引起细胞分裂。在造血系统肿瘤和实体瘤中,有转录因子功能的原癌基因通常是由于染色体易位而被激活。

5. 程序性细胞死亡调节因子 正常组织在细胞增殖与死亡之间的调节会达到平衡。在正常胚胎形成及器官发育过程中,程序性细胞死亡是一个重要的调节机制。研究发现不受程序性细胞死亡调节的细胞可出现无限增殖并容易形成肿瘤。如 Follicular B 细胞淋巴瘤的致病基因是调节程序性细胞死亡的原癌基因 *BCL2*。由于染色体易位导致 *BCL2* 异常高表达,进而导致 B 细胞凋亡程序破坏,引发不适宜的免疫反应导致肿瘤发生。

表 9-2　部分癌基因的功能和相关癌症类型

癌基因	产物 / 功能	癌症类型
ABL	通过酪氨酸激酶促进细胞生长	慢性髓细胞性白血病
AF4/HRX	影响 HRX 转录因子 / 甲基转移酶,HRX 也称 MLL、ALL1 和 HTRX1	急性白血病
AKT-2	编码蛋白丝氨酸 / 苏氨酸激酶	卵巢癌
ALK	酪氨酸激酶受体	淋巴瘤
ALK/NPM	易位后和核仁磷酸基因(NPM)产生融合蛋白	大细胞淋巴瘤
AML1	编码转录因子	急性粒细胞白血病
AML1/MTG8	易位后形成新的融合蛋白	急性白血病
AXL	酪氨酸激酶受体	血液系统癌症
BCL-2,3,6	阻碍细胞凋亡	B 细胞淋巴瘤和白血病
BCR/ABL	BCR 和 ABL 形成融合蛋白引发细胞生长失控	慢性粒细胞白血病和急性淋巴细胞白血病
c-MYC	转录因子,促进细胞增殖和 DNA 合成	白血病;乳腺癌、胃癌、肺癌、宫颈癌、结肠癌;神经母细胞瘤和恶性胶质瘤
DBL	双鸟嘌呤核苷酸交换因子	弥漫性 B 细胞淋巴瘤
DEK/CAN	基因融合形成新蛋白	急性粒细胞白血病
E2A/PBX1	基因融合形成新蛋白	急性前 B 细胞性白血病
EGFR	细胞表面受体,通过酪氨酸激酶活性触发细胞生长	鳞状细胞癌
ENL/HRX	t(11;19)易位产生融合蛋白	急性白血病
ERG/TLS	t(16;21)易位产生的融合蛋白,ERG 蛋白亦为转录因子	粒细胞性白血病
ERBB	细胞表面受体,通过酪氨酸激酶活性触发细胞生长	恶性胶质瘤、鳞状细胞癌
ERBB-2	细胞表面受体,通过酪氨酸激酶活性触发细胞生长,也称为 HER2 或 neu	乳腺癌、唾液腺癌和卵巢癌
ETS-1	转录因子	淋巴瘤
EWS/FLI-1	t(11;22)易位产生的融合蛋白	Ewing 肉瘤
FMS	酪氨酸激酶	肉瘤
FOS	AP1 转录因子	骨肉瘤
FPS	酪氨酸激酶	肉瘤
GLI	转录因子	胶质母细胞瘤
GSP	膜相关 G 蛋白	甲状腺癌

癌基因	产物 / 功能	癌症类型
HER2/neu	酪氨酸激酶	乳腺癌和宫颈癌
HOX11	转录因子	急性 T 细胞白血病
HST	编码纤维母细胞生长因子	乳腺癌和鳞状细胞癌
IL-3	细胞信号分子	急性前 B 细胞白血病
INT-2	编码纤维母细胞生长因子	乳腺癌和鳞状细胞癌
JUN	AP1 转录因子	骨肉瘤
KIT	酪氨酸激酶	肉瘤
KS3	疱疹病毒编码生长因子	卡波济氏肉瘤
K-SAM	纤维母细胞生长因子受体	胃癌
LBC	鸟嘌呤核苷酸交换因子	粒细胞性白血病
LCK	酪氨酸激酶	T 细胞淋巴瘤
LMO1,LMO2	转录因子	T 细胞淋巴瘤
L-MYC	转录因子	肺癌
LYL-1	转录因子	急性 T 细胞白血病
LYT-10	转录因子,也称为 NFκB2	B 细胞淋巴瘤
LYT-10/Cα1	t(10;14)(q24;q32) 易位形成的融合蛋白,靠近 Cα1 免疫球蛋白	
MAS	血管紧张素受体	乳腺癌
MDM-2	编码抑制 p53 并导致 p53 降解的蛋白质	肉瘤
MLL	转录因子 / 甲基转移酶(也称为 hrx 和 ALL1)	急性粒细胞白血病
MOS	丝氨酸 / 苏氨酸激酶	肺癌
MTG8/AML1	转录阻遏因子融合形成的转录因子,AML1 也称为 RUNX1	急性淋巴细胞白血病
MYB	转录因子	结肠癌和白血病
MYH11/CBFB	16 号染色体倒位形成的融合蛋白	急性粒细胞白血病
NEU	酪氨酸激酶,也被称作 erbB-2 或 HER2	恶性胶质瘤和鳞状细胞癌
N-MYC	细胞增殖和 DNA 合成	神经母细胞瘤、视网膜母细胞瘤和肺癌
OST	鸟嘌呤核苷酸交换因子	骨肉瘤
PAX-5	转录因子	B 细胞淋巴瘤
PBX1/E2A	t(1;19)易位形成融合蛋白,转录因子	急性前 B 细胞白血病
PIM-1	丝氨酸 / 苏氨酸激酶	T 细胞淋巴瘤
PRAD-1	编码细胞周期蛋白 D1,参与细胞周期调控	乳腺癌和鳞状细胞癌
RAF	丝氨酸 / 苏氨酸激酶	多种癌症
RAR/PML	t(15;17)易位形成融合蛋白,视黄酸受体	急性早幼粒细胞白血病
RAS-H	G 蛋白,信号转导	膀胱癌
RAS-K	G 蛋白,信号转导	肺癌、卵巢癌和膀胱癌
RAS-N	G 蛋白,信号转导	乳腺癌
REL/NRG	2 号染色体缺失形成的融合蛋白,转录因子	B 细胞淋巴瘤
RET	细胞表面受体,酪氨酸激酶	甲状腺癌,多发性内分泌瘤 2 型

癌基因	产物/功能	癌症类型
RHOM1,RHOM2	转录因子	急性 T 细胞白血病
ROS	酪氨酸激酶	肉瘤
SKI	转录因子	癌
SIS	生长因子	神经胶质瘤,纤维肉瘤
SET/CAN	9 号染色体重排形成的融合蛋白	急性髓细胞白血病
SRC	酪氨酸激酶	肉瘤
TAL1,TAL2	转录因子,TAL1 也称为 SCL	急性 T 细胞白血病
TAN-1	t(7;9)易位产生的 *Notch* 基因变异体	急性 T 细胞白血病
TIAM1	鸟嘌呤核苷酸交换因子	淋巴瘤
TSC2	GTP 酶激活因子	肾脏和大脑肿瘤
TRK	受体酪氨酸激酶	结肠癌和甲状腺癌

(https://cgap.nci.nih.gov/,https://www.cancerquest.org)

三、癌基因的激活机制

癌基因的激活来源于细胞原癌基因的遗传特性改变。这些遗传特性变异的结果使细胞获得了一定的生长优势。在人类肿瘤中癌基因激活有 3 种机制:突变、基因扩增(gene amplification)及染色体重排,这些机制或改变原癌基因的结构或增加其表达量。

(一) 突变

突变的原癌基因通过其编码的蛋白质结构的改变而激活。这些变异通常涉及一些关键的蛋白调节区域,导致突变蛋白不受调控并出现持续性激活。各种类型的基因突变如碱基替换、缺失或插入,都有可能激活原癌基因。例如,反转录病毒癌基因,经常由于缺失而被激活。此外还有 EGFR、KIT、ROS1、MET 及 TRK 癌蛋白是由于氨基末端配体结合区的缺失而被激活。但在人类肿瘤中,典型的癌基因突变多数是由于错义突变导致的,即编码蛋白中仅有一个氨基酸的变异。

人类肿瘤的早期研究发现:在原癌基因 *RAS* 家族(*KRAS*、*HRAS*、*NRAS*)中经常可以检测到点突变,*KRAS* 的突变在恶性肿瘤中尤为常见。在 30% 肺腺癌、50% 结肠癌及 90% 胰腺癌中存在 *KRAS* 的突变。*NRAS* 的突变主要发生在造血系统的恶性肿瘤中,在急性髓细胞白血病及骨髓异常增生综合征中 *NRAS* 的突变率为 25%。大部分甲状腺癌中同时存在 3 种癌基因(*KRAS*、*HRAS*、*NRAS*)的突变,特别是在已分化的滤泡型甲状腺癌中,3 种 *RAS* 基因突变的联合作用尤为明显。*RAS* 基因源自膀胱癌细胞系,编码 GTP 结合蛋白(G 蛋白)大家族中的一员。正常情况下,通过鸟苷酸交换因子与 GTP 酶激活蛋白来调控是否与 GTP 结合,而传递细胞分裂信号。由于基因突变使自身的 GTP 酶失活,RAS 蛋白持续结合 GTP,刺激下游有丝分裂信号,使细胞增殖变为肿瘤细胞。

(二) 基因扩增

很多基因突变涉及染色体的部分重复或缺失。一旦细胞某些染色体位点(通常含一个或多个癌基因以及毗邻的遗传单位)出现多个拷贝(常常 20 个以上),就导致了基因扩增,即基因组中某个基因拷贝数的显著增加。基因通过其在基因组内异常扩增,引起核型改变,并产生均质染色区(homogeneous staining regions,HSRs)(图 9-4)和双微体(double minute chromosomes,DMs)(图 9-5)等。均质染色区是缺少正常深、浅染色区带的染色体区段;双微体是成对存在的无着丝粒的微小遗传结构。双微体、均质染色区均代表基因组 DNA 高度扩增,其中至少含有几百个拷贝。扩增使基因的表达增高,为细胞生长提供了优势。

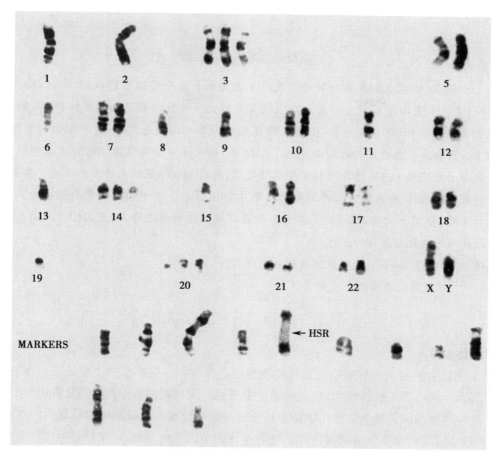

图 9-4　人类恶性肿瘤细胞染色体上的均质染色区（箭头示）

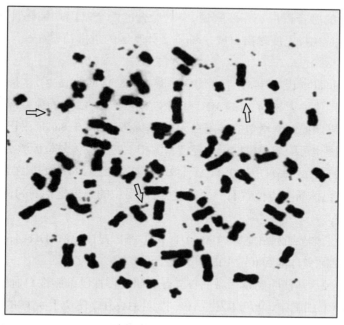

图 9-5　人类恶性肿瘤细胞核型中的双微体（箭头示）

　　人类肿瘤核型中频繁出现均质染色区与双微体,表明在肿瘤中某些原癌基因的扩增是很常见的,其中 3 个原癌基因家族:*MYC*、*EGFR* 及 *RAS* 的扩增在人类肿瘤中占有很大比例。

胶质母细胞瘤的靶向治疗

近几十年来，研究者们在多种肿瘤中发现了表皮生长因子受体基因 *EGFR* 的 mRNA 缺失突变，这种缺失基本是由于基因重排或 mRNA 的可变剪切所导致。目前已发现的 EGFR 胞外区的缺失突变主要有 3 种（即 EGFRvⅠ、Ⅱ、Ⅲ），研究发现和单纯的癌基因 *EGFR* 扩增的患者相比，当伴有 EGFRvⅢ 表达时患者平均生存期更短。2014 年，研究者对含有双微体的胶质母细胞瘤细胞用分子靶向治疗药物 EGFR 拮抗剂埃罗替尼处理后，发现 EGFRvⅢ 的表达量迅速减少甚至消失，但是停药后，EGFRvⅢ 的表达又回升到初始水平，EGFRvⅢ 表达水平的再次升高也导致了靶向药物治疗的失败，研究者认为 *EGFR* 的高扩增可能是以双微体的形式存在，且其能通过动态改变双微体的结构而逃避靶向药物的治疗。

思考： 1. 原癌基因 *EGFR* 的可能激活机制是什么？

2. 双微体的存在给人们哪些提示？

（三）染色体重排

在造血系统恶性肿瘤及实体瘤中经常可检测到染色体重排。这些重排主要是染色体易位，其次是染色体片段插入。在血液系统肿瘤中，染色体重排主要通过两种机制致癌：原癌基因的转录激活或产生融合基因。其中原癌基因转录激活是由于染色体重排导致原癌基因易位至免疫球蛋白或 T 细胞受体基因附近，使原癌基因的转录受免疫球蛋白或 T 细胞受体调节因子的控制，调节原癌基因异常表达并使细胞恶性转化。当染色体断裂点位于两个不同基因的时候，染色体重排就可能形成融合基因，即两个不同的基因片段连接形成一种复合结构，由一个基因的"头"和另一个基因的"尾"组成的融合基因。融合基因编码具有转化活性的融合蛋白。一般来说，参与融合的两个基因均编码具转化能力的融合原癌蛋白。此外，在造血系统肿瘤中，免疫球蛋白或 T 细胞受体基因的重排错误往往又增加了染色体重排发生的频率。

1. 基因激活 在 Burkitt 淋巴瘤中，有 75% 的病例存在 t(8;14)(q24;q32)，这是原癌基因转录激活的一个典型例子。染色体重排使位于 8q24.21 的 *MYC* 基因受到位于 14q32.33 的免疫球蛋白重链的调节因子控制。易位的结果导致编码调控细胞增殖的核蛋白 *MYC* 基因激活，这在 Burkitt 淋巴瘤中起了关键作用。在 Burkitt 淋巴瘤中，*MYC* 基因也可因与免疫球蛋白轻链基因相关的染色体易位而激活。这些染色体易位包括涉及 2p11.2 上 κ 链的 t(2;8)(p12;q24) 及 22q11.22 上 λ 链的 t(8;22)(q24;q11)。在 Burkitt 淋巴瘤病例中，尽管与 *MYC* 基因相关的染色体断裂点位置有显著的差异，但易位的结果是相同的，均引起 *MYC* 表达的调节失控，导致细胞异常增殖。

在一些急性 T 细胞性淋巴细胞白血病（T-ALL）中，*MYC* 基因是由 t(8;14)(q24;q11) 易位激活，*MYC* 基因转录由位于 14q11 的 T 细胞受体基因 α 链上的调节因子调控。

2. 基因融合 基因融合并使原癌基因激活首先是在研究慢性髓细胞性白血病（CML）中的 Ph 染色体断裂点时发现的。在 CML 细胞中，染色体发生 t(9; ;22)(q34;q11) 使位于 9q34 的 *ABL1* 基因与位于 22q11 的 *BCR* 基因融合在一起，形成位于 22 号易位染色体上的 *BCR-ABL* 融合基因，它编码相对分子质量为 210kD 的融合蛋白，这种蛋白具有很高的酪氨酸激酶活性。BCR/ABL 融合蛋白可使骨髓肿瘤细胞克隆增多。在急性淋巴细胞白血病（ALL）中，有 20% 以上的病例存在 t(9;22) 易位，其中 *BCR* 基因的断裂位点不同于 CML 中的断裂点，这种融合基因编码的 BCR/ABL 融合蛋白相对分子质量为 185×10^3。但目前还不清楚为什么 BCR/ABL 融合蛋白在两种血液肿瘤中差异如此之小，而导致的表型差异却如此之大。基因融合有时也会形成融合转录因子。在儿童 ALL 中,出现 t(1;19)(q23;p13),其结果使 E2A 转录因子基因(19p13.3)与 *PBX1* 基因(1q23)发生融合。E2A/PBX1 融合蛋白由 E2A 蛋白氨基末端的反向激活区域与 PBX1 的 DNA 结合同源区域构成。

第四节 肿瘤抑制基因

在 20 世纪 60 年代,通过肿瘤细胞与正常细胞杂交研究,发现正常细胞与肿瘤细胞融合形成的杂种细胞丢失了肿瘤细胞的表型,这表明正常细胞的染色体可以逆转肿瘤细胞表型。因此,人们提出了正常细胞中存在抑制肿瘤发生的基因,称为肿瘤抑制基因。肿瘤抑制基因(tumor suppressor gene)是一类存在于正常细胞中、与原癌基因共同调控细胞生长和分化的基因,也称抗癌基因(anti-oncogene)或隐性癌基因(recessive oncogene)。肿瘤抑制基因是保护性基因,正常情况下可抑制细胞生长,此作用通过监控细胞分裂速率、修复错配的 DNA(突变诱因)和控制细胞死亡等多种途径来实现。当肿瘤抑制基因发生突变(由于遗传或环境因素),细胞会出现持续增长并最终形成肿瘤。自从 1986 年在人类视网膜母细胞瘤中首次发现肿瘤抑制基因 *RB* 以来,目前已经发现了 800 余种肿瘤抑制基因。

一、肿瘤抑制基因的发现

事实上,早在 20 世纪初期研究癌基因的过程中就发现了肿瘤抑制基因存在的线索。Boveri 通过海胆卵操作实验(诱导多级有丝分裂和染色体异常分离),发现了有丝分裂纺锤体,并偶然观察到异常的有丝分裂会导致子代染色体缺失,产生与恶性肿瘤中低分化组织团块相似的异常细胞团块,由此推测染色体的不正确联合会产生能够遗传的、有无限增殖能力的恶性细胞。同时,Boveri 还用自己的观点解释了和肿瘤相关的许多现象,认为有毒物质、物理损伤、病原体、慢性炎症和组织修复等因素都可能间接促进染色体异常分离或导致染色体不平衡等情况的出现,进而导致肿瘤的发生。除了这些重要的发现与假设,Boveri 还提到了在一种组织中会出现不同类型的肿瘤、隐性等位基因丢失和肿瘤易感性的遗传率等多个问题。然而,Boveri 的假说在当时并没有引起重视,首先是由于缺少来自动物及人类核型研究的实验证据,而且尚无研究证实染色体数目的改变确实导致了肿瘤。随后,Charlest 和 Clausen 根据苯并芘致乳头状瘤的实验结果,提出肿瘤的发生可能与细胞中肿瘤抑制基因的失活有关,并提出了肿瘤抑制基因的概念,但也未得到足够重视。而 Rous 在 1910 年用患肉瘤的鸡的无细胞滤液导致正常鸡患肉瘤的发现,直接证明了肿瘤的遗传基础,引发了癌基因研究的高潮。相比之下,所有肿瘤抑制基因的证据都是非直接的,肿瘤抑制基因的研究迟迟没有进展。

直到 1969 年,Ephrussi 和 Harris 的体细胞杂交实验才使寻找肿瘤抑制基因的研究拨云见日。他们将小鼠恶性肿瘤细胞与正常小鼠细胞融合后,发现形成的四倍体杂种细胞并无恶性表型,接种到特定宿主体内也不再生长肿瘤。由于四倍体细胞不稳定,传代过程中,来自小鼠正常细胞的染色体会逐渐丢失,随着正常染色体的逐步丢失,杂种细胞的恶性表型逐步恢复(即致瘤回复体)。既然杂种细胞有来自恶性肿瘤细胞中已激活的癌基因,理应致癌,这显然不符合癌基因显性作用这一理论。由此,Harris 等推测小鼠正常细胞中可能存在另一种抑制肿瘤的基因,可以抑制癌细胞的恶性表型,并提出肿瘤是一种隐性性状,在杂种细胞中因存在来自正常细胞的染色体(基因)而被抑制。随后一系列的啮齿类体细胞杂交实验及啮齿类肿瘤细胞-正常人细胞形成的杂种细胞研究结果也都支持此论点。后续发展起来的微细胞技术(将单个染色体从正常细胞转移到癌细胞中)也证实人类特定的正常染色体可抑制癌细胞的致瘤性生长。

与体细胞杂交研究基本同步,Knudson 在进行视网膜母细胞瘤的流行病学研究中发现多数视网膜母细胞瘤病例是散发的,但也有以常染色体显性遗传模式传递的家系。与散发型病例相比,遗传型病例发病年龄较早,往往呈双侧或多灶性。1971 年,Knudson 提出了著名的"二次突变"或"二次打击假说"(two-hit theory),解释了遗传型与散发型视网膜母细胞瘤的遗传机制。两种类型的肿瘤都起源于同一基因的两次以上的突变。遗传型视网膜母细胞瘤患者的第一次突变发生于生殖细胞,使婴儿的所有体细胞都含有此突变,成为突变的杂合子,第二次突变则发生于同一视网膜体细胞中另一等位基因,二次突变完成肿瘤的始动,使良性细胞转变为恶性细胞。因此,遗传型病例发病早,常呈双侧与多灶性。在散发病例中,二次突变均发生在体细胞,而且必须在同一视网膜母细胞中的两个等位基因先后发生才能完成肿瘤的始动过程,这种机会很少,需要漫长的时间积累,因此散发病例发病较晚,多为单侧。此外,Knudson 对其他几种儿童肿瘤(如 Wilms 肾母细胞瘤和多发性内分泌瘤等)的调查分析都支持二次突变理论。

其后的系列研究确定了参与视网膜母细胞瘤发生的具体染色体和基因。1976 年 Francke 报道在遗传型视网膜母细胞瘤患者外周血淋巴细胞和皮肤成纤维细胞中都发现了 13q14 缺失。1983 年,Cavenee 等用检测杂合性缺失(loss of heterozygosity, LOH)方法证实散发性病例瘤细胞中 13q14 存在杂合性丢失。1985 年 Cavenee 等又在两个视网膜母细胞瘤家系中发现肿瘤细胞中丢失的正是 13 号染色体上的正常等位基因。1987 年李文华等发表了人视网膜母细胞瘤易感基因的克隆、鉴定和序列,这是人类发现的第一个肿瘤抑制基因。

二、肿瘤抑制基因分类与功能

在细胞复杂的生命过程中,肿瘤抑制基因通过发挥不同的功能来抑制肿瘤的发生。根据其参与生命过程的不同,可将肿瘤抑制因子分为七类:①转录调节因子;②负调控转录因子;③周期蛋白依赖性激酶抑制因子;④信号通路的抑制因子;⑤ DNA 修复因子;⑥发育及凋亡相关的信号途径组分;⑦其他。由于基因组中一些重要基因具有多重功能,可同时分属不同类别,因此按最主要的功能进行归类。

1. 转录调节因子 转录调节因子能够通过调节转录因子活性来间接控制转录过程,进而改变细胞代谢。具有抑癌作用的转录调节因子能够抑制细胞的生长、迁移、周期进程等多种生命过程。属于这一类的典型肿瘤抑制基因有 *RB1*、*TP53*、*SMAD* 家族、*TGFBR2*、*MAP2K4* 和 *VHL* 等。

2. 负调控转录因子 基因转录具有正负两种调控形势,其中负调控起到抑制基因转录的作用。在正常细胞中,某些负调控转录因子能够抑制细胞的生长,起到抑制癌症发生的作用。属于这一类典型肿瘤抑制基因如 *WT1*。

3. 周期蛋白依赖性激酶抑制因子 细胞周期的正常运行是细胞增殖的基本保证,因此当调节周期进程的激酶受到抑制时,细胞增殖也会相应受到影响。周期蛋白依赖性激酶抑制因子就是基于这一机制发挥抑癌作用。属于这一类典型肿瘤抑制基因包括 *CDKN2A*(*P16*)、*CDKN2B*(*P15*)、*CDKN1A*(*P21*)和 *CDKN1B*(*P27*)等。

4. 信号通路相关抑制因子 细胞的生长需要多种信号通路网络的协同作用,有效抑制这些通路的功能,能够实现对细胞增殖能力的调控。然而,当这些调节出现障碍时,细胞可能出现恶性增殖。属于这一类的肿瘤抑制基因有 *PTEN*、*NF1* 和 *MCC* 等。

5. DNA 修复因子 基因组在复制、转录等生命过程中常产生 DNA 损伤,若未能及时合理修复,可能会引起基因组不稳定,甚至导致细胞的癌变。因此在 DNA 损伤修复中起到重要作用的因子都是抑制癌症发生的候选基因,包括:①参与同源重组修复的基因 *BRCA1/2*、*ATM*、*FANC* 家族、*WRN* 和 *BLM* 等;②参与碱基错配修复的基因 *MSH2*、*MSH6*、*MLH1*、*PMS1* 和 *PMS2* 等;③参与核苷酸切除修复的基因 *XPA*、*XPB*、*XPC*、*XPD*、*XPF* 和 *XPG* 等。

6. 发育及凋亡相关的信号途径组分　分化能力较强的细胞分裂能力相对较弱,此类细胞在分化时可避免其发生不正常的分裂。细胞凋亡是维持有机体内细胞数动态平衡的最关键的生命程序,当其出现功能障碍时,可导致肿瘤的发生。这类肿瘤抑制基因包括 *APC*、*CDX2*、*BAX*、*DCC* 和 *NF2* 等。

7. 其他　随着对肿瘤抑制因子的研究深入,又发现了许多具有肿瘤抑制功能的基因。这些基因发生功能异常时,会对细胞的增殖、迁移、黏附等多方面功能造成影响,进而增加肿瘤发生的可能。例如,*NM23* 基因是一种肿瘤转移相关抑制基因,在低转移性肿瘤中的表达水平明显高于高转移性肿瘤的表达水平。另外还有 *FHIT*、*MEN1*、*PTCH1* 等。然而这些基因的具体功能仍有待进一步的研究。

目前已经明确的肿瘤抑制基因及其功能见表 9-3。

表 9-3　部分肿瘤抑制基因的功能和相关癌症类型

肿瘤抑制基因	产物 / 功能	癌症类型
APC	肿瘤发生和发展相关特异性转录因子的功能调控	家族性腺瘤和结直肠癌
BRCA1、*BRCA2*	DNA 损伤修复	遗传性乳腺癌和卵巢癌
CDKN2A	编码 p16 和 p14ARF	脑部肿瘤
DCC	Netrin-1 受体,调节细胞增殖和肠道上皮细胞凋亡	结直肠癌
DPC4(*SMAD4*)	发育相关转录因子,参与肿瘤转移和侵袭	结直肠肿瘤、胰腺肿瘤
MADR2/JV18(*SMAD2*)	介导生长因子受体信号,协助 SMAD4 运输入核	结直肠癌
MEN1	编码与转录因子、DNA 修复蛋白和细胞骨架蛋白互作的 Menin 蛋白	多发性内分泌瘤 1 型
MTS1	细胞周期蛋白依赖性激酶抑制剂,调控细胞周期由 G1 进入 S 期	黑色素瘤
NF1	RAS-GTP 激活蛋白(RAS-GAP)	神经纤维瘤 1 型
NF2	ERM 蛋白质;通过组装蛋白复合物生成细胞质和膜并将其与肌动蛋白连接	神经纤维瘤 2 型
p53	编码 p21 的转录因子,可使细胞停滞在 G1 期;p53 参与调控细胞大小、DNA 完整性和染色体复制	膀胱癌、乳腺癌、结肠癌、食管癌、肝癌、肺癌、前列腺癌、卵巢癌、脑肿瘤、肉瘤、淋巴瘤和白血病
PTEN	脂质磷酸酶,调节细胞增殖	Cowden 综合征,增加乳腺癌和甲状腺癌风险
Rb	结合并抑制 E2F 转录因子,暂停细胞周期进程	视网膜母细胞瘤,肉瘤;膀胱癌、乳腺癌、食道癌、前列腺癌和肺癌
VHL	细胞周期调控,增加 p53 的稳定性和活性	肾细胞癌
WRN	DNA 解旋酶和核酸外切酶,参与 DNA 断裂修复	Werner 综合征
WT1	转录因子,在发育中起至关重要作用	Wilms 瘤

(https://cgap. nci. nih. gov/,https://www. cancerquest. org)

第五节　肿瘤发生的遗传学理论

一、单克隆起源假说

致癌因子引起体细胞基因突变,使正常体细胞转化为前癌细胞,然后在一些促癌因素作用下,发展成为肿瘤细胞。按照这个学说的观点,肿瘤细胞是由单个突变细胞增殖而成的,也就是说肿瘤是突变细胞的单克隆增殖细胞群,这就是肿瘤的单克隆起源学说。肿瘤的细胞遗传学研究结果证实,所有的肿瘤几乎都是单克隆起源,也就是说患者的所有肿瘤细胞都起源于一个前体细胞。最初是肿瘤相关基因累积突变导致单一细胞向肿瘤细胞转化（transformation），随后产生失控的细胞增殖，最后形成肿瘤。

许多证据可证明肿瘤的克隆特性。通过白血病和淋巴瘤的分子分析表明所有的淋巴瘤细胞都有相同的免疫球蛋白基因或 T 细胞受体基因重排，提示它们来自单一起源的 B 细胞或 T 细胞。而体细胞突变和克隆选择（clonal selection）模式也说明肿瘤在构成上是单克隆的，女性 X 连锁基因的分析为肿瘤克隆特性提供了最初的证据。根据 Lyon 假说，女性所有体细胞中的 X 染色体都是嵌合型的，在不同细胞克隆体中 X 染色体失活是随机的。一个细胞克隆体中 X 染色体上的基因与另一细胞克隆体中 X 染色体上的等位基因不同，就可以区分为两种细胞。葡萄糖 -6- 磷酸脱氢酶（G6PD）基因是一个 X 连锁基因，在人群中存在高突变率，杂合子个体一条 X 染色体上有一个野生型基因（wild-type gene），另一条 X 染色体上的等位基因由于突变而失活。失活的 X 染色体可以通过细胞染色检测 G6PD 活性得以验证。这种情况下，正常组织是包含有活性的和失活的 G6PD 细胞的嵌合体。对女性肿瘤的研究发现，一些恶性肿瘤的所有癌细胞都含有相同 G6PD 失活的 X 染色体，表明它们是单一细胞起源。

同时，肿瘤细胞学研究发现同一肿瘤中所有肿瘤细胞都具有相同的标记染色体，再次证明了恶性细胞的单克隆起源。近年来，对癌组织中突变的癌基因或肿瘤抑制基因进行分子分析也证实了肿瘤的单克隆特性。

二、癌基因理论

癌基因理论认为，人类肿瘤的发生、发展与体细胞中累积的各种遗传物质改变相关。这些遗传变异涉及染色体重排和癌基因的激活，这对于肿瘤的发生至关重要。癌基因是原癌基因的突变形式，而原癌基因则是一组与细胞生长调控有关的基因。原癌基因可因基因突变、染色体重排或基因扩增而被激活。原癌基因原始功能的较小改变即可使其成为癌基因。一方面，原癌基因的突变导致其产物蛋白结构的改变，从而出现蛋白质（酶）活性增高和受调节的功能丧失；另一方面，原癌基因突变导致产物蛋白丰度的提高，主要由于蛋白表达提高（通过错误调控）、蛋白稳定性提高和基因重复，导致细胞中蛋白量的增高。此外，染色体易位导致在错误的时间或者错误的细胞中基因出现高表达，并产生有活性的融合蛋白。近来发现 microRNA 的突变也可以导致癌基因的激活。正常情况下 microRNA 可以通过下调癌基因的表达而起到调控作用，起到抑制癌基因的作用。可见，基因的改变是肿瘤起源与发展的分子基础。一旦这些基因在表达时间、表达部位、表达数量及表达产物结构等方面发生了异常，就可以导致细胞无限增殖并出现恶性转化。

癌基因的发现为研究肿瘤的分子及遗传学基础提供了突破点。癌基因也为人们理解正常细胞的增殖、分化及程序性死亡提供了重要的线索。异常癌基因的鉴定与功能分析为肿瘤的分子诊断及监测提供了工具。更重要的是，癌基因代表了新一代肿瘤治疗的靶标，应用针对特异癌细胞靶点的新型化疗制剂治疗肿瘤已经不仅仅是一个梦想。

三、肿瘤抑制基因理论

20 世纪 70 年代，Knudson 提出了肿瘤抑制基因模式，以解释遗传型视网膜母细胞瘤的发病机制。在研究双侧（遗传型）和单侧（非遗传型）视网膜母细胞瘤的特征时，提出上述两种类型的视网膜母细胞瘤之间存在关联，并假设两种类型视网膜母细胞瘤都是由两次独立而连续的基因突变产生的，即二次突变事件引起的。遗传型肿瘤病例中，第一次突变发生于生殖细胞，是种系突变，而第二次突变则随机发生在体细胞中。这种情况下，双侧视网膜的细胞都有可能发生第二次突变而形成肿瘤。相比之下，非遗传型视网膜母细胞瘤是来自同一个体细胞发生的两次独立突变，因而在双侧视网膜都发生二次突变的可能性较小。

Knudson 提出的二次突变假说最简单地解释了肿瘤的显性特征(图 9-6),该假说认为肿瘤的发生是一种隐性事件,即野生型基因产物可以抑制肿瘤发生,当这对等位基因都突变了,就发生了肿瘤。Knudson 称这种基因为抗癌基因,也称肿瘤抑制基因。遗传型视网膜母细胞瘤患者的 G 显带分析结果也支持二次突变假说,即肿瘤细胞均有 13q14 缺失。在克隆出 RB 基因后,基因突变筛查发现视网膜母细胞瘤的 RB 基因均发生了突变或缺失。Knudson 完成了肿瘤抑制基因理论这一开创性工作。

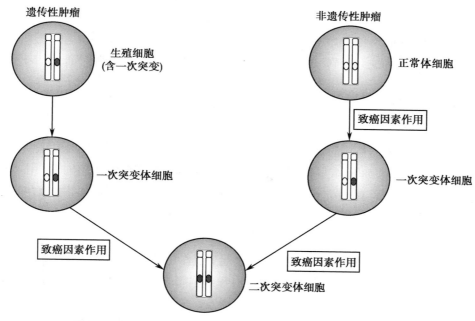

O：正常基因； ●：突变基因；

图 9-6　Knudson 二次突变假说示意图

　　20 世纪 80 年代的一系列实验结果更证明了 Knudson 二次突变假说的精确性,并认为需要两次或两次以上基因突变才能形成恶性肿瘤,而两次突变所发生的时期或阶段决定了肿瘤是否是遗传型。遗传型肿瘤是由于第一次突变发生在生殖细胞或者是由父母遗传而来,所以该个体的所有体细胞实质都是潜在的前癌细胞,任何体细胞如果发生第二次突变就会转化为肿瘤细胞,因此这种肿瘤发生具有家族性、多发性(双侧性)和早发性的特点。而非遗传型肿瘤则是由于第一次突变发生在某个体细胞中,只影响这个体细胞增殖而来的细胞克隆,成为前癌细胞,如果这个体细胞或其克隆发生第二次突变则可形成肿瘤。因此,非遗传型肿瘤发病迟,并具有散发性(单发性)和单侧性等特点。这一学说除用于视网膜母细胞瘤分析外,还解释了 Wilms 瘤等儿童肿瘤的发病原因和规律,而后被广泛用于分析各种肿瘤的发生。然而没能很好地分析肿瘤发生中的各种遗传因素和环境因素的影响,是该学说的弱点。

　　目前,Knudson 二次突变假说也遭遇到挑战。有研究发现一些肿瘤抑制基因仅一个拷贝失活即可有效引发肿瘤,此现象称为单倍剂量不足(haploinsufficiency),是指一个等位基因突变后,另一个等位基因虽能正常表达,但只表达正常水平 50% 的蛋白质,不足以维持细胞正常的生理功能。大量实验证实,由单倍剂量不足引发肿瘤的时间要长于二次突变引发的致癌过程。

四、染色体理论

　　20 世纪初,Boveri 发现两次受精的海胆幼胚细胞呈不均等分裂,染色体分配不平衡,这种细胞与肿瘤细胞相似,失去正常生长特点。Boveri 在分析了肿瘤细胞中存在的一些特殊现象的基础上,提出了肿瘤的染色体理论。这个理论认为肿瘤细胞来源于正常细胞,是一种有染色体异常的缺陷细胞,染色体畸变是引起正常细胞向恶性转化的主要原因。但是,由于动物细胞染色体的制备和分析技术的限制,Boveri 假说直到 40 年后才得以证实。

染色体数目或结构改变可能导致不同的分子事件发生,包括基因的激活、失活、转录调节异常、扩增、缺失,并导致基因及相关区域的结构改变。这些变化可能涉及癌基因或肿瘤抑制基因,其他还可能涉及代谢途径控制、组织特异性分化调节以及编码生长因子或细胞 - 细胞相互作用相关的表面膜分子等基因,他们通过改变细胞的生长与分化并使受累细胞产生瘤性增殖。从血液系统恶性肿瘤的研究结果来看,肿瘤中的原癌基因结构和功能的改变会受到染色体结构变化的影响。关于染色体畸变介导的原癌基因改变在人类实体瘤中的作用机制尚缺乏明确证据。其中只有个别证据,如神经母细胞瘤细胞的均质染色区和双微体可见 MYCN 基因扩增,以及与 7 号染色体重复和结构改变相关的上皮生长因子受体 EGFR 基因(定位于 7p11.2)过表达。

染色体的稳定性与肿瘤发生密切相关。人体内的细胞融合实验证明,杂种细胞如果保留大量的肿瘤染色体,则具备转化和肿瘤特性;同时许多研究证明,某些正常染色体对恶性细胞表型有抑制作用。种内杂交(正常二倍体 / 人类恶性细胞)实验证实 1 号及 11 号染色体对肿瘤形成具有抑制作用。Wilms 瘤细胞中通过微细胞融合导入正常的 11 号染色体可以抑制细胞的肿瘤特性。染色体介导的肿瘤抑制作用说明有些基因(肿瘤抑制基因或肿瘤相关基因)可以显著阻抑细胞水平的恶性表型,这些基因的纯合丢失或失活对肿瘤的形成至关重要。

渐进性累积的染色体改变可能对肿瘤克隆的进展起促进作用。早、晚期或转移性的纤维母细胞瘤、黑素瘤和膀胱癌中可见到不同的染色体异常。早期神经母细胞瘤的特征为染色体众数在三倍体范围,结构异常少见,双微体或均质染色区缺如。与此相反,进展期或复发的神经母细胞瘤中染色体众数在二倍体或亚四倍体范围,并可见到复杂的结构变化,还有大量与 MYCN 基因扩增有关的双微体和均质染色区。

五、多步骤遗传损伤学说

目前的研究证明肿瘤的发生是多步骤的,涉及多种相关基因包括癌基因和抑癌基因的变异。一种肿瘤会有多种基因的变化,而同一基因的改变也会在不同类型肿瘤的发生中起作用,多数肿瘤的发生与癌基因的活化和(或)肿瘤抑制基因的失活有关。美国麻省理工学院 Land 等在 1983 年发现,若只用 RAS 癌基因转染,仅能诱导体外培养的大鼠胚胎成纤维细胞发生过量增殖,但并未出现癌变;然而若将 RAS 癌基因与 MYC 病毒癌基因共同转染,则能使这些细胞转化为癌细胞。由此可见,细胞的癌变至少需要两种致癌基因的联合作用,每一个基因的改变只完成其中的一个步骤,多基因多步骤的变异最终完成癌变过程。这个观点陆续得到了许多实验结果的进一步证实,并逐渐发展成为得到普遍认同的多步骤致癌(multistep carcinogenesis)假说,也称多步骤损伤学说。目前认为,恶性肿瘤的发生是一个多阶段逐步演变的过程(图 9-7),正常细胞是通过一系列进行性的改变而逐渐变成恶性的。在这种克隆性演化过程中,常积累一系列的基因突变,涉及不同染色体上多种基因的变化,包括癌基因、肿瘤抑制基因、细胞周期调节基因、细胞凋亡基因及维持细胞基因组稳定性基因(包括 DNA 修复、DNA 复制及染色体分离基因)等。这些基因的变异,有的是从种系细胞(germ-line cells)遗传而来,有的则是从环境因素引起体细胞突变而后天获得的,故肿瘤有遗传型和散发型之别。在肿瘤进展过程中,肿瘤细胞群中常有新的基因突变发生,赋予细胞选择性优势,例如更快速的生长,或具有侵袭和转移的特性,使它们在肿瘤细胞群中占据优势,该过程称为克隆演进与选择。通过克隆演进与选择,肿瘤生长更加迅速,恶性表型更加明显。在多步骤损伤学说的基础上,目前将致癌过程分为启动、促进和进展 3 个时段。

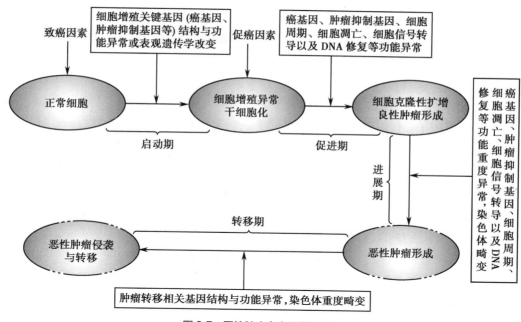

图 9-7　恶性肿瘤多步骤发生机制

第六节　遗传型恶性肿瘤

部分人类恶性肿瘤的发生具有家族聚集性,即一个家族内有多个成员患有同一种肿瘤或几种肿瘤,这又称为遗传型恶性肿瘤综合征。随着人类肿瘤分子遗传学的研究进展,人们对其发生的分子机制有了更深刻的认识。目前认为,各种癌基因、肿瘤抑制基因、生长相关基因、细胞周期调控基因、信号转导基因和细胞凋亡相关基因等的改变均是肿瘤发生的遗传学基础,它们构成了个体对肿瘤的遗传易感性。这种对肿瘤的遗传易感性可以从亲代传递到子代,使子代更易患肿瘤,并对环境致癌因素更加敏感。遗传型恶性肿瘤综合征在人群中具有发病早、恶性程度高和多发性等特点,符合孟德尔遗传规律。

一、常染色体显性遗传的恶性肿瘤综合征

(一)家族性视网膜母细胞瘤

1. **疾病概述**　视网膜母细胞瘤(Retinoblastoma,RB)[OMIM# 180200]是一种起源于胚胎视网膜细胞的眼内恶性肿瘤,发病率约为 1/30 000~1/15 000。该病多发生于儿童早期,常见于 3 岁以下儿童,发病无种族、性别和地域差异,具有家族遗传倾向,可单眼、双眼先后或同时罹患,是婴幼儿最常见的眼内恶性肿瘤,成人中罕见。

视网膜母细胞瘤的临床表现为早期眼底出现灰白色肿块,此时肿瘤仅在眼内生长,对眼睛外观无影响,且多无自觉症状,很难被家长发现。随着肿瘤进一步增长,突入到玻璃体或接近晶体,使瞳孔呈黄白色光反射,表现为类似"猫眼"的白瞳症。此时常因视力障碍而瞳孔散大、白瞳症或斜视而被家长发现,也有的病例以青光眼、白内障或前房出血为首发症状。严重的病例会表现为肿块突出眼外的"牛眼"外观。视网膜母细胞瘤病例均呈现典型的面部特征:前额突出、鼻根低且宽、鼻短呈球状、嘴大、上唇薄、人中长及耳垂突出。

视网膜母细胞瘤可分为遗传型和非遗传型两大类,具体表现为三种情况。

(1)遗传型视网膜母细胞瘤约占 40%。其中约 85% 为双眼发病,15% 为单眼发病,外显率为 90% 左右。

遗传型视网膜母细胞瘤患者发病早,多在 1 岁半以内发病,通常有家族史,有多个病灶,易发生第二种肿瘤。其发病是由患病或携带致病基因的父母遗传,或正常父母生殖细胞的突变所致。遗传方式符合常染色体显性遗传。临床上将双眼视网膜母细胞瘤、有家族史的单眼视网膜母细胞瘤或多病灶的单眼视网膜母细胞瘤归入遗传型。

(2) 非遗传型视网膜母细胞瘤约占 60%,一般为单眼发病,发病较迟,多在 2 岁以后发病,通常没有家族史,单个病灶,不易发生第二种肿瘤。其发病是由患者视网膜母细胞发生突变所致,其后代视网膜母细胞瘤的发生率与一般人群无显著差异。

(3) 遗传型视网膜母细胞瘤中约有 5% 为体细胞染色体变异所致。这类患者除视网膜母细胞瘤外,根据染色体缺失节段大小的不同,常伴有轻重不等的全身异常。主要表现为智力低下和发育迟滞,还可出现小头畸形、多指畸形及先天性心脏病。外周血淋巴细胞出现 13 号染色体长臂中间缺失。尽管不同病例缺失节段长短不同,但均累及 13q14 区域,最小缺失节段为 13q14.2。

2. 发病遗传机制　该病由位于人类 13q14.2 的视网膜母细胞瘤基因(*RB1*)突变导致。*RB1* 基因突变的类型包括:①大片段缺失,缺失断裂点可出现在整个 *RB1* 基因范围内;②碱基的插入或缺失,位于基因编码序列中,引起阅读框移位;③点突变,包括错义突变和无义突变。

关于本病的发病机制,存在多种学说,例如二次突变学说、隐性基因突变学说和复等位基因学说等。目前,Knudson 提出的二次突变学说为学术界多数学者所接受。

(二) Wilms 瘤

1. 疾病概述　Wilms 瘤(Wilms tumor,WT)[OMIM# 194070] 又称肾母细胞瘤(nephroblastoma),1899 年由德国医生 Wilms 首次描述,是婴幼儿泌尿系统最常见的恶性肿瘤,占全部儿科肿瘤的 5%~6%,其发病率约为活婴的 1/10 000,约 75% 的 Wilms 瘤发病在 1~5 岁之间,平均发病年龄 3.5 岁。

Wilms 瘤显著的临床表现为婴幼儿虚弱伴上腹季肋部肿块。多数患者在 5 岁前发病,偶见于成年人。肿块多呈圆形或椭圆形,橡胶样硬,表面光滑或呈轻度分叶状,边缘整齐,无压痛,部分患儿有腹痛、血尿、高血压、贫血和发热等症状。Wilms 瘤恶性度较高,生长速度快,发生转移事件早,常可转移至肺、肝、胸膜、主动脉旁及肾门淋巴结等。

Wilms 瘤发病方式可分为遗传型和散发型,其患者所占比例分别约为 38% 和 62%。Wilms 瘤包括单侧和双侧发病,双侧性 Wilms 瘤无论是散发性或家族性,均为遗传型;而单侧性发病的病人中约 10% 是遗传型,其余属散发型。家族性 Wilms 瘤的遗传方式是具有不同外显率和表现度的常染色体显性遗传。

2. 发病遗传机制　遗传型 Wilms 瘤的发生具有遗传异质性,在不同的 Wilms 瘤家系或不同的 Wilms 瘤病人中,常分别涉及 WT1(11p13)、WT2(11p15)、WT3(16q)、WT4(17q12-q21)、WT5(7p) 和 WT6(4q12) 等不同的易感基因。这些基因在不同时期不同阶段通过各种途径发生突变而导致肿瘤的发生。

Wilms 瘤发生机制有二次突变学说和肾源性剩余(nephrogenic rest)学说。二次突变学说与视网膜母细胞瘤相同。肾源性剩余学说是指某些个体肾脏组织中存在胚胎期肾组织,并认为其是 Wilms 瘤的瘤前病变。这两个学说都具有自身适用的局限性。

(三) 家族性腺瘤性息肉病

1. 疾病概述　家族性腺瘤性息肉病(familial adenomatous polyposis,FAP)是一种以结肠和直肠多发息肉为特征的常染色体显性家族性肿瘤综合征,主要分为四种类型,分别是 FAP1、FAP2、FAP3 和 FAP4。其中 FAP1 [OMIM# 175100]最为常见,发病率约为 1/15 000~1/10 000,以多发性腺瘤性息肉为主要特征。

典型的家族性腺瘤性息肉病的肠内表现为多发性结直肠腺瘤性息肉,多出现在 20 岁前,息肉开始生长的平均年龄是 15 岁,肠镜下可见成百上千的腺瘤性息肉,直径多数小于 1cm,宽基底;直径大于 2cm 的息肉常有蒂。患者临床表现为腹痛、便血(脓血便、黏液血便或鲜血便)、腹泻、体重减轻、肠道出血、全身乏力、消瘦、贫血、肛门坠胀、里急后重、肠梗阻等。FAP 患者的早期临床症状较轻,如不预防性切除大肠,至 40 岁癌变的概率可达 80%~100%。

2. 发病遗传机制 该病由位于 5q22.2 的结肠腺瘤性息肉病（adenomatous polyposis coli，APC）基因突变导致。60%~70% 的 FAP1 家系存在 APC 基因突变。APC 基因的突变会影响肠细胞的正常生长和功能，使细胞过度增长产生结肠息肉。尽管带有 APC 基因突变的个体最终将发展成结直肠癌，但是息肉的数量及成癌的时间取决于基因突变的位点。FAP2 是由位于 1p34.1 的 MUTYH 基因突变导致的常染色体隐性遗传病；FAP3 是由位于 16p13.3 的 NTHL1 基因突变导致的常染色体隐性遗传病；FAP4 是由位于 5q14.1 上的 MSH3 基因突变导致的常染色体隐性遗传病。

（四）遗传性非息肉性结直肠癌

1. 疾病概述 遗传性非息肉性结直肠癌（hereditary nonpolyposis colorectal cancer，HNPCC）又称 Lynch 综合征（Lynch syndrome）[OMIM# 120435]，1966 年由美国医生 Lynch 首次报道，是一种较为常见的常染色体显性遗传病，约占所有结直肠癌的 2%~5%，人群发病率约 1/1000~1/200。HNPCC 最为明显的临床特征是家族性聚集，发病年龄较早，多见于右半结肠，伴同时性或异时性的肠外恶性肿瘤，特别是子宫内膜癌、胃癌、卵巢癌等。其临床特征明显区别于家族性腺瘤性息肉病转化的结直肠癌，发病时结直肠内没有大量的息肉病变，且致病基因不同。

2. 发病遗传机制 DNA 错配修复（mismatch repair，MMR）基因突变是发病的主要原因。这些错配修复基因主要包括 MLH1、MSH2、MSH6 及 PMS2 基因，前二者较多见。除此之外，BRAF 突变和 EPCAM 基因的缺失也可导致 HNPCC 发生。

二、常染色体隐性遗传的恶性肿瘤综合征

一些以体细胞染色体断裂为主要表现的综合征多具有常染色体隐性遗传特性，统称为染色体不稳定综合征。

（一）Bloom 综合征

1. 疾病概述 1954 年 Bloom 首次报道了 Bloom 综合征（Bloom syndrome，BLM/BS）[OMIM* 604610]，是一种罕见的常染色体隐性遗传病，又称"面部红斑侏儒综合征"。Bloom 综合征比较罕见，目前在人群中的发病频率仍未确定。

侏儒体型是 Bloom 综合征的特有体征，表现为比例相称的身材矮小。Bloom 综合征对日光高度敏感，典型面容包括面部毛细血管扩张性蝶形红疹，皮损集中于颊和鼻部；皮疹也可以出现在其他日光暴露区，例如手背和前臂，症状常轻微；严重时皮损可波及耳、颈和胸骨上区域，皮肤表现是以躯干为主要分布区的局限性咖啡斑或色素沉着。轻度颜面部畸形，通常表现为面部狭长、下颌小和耳鼻突出。Bloom 综合征临床表现还包括免疫功能缺陷，表现为慢性感染；并发症包括慢性肺部疾病、糖尿病及学习能力差，部分患者可见智力发育迟缓。

Bloom 综合征患者具有高度癌症易感性，约 50% 的 Bloom 综合征患者可罹患癌症，最常见的是实体瘤（约 53%）、白血病（11.3%）或淋巴瘤（25%）；Bloom 综合征患者癌症发病年龄早，平均发病年龄约 15 岁；癌症是 Bloom 综合征患者死亡的常见原因。

2. 发病遗传机制 引起 Bloom 综合征的分子基础是由位于 15q26.1 的 BLM 基因（RECQL3）[OMIM* 604610]突变。

Bloom 综合征是一种典型的"染色体断裂综合征"，隐性的 BLM 基因突变导致遗传性染色体断裂和重排。BLM 基因编码产物是 RecQ 解旋酶，其功能为维持 DNA 的结构和稳定性，防止过多的姐妹染色单体交换。RECQL3 基因突变产生截短蛋白并丧失了 DNA 解链酶的功能；错义突变可能影响该酶蛋白的激活，同样失去解链酶功能，导致高频染色体断裂或染色体不稳定增加。由于缺失 RECQL3 蛋白，Bloom 综合征患

者细胞姐妹染色单体交换的频率大约是正常人的 10 倍。Bloom 综合征患者对阳光等 DNA 损伤因素具有高度敏感性，这是由于细胞修复紫外线引起的 DNA 损伤功能降低，从而不能修复在 DNA 复制过程中出现的各种异常 DNA 结构，以致出现染色体断裂，易位和姐妹染色单体交换等染色体不稳定综合征的细胞遗传学特征，这种基因改变促使细胞无序分裂从而导致 Bloom 患者癌症的发生。

（二）Fanconi 贫血

1. 疾病概述　1927 年瑞士儿科医生 Fanconi 发现一种罕见的常染色体隐性遗传病，表现为贫血、先天畸形及骨髓脂肪化，1931 年该病被正式命名为 Fanconi 贫血（Fanconi anemia，FA）[OMIM# 227650]。Fanconi 贫血是一种先天性家族性再生障碍性贫血，又名先天性全血细胞减少症，发病率为 1/160 000。

Fanconi 贫血患者罹患再生障碍性贫血、骨骼异常、器官缺陷和癌症发病风险增高。大约 90% Fanconi 贫血患者骨髓造血功能受损，导致再生障碍性贫血；患者由于贫血出现极度疲劳，因中性粒细胞减少而频发感染，因血小板减少导致出现凝血障碍。

Fanconi 贫血患者常出现血液系统、头颈部、皮肤、消化系统或生殖系统肿瘤的风险增高。患者儿童期患白血病的发病风险明显增高，尤其易患急性髓细胞性白血病。

2. 发病遗传机制　Fanconi 贫血的分子基础是 DNA 修复基因发生突变。遗传性 Fanconi 贫血致病基因具有遗传异质性，目前已经确定 17 个相关基因突变可以导致 Fanconi 贫血，其中 16 个基因位于常染色体，仅 FANCB 定位于 X 染色体上，表现为隐性遗传。这 17 个 FA 相关基因均参与 DNA 损伤的识别和修复，如果其中一个基因发生突变则会使损伤的 DNA 无法修复而导致肿瘤发生。80%~90% 的 Fanconi 贫血病例是由于 FANCA、FANCC 和 FANCG 三个基因中的一个突变引起。

（三）毛细血管扩张性共济失调症

1. 疾病概述　毛细血管扩张性共济失调症（Ataxia-telangiectasia，AT）[OMIM# 208900]由 Louis-Bar 在 1941年首次报道，是一种罕见的常染色体隐性遗传性神经变性，发病率为 1/100 000~1/40 000，无种族和民族差异。

AT 患者首发症状表现为共济失调，为神经系统退行性变所致。感染和肿瘤为本病的常见症状，患儿伴发白血病、淋巴瘤和乳腺癌等恶性肿瘤的概率比正常人高约 100 倍。1 岁左右即可发病，发病初期仅表现姿势和步态异常，闭目难立征阳性，两上肢意向性震颤和眼球震颤等，可有吞咽困难、膝反射消失，随年龄增长缓慢加重。10~20 岁左右出现手足徐动、舞蹈样动作、发音不清及智力低下。本病患者很少存活过儿童期。

2. 发病遗传机制　ATM 基因是 AT 唯一的致病基因，位于 11q22.3，有 66 个外显子，是迄今发现的外显子最多的基因之一，编码由 3056 个氨基酸残基组成的蛋白质。AT 发生的分子基础是 ATM 基因突变导致编码的 ATM 蛋白缺失，丧失对下游基因的调控作用，阻碍 DNA 修复，从而导致染色体断裂和基因组不稳定并出现恶性肿瘤。

（四）着色性干皮病

1. 疾病概述　着色性干皮病（xeroderma pigmentosum，XP）[OMIM# 278700]等是一组罕见的常染色体隐性遗传病，主要临床特征是患者皮肤对日光，特别是紫外线高度敏感，暴露部位的皮肤易发生色素沉着、萎缩、角化过度和癌变等。

XP 发病率较低，欧美人群报道的发病率约为 1/1 000 000，东亚、中东和北非人群发病率稍高一些，发病无性别差异。XP 共有 8 种亚型，其分布有明显地域差异。

2. 发病遗传机制　与 XP 发病相关的有 7 个 DNA 损伤修复基因（XPA~XPG）和 1 个 DNA 错配修复基因变异型（XPV），它们均是核苷酸切除修复（nucleotide excision repair，NER）的关键因子，这些致病基因突变导致的 DNA 切除修复酶系统功能缺陷是 XP 的病因。

高度外显性家族性乳腺癌（扫描章首二维码阅读内容）

（关荣伟）

学习小结

　　肿瘤泛指由一群生长失去正常调控的细胞形成的新生物。人类恶性肿瘤是一种体细胞遗传病，其中又分为遗传型肿瘤和散发型肿瘤，分别由肿瘤相关基因的种系突变和散发突变导致。作为肿瘤相关基因的主体，癌基因和肿瘤抑制基因本为控制正常细胞生长的关键因子，它们相互调控、相互协调，只要其中一个基因发生变异而打破这种平衡，细胞就会出现生长失控，导致肿瘤发生。但是肿瘤的遗传基础并非我们想象得那么简单，这表现在一种基因突变可见于多种类型肿瘤，而另一种基因突变只限于特殊类型的肿瘤。肿瘤的始动和发展需要多次体细胞突变，这其中染色体改变与基因组重组发挥了重要作用。

　　进入 21 世纪，人类对肿瘤病因的了解依然有限。由于感染性疾病得到有效控制及人类寿命的延长，肿瘤已成为我国居民的第一位死因，目前每年肿瘤发病人数约 300 万，死亡 200 万人。世界范围的调查发现不良生活习惯占致癌因素的 35% 或更多，其中全球肺癌死亡人数的 80%~90% 是由吸烟导致，这说明 1/3 以上的肿瘤是可以预防的。由此引发的思考是，在目前肿瘤发生原因还不明了的情况下，人们是否更应该关注肿瘤的预防。

复习参考题

1. 什么是肿瘤？为什么说肿瘤是一种体细胞遗传病？

2. 肿瘤中非整倍体与染色体不稳定具有怎样的关系？

3. 简述癌基因、抑癌基因及其与肿瘤发生发展的关系。

4. 二次突变学说的中心论点是什么？

第十章　发育遗传学

10

学习目标

掌握　发育遗传学、同源效应基因、分节基因、*Hox* 基因、*Pax* 基因、*Sox* 基因等概念；胚胎发育的遗传控制；导致发育异常的因素及发生机制。

熟悉　发育的细胞和分子遗传机制；出生缺陷的概念与分类；发育异常与人类疾病（出生缺陷）的关系。

了解　出生缺陷的监控及预防。

发育的研究有着悠久历史,早在 2000 多年前,我国的《黄帝内经》一书中就已经描述了男性和女性各发育阶段的特点;同时期的亚里士多德在《关于动物的起源》一书中对鸡蛋发育为小鸡的过程作了详细的描述。

精子与卵子的结合,启动了令人惊叹的胚胎发育过程,这一过程有许多未解之谜。这就是当代众多遗传学家都好奇并想探究的机制——生命早期的发育调控机制。在这一过程中,任何环节的异常都可能导致出生缺陷的发生。因此,掌握包括正常个体宫内发育机制在内的发育遗传学知识,熟知基因功能的异常是如何影响发育的,明确环境因素对发育过程的影响,将有助于执业医师正确诊断评估、治疗和预防出生缺陷,为患儿双亲和其他亲属计算精确的再发风险。

第一节 发育遗传学概述

一、发育概述

(一) 发育的基本过程

发育(development)指多细胞生物从单细胞受精卵到成体经历的一系列有序的发展变化过程。发育通常指从生殖细胞发生开始到个体成熟的过程,通常包括胚前发育、胚胎发育和胚后发育三个阶段。

1. 胚前发育 胚前发育即配子发生过程,包括精子发生和卵子发生,是个体发育过程中最重要的起始活动。个体发育中很多重要的物质由雌性合成,分布于卵子中以供应营养并控制受精卵发育成多细胞生物体。

2. 胚胎发育 胚胎发育(embryogenesis, embryonic development)指生物个体从受精卵形成至足月胎儿的发育的一系列复杂过程。受精卵经历数次有丝分裂,受精后第 4 天左右,卵裂球增至 100 个细胞左右,形成胚泡(blastocyst)。胚泡中央出现一腔,周围由扁平的滋养层细胞包绕,腔的一端有一团内细胞团(inner cell mass)细胞。在哺乳类胚泡的内细胞团增殖,再通过在空间上有序排布以确定特定结构的蓝图的过程,即经过图式形成(pattern formation)先形成上、下两层柱状细胞的胚层,进而分化形成由外胚层、中胚层和内胚层三个胚层构成的原肠胚(gastrula)。图式形成后,细胞经过复杂的增殖、变形、迁移、黏附、特化、凋亡等活动,胚层沿特定取向延伸、卷合和分化形成各种管腔,管腔的局部膨大则构成种种空腔。最终形成胚胎的各种组织、器官和结构,这个阶段称为形态发生(morphogenesis)。形态发生是发育的多维创建,三个胚层逐渐分别经过分化成为胚胎的各种组织和器官(图 10-1)。

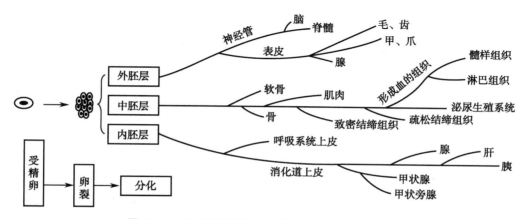

图 10-1　三个胚层逐渐分化为胚胎的各种组织和器官图解

3. 胚后发育　胚后发育是指个体出生后的生长、衰老和死亡过程。对人类来说,包括婴儿期、儿童期、青春期、成人期(青年期、中年期和老年期)几个阶段。

（二）发育过程的细胞命运决定

发育是按照基因组程序逐步实现的细胞分裂、分化和形态发生过程。受精卵细胞能够增殖分化为所有类型的胚胎细胞,当发育一步步地往下进行时,胚胎各部分的细胞受到特定的细胞接触和细胞内外分子浓度梯度等位置信息的诱导,选择性表达特定的基因,细胞分化的潜能逐渐受到限制,最终,它们只能产生一种类型的细胞,这是由于每种细胞命运决定(cell fate decision)的结果。细胞命运决定指细胞在发生可识别的形态变化之前,就因受到约束而向特定方向分化,确定了其未来的发育命运。

（三）发育研究的模式生物

人类发育遗传学研究存在着严肃的伦理问题和较大的局限性,因此,目前已知的发育机制大多来源于对模式生物的研究结果。模式生物通常都具有生命期短,体积小,繁殖力强,易于养殖,易于细胞和遗传操作,有较完备的基因组信息,可直接对基因进行遗传修饰,并进行相应的分子机制研究等共同特点。而每种模式生物又因其个体特点的不同而被应用于发育遗传学研究的不同领域。

1. 果蝇（Drosophila melanogaster）　果蝇胚胎发育速度快,前13次卵裂每次只间隔9分钟,24小时内形成能孵化的幼虫,是观察卵裂、早期胚胎发生、躯体模式形成及各器官结构变化的绝佳材料。在发育基因的调控、各类神经疾病的研究中均占据重要的位置。

2. 秀丽线虫（Caenorhabditis elegans）　体细胞数量少而固定,每个细胞在发育的过程中其相对位置改变不太大。可直接在显微镜下观察胚胎发育的全过程,明确每个部分甚至每个细胞将来的发育分化走向和最终命运。线虫模型对研究发育过程中的细胞分化、图式形成和细胞凋亡等过程有着独特的优势。

3. 斑马鱼（Danio rerrio）　胚胎透明,在水中发育,很容易进行细胞发育命运的连续跟踪观察和细胞谱系的分析。斑马鱼的神经中枢系统、内脏器官、心血管系统与人类有着较高的相似性,可作为人类疾病模型来研究疾病发生机制。

4. 小鼠（Mus musculus）　小鼠基因组与人类的类似程度很高,早期胚胎发育过程与人类相近,是认识和分析人类发育和疾病机制的理想模式生物。已有许多遗传背景清楚的小鼠品系和致死突变型可供发育遗传学研究。

5. 鸡（Gallus gallus）　鸡的胚胎发育过程,尤其是后期发育过程与小鼠极为相似。而鸡胚比哺乳动物胚胎更容易得到和观察,打开蛋壳就可进行许多实验和操作,也可将鸡胚取出在体外培养,对观察各种因子对胚胎的影响极为有利。

二、发育遗传学概述

发育遗传学(developmental genetics)是研究生物体发育过程中遗传机制的一门遗传学分支学科。人体的发育是细胞中的遗传信息依照精确的时空顺序与环境相互作用、逐步表达的结果。在发育过程中,当遗传物质突变及环境因素致使遗传信息改变表达程序出现错误时,就会导致人体某些器官结构和功能异常,发生出生缺陷或疾病乃至死亡。

现代发育遗传学已经发展成为一门由发育生物学、分子细胞生物学以及基因组学等学科与遗传学相互结合、相互渗透的新兴交叉学科。旨在阐明发育中基因表达的调控机制,关注的核心问题仍然是基因如何决定性状,其核心任务在于研究细胞增殖、系统分化和个体发育。探讨重大遗传缺陷发生的遗传背景和主要环境危险因素,并开展相应的病因及发生机制研究;利用各种多能干细胞向组织及器官定向分化,以替代发育机能缺陷或病变的组织细胞,达到治愈疾病的目的。

三、发育的细胞和分子机制

（一）增殖、分化、迁移和凋亡

个体发育过程可简单概括为 5 种细胞生命活动的精妙综合：细胞分裂、细胞分化、细胞迁移、细胞结合（黏附）和细胞凋亡。这一过程高度程序化，各事件按严格时空顺序有步骤、分阶段地依次展开，并相互协调，共同控制着发育过程。

1. 细胞增殖　生殖细胞形成、卵裂、细胞分化、图式形成、形态发生等事件都是在细胞增殖的基础上完成的。

2. 细胞分化　胚胎细胞在发生分化之前已确定向特定方向分化的变化过程，称为细胞决定（cell determination）。细胞分化（cell differentiation）指胚胎幼稚细胞转变为具有特殊形态结构、生理功能和生化特性的细胞的过程。细胞分化是发育的核心事件，通过细胞分化从而形成上皮细胞、肌细胞和血细胞等可多达 200 余种不同的细胞类型。开启发育途径的钥匙是转录因子，细胞分化的实质是基因组时空表达模式的特化，分化的过程是发育潜能不断被限制的过程。与此同时，细胞分化过程还可以受环境所诱导。

3. 细胞迁移　一个细胞或一群细胞从一处移动到他处的过程，称为细胞迁移（cell migration），表现为机体在空间上体积的扩张。通过细胞迁移和细胞黏附，同类或不同类细胞有序地组合成组织、器官、系统乃至完整机体。

4. 细胞凋亡　细胞凋亡（apoptosis）是胚胎发育、细胞分化及许多病理过程中，细胞遵循其自身的"程序"，主动结束生命的生理性死亡过程。细胞凋亡是许多结构的形态发育所必需，可使个体细胞保持一定的数量和处于正确的位置。如人胚胎早期手指和脚趾间有组织相连，这些组织通过细胞凋亡将胎儿的手指和脚趾完全分开。

（二）信号通路的交互作用

发育过程需要细胞间的相互协调，以精确安排组织和细胞亚型所需的空间，这种协调是通过不同的细胞信号通路来完成的。细胞-细胞接触和分泌信号都会激发相邻细胞基因表达变化，分泌信号分子梯度可以引导细胞遵循位置特异性发育途径。参与早期胚胎发育的主要有 Wnt、Hh（Hedgehog）、Nodal、BMP、TGF-β/Smad、FGF、Notch、JAK-STAT、酪氨酸激酶受体和视黄酸等信号转导通路，下面简单介绍参与早期胚胎发育的 2 种信号通路。

1. Wnt 信号通路　Wnt 信号通路在动物胚胎分化、控制胚胎轴向的正常发育、细胞极性决定、传递生长和发育信息等方面起着关键的调控作用。中枢神经系统、雌性生殖管、乳腺、肾、肢端、毛发以及牙齿的发育都需要 Wnt 信号的参与。Wnt 通路的失调将会导致胚胎夭折或发育缺陷的产生。如位于 12q13.12 的 *WNT1* 基因［OMIM* 164820］突变，会引起成骨不全症 XV［OMIM# 615220］。

2. Hh 信号通路　Hh 信号通路是一条广泛存在于从果蝇到人类的多个物种中高度保守的信号通路，参与胚胎发育过程中细胞增殖、细胞决定及多种组织的模式形成，特别与头面部、毛发、肢芽的形态发生以及神经管的形成密切相关。GLI3、PTCH1、CBP 是 Hh 信号通路的 3 种蛋白质，*GLI3* 基因［OMIM* 165240］突变可导致 Greig 头多指（趾）综合征［OMIM# 175700］和 4 型轴前多指［OMIM# 174700］4 种多效性发育畸形综合征。*PTCH1* 基因［OMIM* 601309］突变可导致基底细胞痣综合征［OMIM# 109400］和 7 型前脑无裂畸形［OMIM# 610828］。*CBP* 基因［OMIM* 600140］突变可导致 1 型 Rubinstein-Taybi 综合征［OMIM# 180849］，表型与 Greig 头多指（趾）综合征和基底细胞痣综合征相似。

第二节 胚胎发育的遗传控制

胚胎发育受两类遗传信息调控,即DNA编码序列所提供的经典遗传学信息和表观遗传信息(见本书第十一章第二节)。正常发育取决于两类遗传信息彼此协调、准确无误地运行,任何一类遗传信息的异常都可能导致出生缺陷的发生。

胚胎发育过程始终受遗传信息控制。以果蝇发育为例,从最初母体效应基因对极性和胚轴的确定,随后依次激活分节基因、同源框基因,基因是发育过程中的主要调控因子,在发育的不同时空,存在着不同组合的特定基因的表达,它们形成一个复杂、立体的调控网络,从而控制着胚胎发育过程。

一、胚轴确立与母体效应基因

在发育早期,机体必须决定身体的各个部分和器官的相对方向,即建立3个体轴(胚轴):头至尾的轴线(颅-尾体轴或前-后体轴)、背-腹体轴、左-右体轴(为心脏的准确发育和内脏定位所必须)。

果蝇胚胎发育之初,最基本的问题是上述3个轴的确立,其机制是母体效应基因(maternal effect gene)产物的差异定位。母体效应基因是一类卵子发生过程中形成的转录物贮存在卵子中,其翻译产物在胚胎早期发育中起重要作用的基因。母体效应基因之间的协作决定未来胚胎外、中、内胚层的命运和分节的命运。母源效应基因的突变将导致额外出现或丢失头、尾、背部或腹部结构。这表明有一个或更多的mRNA浓度梯度系统的存在。

在人类,合子基因的激活起始于4~8细胞期,胚轴的决定因素是受精中的极体位置和精子进入位点,它们决定了卵裂的方向和内细胞团的位置,从而决定了植入点的位置、胚层的取向和脐的位置。背腹部、头尾和左右的形态分化是第3周原条细胞增生、迁移和分化的结果,其分子机制可能是在植入阶段 *LEFTY1*、*LEFTY2*、*GALNT11* 和 *ZIC3* 等基因发生极性表达,并且其产物mRNA含有结合微管的3′端非翻译区特异序列,可以伴随微管的生长、运动和细胞分裂而向胚胎的一端集中,形成胚胎中的mRNA浓度的极性分布,引起mRNA产物的差异定位。*ZIC3* 基因[OMIM* 300256]、*GALNT11* 基因[OMIM* 190198]、*LEFTY2* 基因[OMIM+ 601877]突变则引起左右体轴畸形和多种内脏畸形。

相关链接 10-1

参与人类左-右体轴决定的基因突变与出生缺陷(扫描章首二维码阅读内容)

二、体节形成与分节基因

果蝇胚胎的分节过程主要由分节基因(segmentation gene)调控。分节基因是在体轴形成过程中,具有把早期胚胎沿前-后轴分为一系列重复的体节原基的基因。分节基因的突变可使胚胎缺失某些体节或体节的某些部分。

体节(somite)是脊椎动物在胚胎发育的过程中沿身体前后轴形成一定数目的暂时性结构,随着胚胎的继续发育每个体节分化成为生骨节、生皮节和生肌节。人的第一体节于受精后第20天出现,之后以每天3对的速度向尾部进展,共形成42~44对体节,直到发育后期,人类胚胎的尾巴才完全消失。

人类 *NOTCH* 基因编码一类进化上高度保守的细胞表面受体,影响细胞正常形态发生的多个过程,调节细胞、组织、器官的分化和发育。*NOTCH* 基因在形成体节后段高表达。*NOTCH1* 基因[OMIM* 190198]的不同突变可导致 Adams-Oliver 综合征[OMIM# 616028]和1型主动脉瓣病[OMIM# 109730]。

参与人类体节形成的基因突变与出生缺陷(扫描章首二维码阅读内容)

三、图(模)式形成与 Hox 基因

图式形成指胚胎发育中,细胞按照一定的时空模式,在个体中精确有序地形成各种结构的过程。同源异形框(homeobox,Hox)又称同源框,指存在于某些基因中的一段高度保守的 DNA 序列,由约 180 个碱基对组成,编码蛋白质中的含 60 个氨基酸残基的结构域,被称为同源异形域的一端保守的 DNA 结合基序的转录因子,激活或抑制靶基因的表达。

(一) Hox 基因的结构特点

Hox 基因(Hox gene)即同源异形基因(homeobox gene,homeotic gene),是能将身体的一部分转化成另一部分,含同源异形框结构的一类能启动多种发育途径的基因。在胚胎体节划分确定以后,同源异形基因负责确定每一个体节的特征结构,因而,一种胚节可发育成为一种特殊的成体表型。该基因突变可导致体节的一种发育形式被另一种不同的发育形式取代。

许多动物都有 Hox 基因。所编码的同源异形域相似,然而,各种动物的 Hox 基因数目各异,例如果蝇有 8 个,哺乳类有近 40 个。Hox 基因在染色体上紧密连锁的区域称为 Hox 基因簇(Hox gene cluster)。果蝇只有 1 个 Hox 基因簇,称为 HOM-C。哺乳类有 4 个 Hox 基因簇,编号为 A~D。每簇有 13 个基因位(有的基因位上没有基因)。人类的 A、B、C、D 各 HOX 基因簇分别位于 7p15.2、7q21.32、12q13.13 和 2q31.1,其中 HoxA 基因簇有 HOXA1 基因[OMIM* 142955]等 11 个基因,HoxB 基因簇有 HOXB1 基因[OMIM* 142968]等 10 个基因,HoxC 基因簇有 HOXC4 基因[OMIM* 142974]等 9 个基因,HoxD 基因簇有 HOXD1 基因[OMIM* 142987]等 9 个基因。HOX 基因簇上的基因分别以 HOXA-1、HOXA-2、……;HOXB-1、HOXB-2、……;HOXC、HOXD 等表示(图 10-2)。

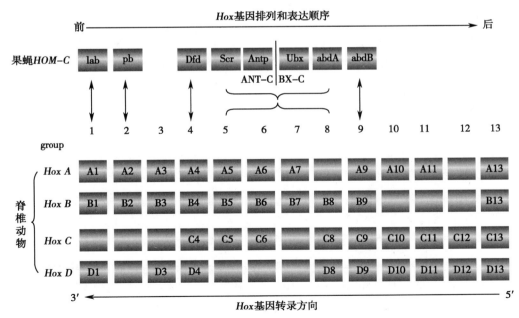

图 10-2　果蝇和哺乳类(人或小鼠)的 Hox 基因簇

（二）Hox 基因表达特点与图（模）式形成

Hox 基因的表达遵循严格的时空共线性（spatiotemporal co-linearity）和后部优势原则，位于 Hox 基因簇 3′ 区编号较小的基因首先于胚胎发育早期在体轴近端表达，促进细胞增殖和迁移，主要控制体轴近端的发育，位于 5′ 区编号较大的基因依次于胚胎发育稍晚期在体轴稍远端逐步表达，促进细胞分化和凋亡，主要控制体轴远端和神经外胚层末端的发育。Hox 基因表达的这种时空共线性主要由表观遗传机制来控制。

Hox 基因家族成员在哺乳动物的发育过程中，参与了躯干前后轴的模式化、神经系统的发育、肢体发生的位置、各个重要器官系统的形成和转化、体细胞遗传病的发生等多个过程。

（三）Hox 基因突变与疾病

Hox 基因家族中不同基因的突变、过表达或缺失等均会导致多种畸形或疾病的产生。对小鼠的研究表明：敲除 Hoxa1 基因后小鼠菱脑节发育异常，神经管不闭合。Hoxb4 基因敲除后，第 2 颈椎骨发育为寰椎，从而使小鼠具有两个寰椎。人类 HOX 基因突变导致的出生缺陷或遗传病见表 10-1。

表 10-1 常见人类 HOX 基因突变与出生缺陷或遗传病

突变基因	OMIM 编号	出生缺陷或遗传病（OMIM 编号）
HOXA1	*142955	Athabaskan 脑干发育不全综合征（#601536）
HOXA2	*604685	先天性小耳畸形 - 听力障碍 - 腭裂（AR）（#612290）
HOXA11	*142958	1 型尺桡骨融合与无巨核细胞血小板减少（#605432）
HOXA13	*142959	Guttmacher 综合征（#176305）和手 - 足 - 子宫综合征（#140000）
HOXB1	*142968	3 型先天性遗传性面部麻痹（AR）（#614744）
HOXC13	*142976	毛发指甲型外胚层发育不良 9（#614931）
HOXD10	*142984	先天性垂直距骨（#192950）
HOXD13	*142989	D 型或 E 型短指（#113200 或 #113300），V 型并指（#186300），短指 - 并指 - 少指综合征（#610713）

除表 10-1 所列举的 HOX 基因相关出生缺陷和遗传病外，在人类白血病、乳腺癌、结肠癌、肾癌、胶质细胞瘤和骨肉瘤中均检测到 HOX 基因的表达异常；HOXA9 基因［OMIM* 142956］和 HOXA10 基因［OMIM* 142957］的表达失衡与髓细胞白血病的发生有关。

四、Pax 和 Sox 等基因与胚胎发育

Pax、Sox 和锌指蛋白（zinc finger protein，ZNF）基因家族等在胚胎发育中具有重要的作用。这里主要介绍 Pax 和 Sox 基因家族与胚胎发育的关系。

（一）Pax 基因与胚胎发育

1. **Pax 蛋白家族结构及其基因定位**　配对框（paired box，PAX）为许多物种调控胚胎早期发育的保守基因家族。通常编码与 DNA 结合的一系列极为重要的转录调控因子。Pax 基因广泛存在于动物体内，在脊椎动物中共包含 9 个成员（Pax1~Pax9），Pax 属于螺旋 - 转角 - 螺旋蛋白，通常包括配对域（paired domain，PD）、八肽域（octapeptide，OP）和同源域（homeodomain，HD）4 个保守结构域，根据结构域组成的差异将其分为 4 个亚家族：① Pax1 和 Pax9，由 PD 和 OP 组成，不含 HD；② Pax2、Pax5 和 Pax8，由 PD、OP 以及不完整的 HD 构成；③ Pax3 和 Pax7，由 PD、OP 和 HD 组成；④ Pax4 和 Pax6，由 PD 和 HD 组成。Pax 蛋白家族结构及其基因定位见图 10-3。

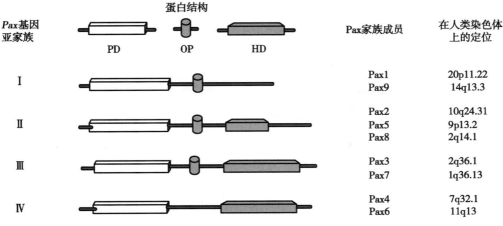

图 10-3　Pax 蛋白家族结构及其基因定位

2. Pax 基因在胚胎发育中的作用　同一器官或细胞系的正常生长发育,常受到 2~3 个 Pax 亚家族成员的协同调控,各成员间相互交叉作用的同时又各有侧重点。Pax 基因在胚胎发育的器官形成中的主要功能包括:① Pax1 和 Pax9 影响胸腺、甲状旁腺及骨骼系统的发育;② Pax2 与 Pax8 影响泌尿生殖系统的发育;③ Pax8 参与甲状腺发育;④ Pax5 参与 B- 淋巴细胞形成;⑤ Pax3 影响神经嵴细胞和黑素细胞的生长;⑥ Pax3 和 Pax7 调控骨骼肌的发育;⑦ Pax4 和 Pax6 影响胰腺和肠胃道发育;⑧ Pax6 参与眼的形成。

3. Pax 基因突变与疾病　人类 PAX 基因的突变,将导致某些发育过程紊乱而致畸形。Pax 因子的非正常表达会导致多种器官组织发育畸形,某些癌症的发生也与其中的一些成员过量表达有关。人类 PAX 基因突变导致的出生缺陷或遗传病见表 10-2。

表 10-2　常见人类 PAX 基因突变与出生缺陷或遗传病

突变基因	OMIM 编号	出生缺陷或遗传病（OMIM 编号）
PAX1	*167411	2 型耳 - 面 - 颈综合征(#615560)
PAX2	*167409	7 型局灶节段肾小球硬化(#616002),乳头 - 肾综合征(#120330)
PAX3	*606597	颅面 - 聋 - 手综合征(#122880),2 型肺泡横纹肌肉瘤(#268220),1 型 Waardenburg 综合征(#193500),3 型 Waardenburg 综合征(#148820)
PAX4	*167413	2 型糖尿病(#125853),9 型青少年成熟期糖尿病(#612225),酮症倾向糖尿病易感(#612227)
PAX5	*167414	3 型急性淋巴细胞白血病易感(#615545)
PAX6	*607108	视神经缺损(#120430),眼缺损(#120200),无虹膜(#106210),前节发育不全 5 型的多个亚型(#604229),迟发性角膜营养不良白内障(#106210),中央凹发育不良(#136520),角膜炎(#148190),视神经发育不全(#165550)
PAX7	*167410	2 型肺泡横纹肌肉瘤(#268220)
PAX8	*167415	甲状腺不发育或发育不全引起的先天性甲状腺机能减退(#218700)
PAX9	*167416	3 型选择性牙发育不全(#604525)

（二）Sox 基因与胚胎发育

Sox 基因家族是一类以 SRY 基因为基本成员的控制发育的基因家族,1990 年,Sinclair 等克隆到人类 Y 染色体上的性别决定基因 SRY,此后在果蝇、鱼类、鸟类、哺乳类等多个物种中都发现了 SRY 基因的同源基因,后来把这类与 SRY 基因同源的基因称为 Sox 基因(SRY-box gene)。

Sox 基因家族成员都含有一个编码 79 个氨基酸的保守区域,即 HMG 盒,可以与 DNA 特异性结合,主要是参与性别决定与分化、早期胚胎发育、神经系统发育、骨形成和生血细胞的发生等过程。人类 SOX 基因的突变将导致某些发育过程紊乱而致畸形,如 *SOX2* 基因[OMIM* 184429]突变可导致视神经发育不全和中枢神经异常/小眼综合征[OMIM# 206900]。

相关链接 10-3

人类 *SOX* 基因突变导致的出生缺陷(扫描章首二维码阅读内容)

五、性分化与性别决定基因

虽然胚胎的性别在受精时就已经决定,但在早期胚胎都能发育出两性的原始生殖管道,并无性别差异。人类胚胎发育到第 4 周出现中肾,第 5 周中肾内侧细胞和外围陷入的原始生殖细胞共同形成生殖嵴,到第 6 周初步发育成两套生殖管道,即中肾管(Wolffian duct)和副中肾管(Mullerian duct),这时的胚胎尚无性别差异。6 周以后,男性胚胎中 Y 染色体性别决定区(sex-determining region of Y, SRY)基因[OMIM* 480000]开始表达,诱导形成支持细胞(Sertoli cell)和睾丸间质细胞(Leydig cell)。支持细胞分泌抑制因子,使副中肾管退化;睾丸间质细胞分泌睾丸激素,使中肾管发育为男性生殖系统。女性胚胎细胞中没有 Y 染色体和 *SRY* 基因,中肾管退化,副中肾管得到发育,形成女性生殖系统。

具有双重发育潜能的生殖腺发育分化为睾丸或卵巢的过程,涉及多个性别决定基因的共同参与。除 *SRY* 基因外,与性分化和性别决定的基因还有 *SOX9*、*FGF9* 及 *DAX1*(NR0B1)等基因(表 10-3),各个基因在特定的时间和空间上严格定量表达,共同调控性别分化过程。这一过程中任何基因表达时空甚至剂量的变化均可能导致性别分化机制的异常。

表 10-3　常见人类主要的性别决定基因

基因	基因定位及 OMIM 编号	已知的主要功能
SRY	Yp11.2(*480000)	胚胎发育早期决定性腺分化和睾丸形成,在性别分化中起开关作用
SOX9	17q24.3(*608160)	胚胎发育早期决定性腺分化及睾丸形成,*SRY* 通过 *SOX9* 来调控睾丸发育,为 *SRY* 的同源基因
FGF9	13q12.11(*600921)	在睾丸细胞增殖、Sertoli 细胞分化及中肾细胞迁移中发挥作用,为 *SRY* 的下游基因
DMRT1	9p24.3(*602424)	决定性腺分化和睾丸的形成
WT1	11p13(*607102)	在间质细胞形成睾丸的过程中发挥作用
SF1	11q13.1(*601516)	*WT1* 的下游基因,在睾丸和肾上腺的发育中发挥作用
WNT4	1p36.12(*603490)	潜在的卵巢决定基因,抑制雄性性别分化、抑制雄激素合成
DAX1	Xp21.2(*300473)	"抗睾丸"基因,在睾丸中的表达下调,在卵巢中表达恒定

已知引起睾丸发育障碍的突变基因有 *SOX9*、*SRY*、*WNT4*、*WT1*、*ART*、*ATRX*、*CBX2*、*DHH*、*DMRT1*、*GATA4*、*MAMLD1*、*MAP3K1*、*NR0B1*、*NR5A1* 和 *WWOX* 基因等。引起卵巢发育障碍的基因突变有 *MAMLD1*、*NR5A1*、*SOX9*、*RSPO1*、*SOX3*、*SRY* 和 *WNT4* 基因等。

六、发育与表观遗传

胚胎发育是遗传因素和环境因素相互作用而产生特异表型的编程过程,具有很强的可塑性。表观遗传通过 DNA 甲基化、组蛋白修饰、RNA 调控和染色质重塑等,协同调控基因表达参与早期发育编程,如微小 RNA 调节 *HOX* 基因活性,这些微小 RNA 抑制或减弱不同的 Hox 蛋白的合成,影响躯干前后轴、神经系统和肢体的发育。当早期胚胎发育编程受到了饮食或外源物等多种环境因素的影响,将会改变基因与转录因子的结合活性,以及 DNA 甲基化和组蛋白修饰联合对基因表达的调节,从而影响其表型,甚至增加成年疾病(如肥胖、糖尿病、心血管病和神经疾病)的易感性。

第三节　发育异常与出生缺陷

根据世界卫生组织估计,我国出生缺陷发生率约为 5.6%,每年新增出生缺陷数约 100 万例。近 50% 的婴儿死亡可归咎于正常发育过程的错乱。除了致死以外,出生缺陷还是造成受累个体慢性病、智力残疾和其他功能障碍等的主要原因。

一、导致发育异常的因素及发生机制

(一)导致发育异常的因素

造成发育异常或出生缺陷的主要影响因素为遗传因素、环境因素或二者的相互作用。2006 年美国发布的《全球出生缺陷报告》中认为:由遗传物质变异导致的出生缺陷约占 40%;由单纯环境因素引起的占 5%~10%;而原因不明或两者相互作用的约占 50%,但患者家系的再发风险明显高于群体的总发病率。

1. **遗传因素**　遗传物质的改变将引起胚胎发育异常或出生缺陷。引起出生缺陷的遗传因素包括基因突变和染色体畸变。

(1) 基因突变:基因是发育过程中的主要调控因子,发育过程中基因功能异常将导致多种出生缺陷的发生(见本章第二节)。许多单基因遗传、多基因遗传和线粒体遗传的出生缺陷均为基因功能异常的不同表现形式。

(2) 染色体畸变:由于染色体畸变会涉及多个基因的增减和位置改变,破坏了基因组平衡。因此,染色体畸变患者常表现为多器官的发育畸形、智力低下、发育迟缓等一系列严重的临床症状(详见本书第四章第三节)。

2. **环境因素**　影响胚胎发育的环境有三类:①胚胎所处的微环境,包括羊水、胎盘、胎膜等;②母体自身的内环境,包括疾病、代谢、营养等;③母体周围的外环境。造成出生缺陷的环境因素主要包括物理因素、化学因素和生物因素等。

(1) 物理因素:主要包括电离辐射、高温、噪声等。①电离辐射会使 DNA 双链分子的断裂频率和各种错误性修复概率增加,改变细胞的正常迁移和彼此联系,从而造成胎儿生长迟缓、小头畸形和智力低下等;②高温可干扰神经上皮细胞的正常增殖、迁移和黏着过程,使神经生长因子及其受体减少,导致神经管畸形等出生缺陷;③噪声可对细胞分裂和 DNA 合成造成不良影响,从而损害胎儿听觉发育,引起内耳损伤,甚至造成脑细胞发育萎缩,脑细胞死亡等。

(2) 化学因素:农药、重金属、有机溶剂、药物等化学物质均可能导致出生缺陷。①农药:如有机磷农药可使胎儿产生肢体畸形等出生缺陷;除草醚可干扰甲状腺素功能,引起心脏、膈、肾畸形和肺发育不全等。②重金属:如汞可通过胎盘屏障,与胚胎细胞中核酸结合,延迟细胞分裂和成熟,从而影响胚胎发育。③有机溶剂:如孕妇定期吸入甲苯会导致胎儿畸形,发生与胎儿酒精综合征相似的畸形表现。④药物:多数抗癌、抗惊厥药物,包括氨蝶呤、甲氨蝶呤、苯妥英钠等,均可对胎儿产生致畸作用;抗生素中如四环素、链霉素、庆大霉素等也有一定的致畸作用。美国食品药品监督管理局(FDA)根据药物对胎儿的危害性将妊娠期用药分为 A、B、C、D、X 五类(危害性依次增大,X 类是孕期禁用药物)。

反应停事件与孕妇用药

各种致畸剂造成的出生缺陷取决于致畸剂暴露的胎龄、各组织对致畸剂的致畸倾向,以及妊娠期间的暴露水平。20 世纪 50 年代末,沙利度胺(thalidomide,又名反应停、酞胺哌啶酮)最先在德国上市,作为镇静止吐剂,很受妊娠期间早晨起床头晕和呕吐的孕妇欢迎。但是在短短的几年里,全球 46 个国家中发现超过 1 万例新生儿畸形,如海豹肢畸形(phocomelia)(新生儿的上肢、下肢特别短小,甚至没有臂部和腿部,手脚直接连在身体上,其形状酷似"海豹")。随后的流行病学调查和大量的动物实验证明这些畸形是由于患儿的母亲在妊娠期间服用沙利度胺所导致。此后,沙利度胺被禁用于孕妇。这就是著名的反应停事件,是服用药物造成出生缺陷最典型的例子。2012 年 8 月 31 日格兰泰(Chemie Grunenthal)公司首席执行官哈拉尔德·斯托克发表讲话,50 年来首次就药品沙利度胺致新生儿先天畸形道歉。

思考:

1. 德国制药商格兰泰公司已研究了沙利度胺对怀孕大鼠的影响,未发现有问题(不会引起畸胎)。为什么孕妇及怀孕的灵长类动物仅服用单次剂量的本品,对未出生的胎儿会引起严重的出生缺陷和死亡?

2. 沙利度胺为谷氨酸衍生物,查阅文献,试解释沙利度胺既具有镇静止痒、免疫调节及抗炎、抑制血管生成及抗肿瘤的作用机制,又与致畸有关的作用机制。

(3) 生物因素:包括弓形虫、巨细胞病毒、风疹病毒、疱疹病毒和梅毒螺旋体等。①妊娠期母体感染巨细胞病毒,可导致大量细胞死亡以及处在 S 期和 M 期细胞的阻滞,从而导致胚胎发育异常;②风疹病毒可破坏有丝分裂,干扰组织器官的生长发育,从而导致自发流产、死产、先天性白内障及心脏畸形等。

(4) 母亲疾病及营养等其他因素:①疾病:如孕妇患有糖尿病可导致子代发生小头畸形、心脏缺陷、肾积水等。②营养:如孕妇缺乏叶酸会导致后代神经管缺陷。③不良生活方式:妊娠期酗酒、吸烟等均可能导致胎儿宫内发育迟缓,从而导致出生缺陷。④心理因素:孕妇在妊娠早期遭受突然的心理打击,可能导致胎儿颅骨畸形和心脏结构缺陷。

3. 遗传因素和环境因素的相互作用 胚胎的基因型将决定和影响胚胎对环境致畸因子的易感程度。出生缺陷的表现类型和发生概率,受胚胎和母体基因的调控,并且与基因和环境致畸因子间的相互作用方式密切相关。

(二) 导致发育异常的机制

每个人都有程度不等的发育瑕疵,如胎记、视力、面容等方面的不如意,严重的发育缺陷即为畸形。判断某一致畸因素对胚胎或胎儿是否造成损害,应从致畸因子的作用机制、接触剂量、接触致畸因子时的胎龄、各组织对致畸因子的致畸倾向、与其他物质的联合作用以及胎儿和母亲的基因型等多个方面进行综合分析,才能客观评价。出生缺陷的发生机制可分为以下几类:

1. 形成过程受阻 器官形成中有许多形态变化过程,若其中某一步骤受阻则可造成相应的出生缺陷。如前、后神经孔未闭合,将会导致神经管缺陷。

2. 迁移异常 器官形成过程中有细胞迁移和器官定位的变化,若上述过程出现异常将导致畸形。例如睾丸不下降至阴囊将导致隐睾的形成。

3. 诱导作用异常 胚胎发育中存在诱导和被诱导的关系。如脊索诱导神经管的发生,若同时出现两个脊索,就可能诱导出两个神经管,从而导致双头畸形。

4. 发育滞留　由于组织分化异常而导致的畸形,发生时间较晚。如在结肠发育期,若肌间神经节细胞未及时分化出来,结肠不蠕动并极度膨大,将形成巨结肠。

5. 吸收不全　胚胎发育过程中,某些结构形成后要经历一个再吸收的过程,即细胞凋亡过程。细胞凋亡使不该存在的结构消亡,食管闭锁、肛门闭锁、并指(趾)等都是由于再吸收不全而导致的出生缺陷。

(三) 人胚胎主要器官的致畸敏感期

出生缺陷的发生除决定于致畸因子的性质和胚胎的遗传构成等因素外,还决定于胚胎受致畸因子作用时所处的发育时期。致畸因子作用于不同发育时期的胚胎不仅引起反应程度的不同,而且所累及的器官和发生的畸形类型也有很大差别。了解畸形发生的敏感期,是对畸形做出正确诊疗和预防的前提。

受精后 1~2 周是非畸形易发期,此期细胞处于最初的分裂增殖阶段,受致畸因子作用后表现出"全"或"无"的现象:一种情况是致畸因子作用强,胚胎受损死亡而发生早期自然流产,约 50% 的胚胎在这一时期死亡。另一种情况是仅有少量细胞被致畸因子所影响,其余细胞正常分裂增生,代偿力强,胚胎正常发育,不发生畸形。但也有例外,如卵裂期发生染色体不分离,可产生嵌合型染色体畸变及相应畸形。在 12~32 细胞期以前,若某种因素将桑葚胚细胞分开,则可形成同卵双(多)生子;若未完全分开,则可形成各种形式的联胎和畸胎瘤。

受精后第 3~8 周为致畸敏感期,此期胚胎细胞分化明显,器官多数原基分化出现,胚体形成,对致畸因子最为敏感,最易受到干扰而发生器官的形态结构异常。不同器官有自己的致畸敏感期,这导致同一种致畸因子作用在不同时期可引起不同器官的畸形(图 10-4)。如第 3~4 周易发生神经管畸形。此外,由于各器官系统的致畸敏感期有重叠,故可出现多种畸形并存的情况。

从受精后第 9 周至胎儿出生这一时期虽不是致畸敏感期,但仍能引起少数器官发生结构上的畸形,如外生殖器官和神经系统的异常(见图 10-4)。

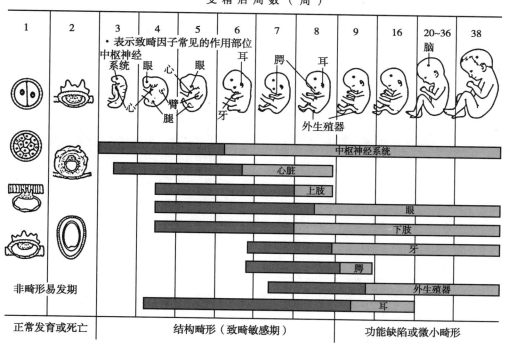

图 10-4　胚胎发育时期与畸形发生的关系示意图
▇:致畸敏感期,可发生严重结构畸形;▨:可发生功能缺陷和其他非严重畸形

二、出生缺陷及预防

(一) 出生缺陷的概念

出生缺陷(birth defect)又称先天异常(congenital anomaly)或"先天性疾病",是胚胎发育紊乱引起的,个体出生时即显现出的各种形态、结构、功能、代谢、行为等方面异常的统称。出生缺陷既可于出生时就表现出来,也可在出生后一段时间才显现出。已知的出生缺陷病种至少有 8000~10 000 种,最常见的是先天畸形、染色体异常、遗传代谢性疾病、功能异常如盲、聋和智力障碍等。

(二) 出生缺陷的分类

出生缺陷的分类方式多样,下面简介两种分类方法。

1. 一般分类 一般将出生缺陷分为简单畸形和多发畸形两大类。

(1) 简单畸形:畸形学家通常将简单畸形分为 4 类:①畸形(malformation):器官或组织的体积、形态、部位或结构的异常或缺陷;是源于单因素的内在发育异常。②畸化(disruption):是环境因子干扰了正常发育过程导致器官或组织异常,也称为继发性畸形。③变形(deformation):指在子宫内因外部因素(如不正常的机械力扭曲牵拉)影响胎儿发育而导致的一类畸形,如关节挛缩。④发育异常(dysplasia):指胚胎发育早期,即胚层形成、细胞分化和组织发生三个阶段出现的组织形成受阻的过程及由此引发形态上的变异。

(2) 多发畸形:一般可分为:①序列征(sequence):是由单个因素引发的级联反应而导致的单一器官系统缺陷。而这个器官的异常继发性引起其他多效性缺陷。②综合征(syndrome):多个症状和体征组成的一组症候;理论上综合征是指已知致病病因,并具有一定的可识别的畸形模式。③关联征(association):是几种畸形在发生机制上并不能用上述序列征和综合征发生的机制来解释,但又非随机地一起发生;关联征的发生与遗传因素没有关系。

2. 先天性畸形的 ICD-10 分类 目前应用最为广泛的是按照 1993 年 WHO 出版的第 10 版《国际疾病分类》(International Statistical Classification of Disease, ICD-10)进行分类。在 ICD-10 中,先天畸形被列为第 17 章——先天性畸形、变形和染色体异常,编码为 Q00~Q99,并按照发生部位的不同进行了相应的分类编码,共分为以下 11 大类(表 10-4)。

表 10-4 国际疾病分类(ICD-10)——先天性畸形、变形和染色体异常

分类	编码	分类	编码
神经系统先天性畸形	Q00~Q07	生殖器官先天性畸形	Q50~Q56
眼、耳、面和颈部先天性畸形	Q10~Q18	泌尿系统先天性畸形	Q60~Q64
循环系统先天性畸形	Q20~Q28	肌肉骨骼系统先天性畸形和变形	Q65~Q79
呼吸系统先天性畸形	Q30~Q34	其他先天性畸形	Q80~Q89
唇裂和腭裂	Q35~Q37	染色体异常,不可归类在他处者	Q90~Q99
消化系统的其他先天性畸形	Q38~Q45		

(三) 出生缺陷的监测及预防

1. 出生缺陷的监测 目前,世界各国仍然将先天畸形作为出生缺陷监测的最主要内容,常规监测约 26 种出生缺陷。我国重点监测围产儿中 23 类常见的结构畸形、染色体异常及少部分遗传代谢性疾病(如苯丙酮尿症和先天性甲状腺功能低下症等)。这 23 类常见的结构畸形和染色体异常为:无脑畸形、脊柱裂、脑膨出、先天性脑积水、腭裂、唇裂、唇裂合并腭裂、小耳/无耳、外耳其他畸形、食管闭锁或狭窄、直肠肛门闭锁或狭窄、尿道下裂、膀胱外翻、马蹄内翻足、多指(趾)、并指(趾)、肢体短缩、先天性膈疝、脐膨出、腹裂、

联体双胎、唐氏综合征及先天性心脏病。

国际上最初的出生缺陷监测系统是 20 世纪 60 年代人们在经历了"反应停"事件后,于 1964 年在英格兰-威尔士和瑞典建立。我国的出生缺陷监测工作起步于 20 世纪 80 年代,目前已建立了以医院为基础、监测期为孕满 28 周至出生后 7 天的出生缺陷监测系统,形成了覆盖全国各省(自治区、直辖市)的监测网络,基本掌握了我国主要出生缺陷发生的时空、人群和种类变化趋势。2000—2015 年,先天性心脏病、多指(趾)、总唇裂、先天性脑积水等 10 类疾病是我国围产儿前 10 位高发畸形(表 10-5)。出生缺陷疾病发生率顺位也有所改变,曾经长期占据前四位的神经管缺陷在 2015 年已降到第 10 位以下,2005 年以来,先天性心脏病、多指(趾)、总唇裂发生率开始位居第一、第二和第三位。

表 10-5　我国围产期出生缺陷发生率顺位 (1/10 000)

位	2000 年	2005 年	2010 年	2015 年
1	总唇裂(14.07)	先天性心脏病(23.96)	先天性心脏病(32.74)	先天性心脏病(66.51)
2	多指(趾)(12.45)	多指(趾)(14.66)	多指(趾)(16.39)	多指(趾)(18.07)
3	神经管缺陷(11.96)	总唇裂(13.73)	总唇裂(12.78)	总唇裂(7.41)
4	先天性心脏病(11.40)	神经管缺陷(8.84)	脑积水(6.02)	马蹄内翻足(6.20)
5	脑积水(7.10)	脑积水(7.52)	神经管缺陷(5.74)	脑积水(5.30)
6	肢体短缩(5.79)	肢体短缩(5.76)	马蹄内翻足(5.08)	并指(趾)(5.17)
7	马蹄内翻足(4.97)	尿道下裂(5.24)	尿道下裂(4.87)	尿道下裂(5.10)
8	尿道下裂(4.07)	马蹄内翻足(5.06)	并指(趾)(4.81)	小耳(3.03)
9	并指(趾)(3.95)	并指(趾)(4.94)	肢体短缩(4.74)	直肠肛门闭锁(2.89)
10	直肠肛门闭锁(3.43)	小耳(3.60)	小耳(3.06)	肢体短缩(2.86)

2. 出生缺陷的预防　出生缺陷一方面造成胎儿或婴儿的死亡,另一方面导致大量的儿童患病或长期残疾。如何有效地预防出生缺陷,已成为各国政府高度重视的问题。WHO 针对出生缺陷的预防和控制,提出了三级预防的策略。

(1) 一级预防:又称病因预防,是孕前及孕早期(又称围孕期)阶段的综合干预。主要包括:①健康教育:通过广泛的健康教育和宣传,提高出生缺陷干预措施的知晓率;②选择最佳生育年龄:减少 35 岁以上高龄妇女怀孕比例和无计划怀孕比例;③推广孕前及孕早期合理保健,包括合理营养、避免接触各类有害因子、谨慎用药、改正不良的生活习惯等;④控制孕妇感染和慢性疾病,以防止由此导致的出生缺陷;⑤推广增补小剂量叶酸以预防神经管缺陷;⑥对出生缺陷家族史的人群开展孕前遗传咨询,以帮助他们制订合理的婚育计划。

(2) 二级预防:又称产前干预,是指通过孕期筛查和产前诊断来识别胎儿的严重先天缺陷,早期发现,早期干预,减少缺陷儿的出生。

(3) 三级预防:又称出生后干预,是指针对新生儿疾病的早期筛查,早期诊断和及时治疗,避免或减少致残,提高患儿的生活质量。如唇腭裂患儿,早期手术修复,治疗效果极佳,越早治疗越好。

(杨保胜　侯启昌)

发育遗传学是研究生物体发育过程中遗传机制的一门遗传学分支学科。母源效应基因决定胚胎的前后和背腹轴及分节的命运。同源框基因控制着胚胎空间构型的发育。同源效应基因、分节基因、*Hox* 基因、*Pax* 基因、*Sox* 基因等基因参与胚胎发育的遗传控制，这些基因的突变将导致某些发育过程紊乱而致畸形。正常发育取决于 DNA 编码序列所提供的经典遗传学信息和表观遗传信息彼此协调、准确无误地运行，任何一类遗传信息的异常都可能导致出生缺陷的发生。

单基因突变、多基因异常和染色体异常均可导致出生缺陷。导致出生缺陷的环境因素主要包括病原感染、营养、病理、药物、环境化学毒物、射线和机械性因素等。出生缺陷的发生除决定于致畸因子的性质和胚胎的遗传构成等因素外，还决定于胚胎受致畸因子作用时所处的发育时期。致畸因子作用于不同发育时期的胚胎不仅引起反应程度的不同，而且所累及的器官和发生的畸形类型也有很大差别。了解畸形发生的敏感期，是对畸形做出正确诊疗和预防的前提。

1. 举例并阐述基因在发育过程中的时空调控机制。

2. 何为出生缺陷？导致出生缺陷的主要影响因素有哪些？

3. 出生缺陷预防的三级策略是什么？

11

经典遗传学认为表型特征的遗传差异是由于DNA序列突变造成的。然而，这一理论却难以解释同卵双生子在疾病易感性方面的差异，以及造成发育过程中分化细胞表型差异的原因，尤其是已分化细胞的表型特征如何能进一步通过细胞分裂被稳定地遗传到子代细胞中去。上述事实说明，还存在一种不同于基因的遗传因素对表型发挥着重要的调控作用。尽管这一现象后来被描述为表观遗传学（epigenetics），但在相当长的时间内并不清楚发挥作用的遗传因素究竟是什么。

表观遗传学一词的渊源最早可以追溯到古希腊伟大哲学家亚里士多德的后生理论（epigenesis），该理论认为器官发育和细胞分化是一个有序展开的过程。1942年，英国著名发育生物学家Waddington将"epigenesis"和"genetics"合并创造出了"epigenetics"一词，并提出了表观遗传学的理论雏形：基因与其产物之间的相互作用决定了表型，而表观遗传学的核心就是研究这种相互作用。1975年，Holliday进一步将表观遗传学明确为非DNA序列差异的核遗传。20世纪90年代以后，由于对DNA甲基化、组蛋白共价修饰机制的深入认识，才真正揭示了这种"非DNA序列"遗传的真实面目。目前，表观遗传学被定义为在基因的核苷酸序列不发生改变的情况下，基因的表达发生可遗传改变的现象。表观遗传学研究涉及的调控机制主要包括：DNA甲基化、组蛋白修饰、非编码RNA（non-coding RNA，ncRNA）调控。这三种方式主要通过影响染色质的结构与功能来调节基因的表达水平。染色质结构的改变主要依靠重构酶来移动、移除或重组核小体，再通过和其他染色质结合蛋白一起引起DNA调控序列（如启动子、增强子、复制起点等）与其他辅助因子的结合，进而改变和影响DNA的各种活动如转录、复制、修复、重组。表观遗传学机制所涉及的这种染色质结构的动态改变常被称为染色质重塑（chromatin remodeling）。

第一节 表观遗传学修饰机制

一、DNA甲基化与去甲基化

（一）DNA甲基化

DNA甲基化是最早被发现，并被深入研究的表观遗传学调控机制之一。DNA甲基化是指在DNA甲基转移酶（DNA methyltransferase，DNMT）的催化下，以S-腺苷甲硫氨酸（S-adenosyl methionine，SAM）作为甲基供体，将甲基共价结合到DNA序列特定碱基上的化学修饰过程（图11-1）。DNA的甲基化修饰主要发生在胞嘧啶的第5位碳原子，形成5-甲基胞嘧啶（5mC）。也可少量发生在腺嘌呤的第6位氮原子、鸟嘌呤的第7位氮原子以及胞嘧啶第4位氮原子上，形成N6-甲基腺嘌呤（N6mA）、7-甲基鸟嘌呤（7mG）和N4-甲基胞嘧

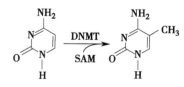

图11-1　5-甲基胞嘧啶的形成

啶（N4mC）。在真核生物中，DNA甲基化主要发生在CpG二联核苷酸的胞嘧啶上，同时这也是目前哺乳动物DNA甲基化的唯一形式。哺乳动物基因组中的CpG以两种形式存在：一种是散在分布；另一种为高度富含CpG区域，长度多在500~2000bp之间，被称之为CpG岛（CpG island），常位于基因的转录调控区附近。在哺乳动物中，60%~90%的CpG岛被甲基化修饰。

1. **DNA甲基转移酶**　在哺乳动物体内，已发现3种有活性的DNA甲基转移酶，分别被命名为DNMT1、DNMT3a和DNMT3b。DNMT3a和DNMT3b主要负责修饰原本不存在甲基化修饰的DNA双链发生甲基化，被称为从头甲基化（de novo methylation）。与之相对应，DNMT1主要针对DNA双链中已经有一条发生甲基化而另一条未甲基化的情况，催化DNA复制双链中的新合成链发生甲基化，称之为维持甲基化（maintenance methylation），也称保留甲基化（图11-2）。

2. **甲基化DNA结合蛋白**　DNA甲基化作为表观遗传学最重要的机制之一，对于基因的表达发挥着重要的调控作用。DNA甲基化能引起染色质结构、DNA构象、DNA稳定性及DNA与转录因子等相互作用方

式的改变,从而调控基因表达。一般而言,启动子区 CpG 甲基化程度越高则基因转录表达水平越低。研究表明,甲基化 DNA 结合蛋白在此过程中也扮演着重要的作用,它们通过和基因启动子区高度甲基化 CpG 岛的结合,可以引起染色质结构凝集与紧缩,进而阻碍转录因子的结合,最终引起相关基因表达关闭。

(二) DNA 去甲基化

相对于 DNA 甲基化而言,DNA 去甲基化是指从 DNA 上移除甲基的过程。DNA 去甲基化有 2 种方式:①复制相关的 DNA 去甲基化:在 DNA 复制过程中,通过靶向干扰 DNMT1 并使之失活,导致新合成的 DNA 链未被甲基化,此种情况被称为 DNA 被动去甲基化。②主动去甲基化:是指在一些特定情况下,甲基被迅速从 DNA 上移除的过程。

二、组蛋白修饰

核小体是染色体的基本构成单元,它包含的核心组蛋白(H3、H4、H2A 和 H2B)经 146bp 核苷酸缠绕形成八聚体。这些核心组蛋白的 N 端通常形成裸露在八聚体外面的尾巴,呈松散状态并存在大量的翻译后修饰。组蛋白的翻译后修饰是表观遗传学调控的另外一种重要机制,目前已发现组蛋白存在乙酰化、甲基化、磷酸化、泛素化、SUMO 化等至少 8 种修饰类型。下文重点介绍乙酰化、甲基化、磷酸化 3 种常见方式。

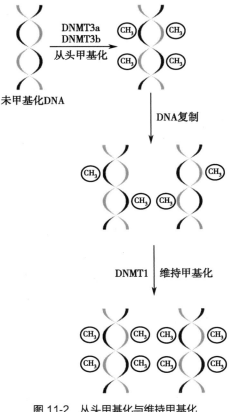

图 11-2 从头甲基化与维持甲基化

(一) 组蛋白乙酰化与去乙酰化

1. **组蛋白乙酰化** 组蛋白乙酰化(histone acetylation)是指在组蛋白乙酰基转移酶(histone acetyltransferase,HAT)催化作用下,将乙酰基从乙酰辅酶 A 上转移到组蛋白 N 端尾部较为保守的赖氨酸 ε 位氨基上的修饰过程(图 11-3)。

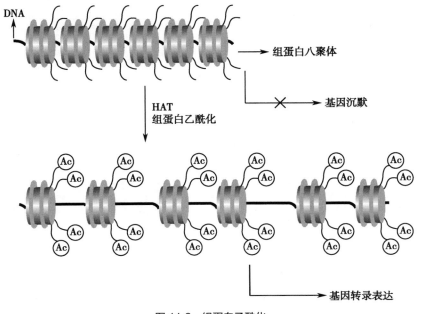

图 11-3 组蛋白乙酰化

组蛋白乙酰化修饰具有以下几方面功能：

(1) 激活基因转录：其主要机制在于，发生在赖氨酸上的乙酰化消除了赖氨酸的正电荷，从而会削弱组蛋白尾巴与带负电荷 DNA 磷酸骨架的静电作用力，造成染色质结构松散而开放，方便转录因子等与 DNA 的结合。

(2) 参与 30nm 染色质二级结构的形成：组蛋白 H4 的 N 端能够与相邻核小体组蛋白 H2A 的 7 个酸性氨基酸发生相互作用，这一相互作用有助于 30nm 染色质纤维的形成。而 H4K16 的乙酰化可以影响 H4 与 H2A 的结合进而干扰 30nm 染色质纤维的形成。

(3) 增进组蛋白和 DNA 的结合，促进核小体的组装：新合成的组蛋白常会在 H3K56 以及 H4K5、H4K8 和 H4K12 位点发生乙酰化。这些乙酰化修饰会促进组蛋白与相关辅助因子的相互作用，进而增强组蛋白与 DNA 的结合，促进核小体的包装。此外，位于核小体球状结构内部的 H4K91 位点的乙酰化可通过影响 H3-H4 四聚体与 H2A-H2B 二聚体的结合来调控核小体的组装。

(4) 抑制异染色质的形成：异染色质和常染色质在组蛋白乙酰化水平上存在显著差异，异染色质较常染色质的组蛋白乙酰化水平要低很多。异染色质的这种低乙酰化与其所结合的 SIR 蛋白有关，因为 SIR 具有组蛋白去乙酰化酶（histone deacetylase, HDAC）活性，而 H4K16 位点的乙酰化则可以阻止组蛋白去乙酰化酶活性，从而抑制异染色质结构的建立。

2. 组蛋白乙酰基转移酶与组蛋白去乙酰化酶 组蛋白乙酰化状态的形成与维持依赖于组蛋白乙酰基转移酶和组蛋白去乙酰化酶的动态相互作用。自从 1995 年第 1 个组蛋白乙酰基转移酶被鉴定至今，已有 29 种组蛋白乙酰基转移酶先后在包括酵母、果蝇以及人类等不同物种中被发现。这些组蛋白乙酰基转移酶根据细胞定位，可被分为两大类。分布于细胞质中的组蛋白乙酰基转移酶缺少 bromo 结构域，主要负责对那些在细胞质中新合成的、尚未组装的组蛋白进行乙酰化修饰，被修饰后的组蛋白在进入细胞核并被包装到染色质中时，会被组蛋白去乙酰化酶迅速脱去乙酰基。另外一大类组蛋白乙酰基转移酶主要分布于细胞核中，其结构所含有 bromo 结构域能确保其准确识别并结合到组蛋白的赖氨酸底物上。分布于细胞核中的组蛋白乙酰基转移酶根据功能差异又被分为 GNAT、MYST、p300/CBP 等 5 个亚类（表 11-1）。

表 11-1 组蛋白乙酰基转移酶

家族	亚型	别名	乙酰化位点
细胞质（定位）	KAT1	HAT1	H4(5,12)
	HAT4	NAA60	H4(20,79,91)
GNAT	KAT2A	GCN5	H3(9,14,18,23,36)/H2B
	KAT2B	PCAF	H3(9,14,18)/H2B
MYST	KAT5	TIP60/PLIP	H4(5,8,12,16)
	KAT6A	MOZ/MYST3	H3(14)
	KAT6B	MORF/MYST4	H3(14)
	KAT7	HBO1/MYST2	H4(5,8,12)>H3
	KAT8	MOF/MYST1	H4(16)
p300/CBP	KAT3A	CBP	H2A(5), H2B(12,15)
	KAT3B	p300	H2A(5), H2B(12,15)
转录激活因子	KAT4	TAF1/TBP	H3>H4
	KAT12	TIFⅢ C90	H3(9,14,18)

家族	亚型	别名	乙酰化位点
类固醇受体辅助激活因子	*KAT13A*	*SRC1*	H3/H4
	KAT13B	*SCR3/AIB1/ACTR*	H3/H4
	KAT13C	*p600*	H3/H4
	KAT13D	*CLOCK*	H3/H4

注:*GNAT*(Gcn5-related histone *N*-acetyltransferase);基因名称中的 K 为赖氨酸的简写符号,AT 代表乙酰基转移酶(acetyltransferase)的缩写形式

　　HDAC 是一类能够将乙酰基从组蛋白赖氨酸 ε 位氨基上移除的酶。目前已经鉴定的组蛋白去乙酰化酶共有 18 种,根据组蛋白去乙酰化酶的序列相似程度(同源性)、亚细胞定位以及酶活性,常被分为 4 大类(表 11-2)。HDAC 催化的去乙酰化主要发生于组蛋白 N 端的赖氨酸残基,去除乙酰化的组蛋白与 DNA 的结合将会更为紧密,而基因表达的活性程度也会因此而降低。

表 11-2　组蛋白去乙酰化酶

分类	HDAC	酶活性	亚细胞定位	组织分布
I	HDAC 1	去乙酰化酶	细胞核	广泛分布
I	HDAC 2	去乙酰化酶	细胞核	广泛分布
I	HDAC 3	去乙酰化酶	细胞核	广泛分布
I	HDAC 8	去乙酰化酶	细胞核 / 细胞质	广泛分布
IIa	HDAC 4	去乙酰化酶	细胞核 / 细胞质	心脏 / 骨骼肌 / 脑
IIa	HDAC 5	去乙酰化酶	细胞核 / 细胞质	心脏 / 骨骼肌 / 脑
IIa	HDAC 7	去乙酰化酶	细胞核 / 细胞质	心脏 / 骨骼肌 / 胰腺 / 胎盘
IIa	HDAC 9	去乙酰化酶	细胞核 / 细胞质	心脏 / 骨骼肌
IIb	HDAC 6	去乙酰化酶	主要位于细胞质	心脏 / 肝脏 / 肾脏 / 胎盘
IIb	HDAC 10	去乙酰化酶	主要位于细胞质	肝脏 / 脾脏 / 肾脏
III	SIRT 1	去乙酰化酶	细胞核 / 细胞质	肾脏 / 骨髓 / 睾丸 / 胎盘
III	SIRT 2	去乙酰化酶	细胞质	广泛分布
III	SIRT 3	去乙酰化酶	细胞核 / 线粒体	广泛分布
III	SIRT 4	ADP- 核糖基转移酶	线粒体	较为广泛分布
III	SIRT 5	去乙酰化酶	线粒体	广泛分布
III	SIRT 6	琥珀酰化酶 / 去乙酰化酶	细胞核	广泛分布
III	SIRT 7	去豆蔻酰化酶 / 去棕榈酰化酶 /ADP- 核糖基转移酶 / 去乙酰化酶	核仁	广泛分布
IV	HDAC 11	去乙酰化酶	细胞核	心脏 / 骨骼肌 / 肾脏 / 脑

　　低水平的组蛋白乙酰化常出现在一些疾病中。例如,大多数肿瘤中存在明显的 H4K16 低乙酰化,组蛋白低乙酰化常会导致抑癌基因沉默,进而促进肿瘤的发生和发展。因此,应用 HDAC 抑制剂靶向组蛋白低乙酰化有望成为一种有效的治疗肿瘤的手段。SAHA(又名 Vorinostat)作为首个 HDAC 抑制剂已于 2006 年被美国 FDA 批准用于皮肤 T 细胞淋巴瘤的治疗。

(二) 组蛋白的甲基化与去甲基化

　　组蛋白甲基化(histone methylation)修饰是指在组蛋白甲基化转移酶(histone methyltransferase,HMT)的催

化作用下,将甲基转移到 H3 和 H4 组蛋白赖氨酸和精氨酸残基上的修饰过程。目前发现存在 24 个组蛋白甲基化位点,其中有 17 个位于赖氨酸,另外 7 个位于精氨酸。组蛋白上所发生的甲基化形式可分为单甲基化、双甲基化和三甲基化三个层次,其中赖氨酸残基上可发生全部这三个层次的甲基化修饰,而精氨酸上仅能发生单甲基化和双甲基化修饰。

1. 组蛋白赖氨酸甲基化与去甲基化

(1) 组蛋白赖氨酸甲基化:在组蛋白赖氨酸已知的 17 个甲基化位点中,有 6 个位点的研究最为深入,分别是 H3 上的 K4、K9、K27、K36、K79 和 H4K20。除 H3K79 外,其他赖氨酸甲基化位点均位于组蛋白 N 端的尾巴上。

相对于乙酰化修饰,组蛋白赖氨酸甲基化修饰要复杂得多,主要表现在以下几个方面:①甲基化不会改变赖氨酸残基携带的电荷数,因此不能借助静电作用力来直接调节染色质折叠所需的核小体间的相互作用,而主要是靠招募与能识别特定甲基化修饰的蛋白质因子来影响染色质的结构与功能。目前已知,Chromo 结构域(HP1,PRC1)、PHD 手指结构域(BPTF,ING2)、Tudor 结构域(53BP1)和 WD-40 结构域(WDR5)是在染色质重塑中被发现的、能够结合甲基化赖氨酸的组件。赖氨酸甲基化能够为上述酶类提供了一个结合表面,进而调节染色质凝集和核小体流动性。②赖氨酸甲基化可以阻止那些能与非甲基化组蛋白相互作用蛋白质的结合,或直接抑制针对邻近的其他残基的调节性修饰。③甲基化修饰具有更为复杂多样的功能:既可以是转录激活(如 H3K4me3),也可以是转录抑制(如 H3K9me3);在转录延伸过程中发挥作用,识别外显子并参与 mRNA 的剪接(如 H3K36me3);参与 DNA 损伤修复,如 H3K36me2 在 DNA 修复早期招募修复因子 NBS1 和 Ku70 参与修复活动。④发生在同一位点的不同层次的甲基化具有显著不同的功能。

(2) 组蛋白赖氨酸去甲基化:在很长一段时间内,组蛋白赖氨酸甲基化被认为是一种不可逆的催化修饰过程,主要原因在于 C-N 键是一种非常稳定的化学键,甲基化的组蛋白表现出几乎与组蛋白相同的寿命。直到 2004 年,Shi 等鉴定出第一个赖氨酸特异性组蛋白去甲基化酶 1(lysine-specific histone demethylase 1,LSD1),才揭示了组蛋白赖氨酸去甲基化修饰的存在。根据作用机制的不同,组蛋白赖氨酸去甲基化酶可以被分为两大类:一类是 FAD 依赖的胺氧化酶;另一类是亚铁离子 Fe^{2+} 和 α- 酮戊二酸盐依赖的双加氧酶。

FAD 依赖的胺氧化酶以 LSD1 为代表,可在辅助因子 FAD 的协助下,通过氧化反应去除 H3K4 和 H3K9 上的单甲基化与二甲基化修饰。LSD1 倾向于在发生去乙酰化的 H3 上反应,此过程需要与其他蛋白质因子构成复合物,通过相互协作去抑制基因转录。需要强调的是,LSD1 不总是发挥转录抑制角色,通过置换与之形成复合物的蛋白因子的组成,其瞬间就可以转变为转录激活因子。例如,当 LSD1 与雄激素受体(androgen receptor,AR)结合时,则会增强 AR 下游调控基因的表达。在此情况下,LSD1 负责 H3K9 而非 H3K4 的去甲基化。

亚铁离子 Fe^{2+} 和 α- 酮戊二酸盐依赖的双加氧酶是一类含有 JmjC 结构域的组蛋白去甲基化酶(JmjC-domain-containing histone demethylase,JHDM),可以催化去除 H3K4、H3K9、H3K27、H3K36、H4K20 位点的单甲基化、二甲基化和三甲基化等三个层次甲基化修饰。例如,JHDM 成员 KDM6B 负责 H3K27me2/3 的去甲基化,进而激活抑癌基因 *INK4A* 的表达。

2. 组蛋白精氨酸甲基化与去甲基化

(1) 组蛋白精氨酸甲基化:组蛋白精氨酸(R)可发生广泛的甲基化,形成单甲基精氨酸(monomethylarginine,MMA)、对称二甲基精氨酸(symmetric dimethylarginine,SDMA)和不对称二甲基精氨酸(asymmetric dimethylarginine,ADMA)3 种修饰形式。组蛋白精氨酸甲基化是由蛋白质精氨酸甲基转移酶(protein arginine methyltransferase,PRMT)将 S- 腺苷甲硫氨酸的甲基转移至精氨酸的胍基氮原子上而形成的(图 11-4)。在组蛋白中已发现的精氨酸甲基化位点包括 H3R2、H3R8、H3R17/26、H4R3 和 H2AR3/29 等。目前已发现 9 种蛋白质精氨酸甲基化酶,根据催化产生的甲基化形式差异,通常将这些 PRMT 分为 I 型、II 型和 III 型。

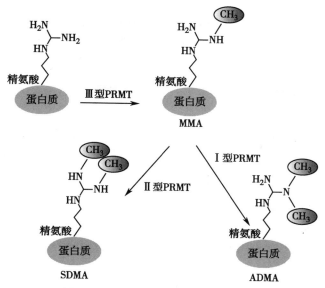

图 11-4　组蛋白精氨酸甲基化修饰示意图

组蛋白精氨酸位点的甲基化在基因转录调控中发挥着重要作用,能影响细胞的多种生理过程,包括DNA修复、信号转导、细胞发育及癌症发生等。因具体甲基化位点差异以及辅助因子的不同,有的参与转录激活,有的参与转录抑制。例如,PRMT1的修饰位点主要位于组蛋白H4R3上,通常对基因转录起激活作用。而PRMT5可在组蛋白H3R8和H4R3进行对称双甲基化修饰,从而实现对特定靶基因表达的转录抑制。

(2)组蛋白精氨酸去甲基化:组蛋白精氨酸甲基化的去除也是其发挥调控作用的重要一环。已知催化组蛋白精氨酸去甲基化这一过程的酶主要有两个:一个是肽基精氨酸去亚胺基酶4(peptidyl arginine deiminase 4,PAD4),它能将蛋白质内单甲基化的精氨酸脱去甲基和亚胺基,进而转化为瓜氨酸,因此这一过程常被称为去亚胺基化(deimination)或瓜氨酸化(citrullination)。另一个酶是含有JmjC结构域的JMJD6(JmjC domain-containing 6 protein,JMJD6),它能够特异地将精氨酸上的甲基通过羟基化的过程转化为甲醛,从而实现针对甲基的去除。

(三)组蛋白磷酸化与去磷酸化

组蛋白磷酸化修饰大部分发生在丝氨酸(S)和苏氨酸(T)残基上,也可发生在酪氨酸(Y)残基上。组蛋白磷酸化与组蛋白去磷酸化过程处于动态平衡,由蛋白激酶(protein kinase,PK)和蛋白磷酸酶(protein phosphatase,PP)共同调控。蛋白激酶催化组蛋白尾端的氨基酸残基与磷酸基团结合;而蛋白磷酸酶的作用则相反,可以脱去氨基酸残基上的磷酸基团。

与较为稳定的甲基化修饰相比较,组蛋白磷酸化是一种瞬时性、可诱导的修饰过程。磷酸基团所携带的负电荷会中和组蛋白的正电荷,造成组蛋白与DNA之间的亲和力下降,同时也能为其他蛋白因子与DNA的结合创造条件,进而调控基因的表达与染色体的功能。组蛋白磷酸化可参与DNA损伤修复、染色质凝集、染色质分离、细胞信号转导、物质代谢等重要事件,在细胞的分裂、分化与凋亡中起重要作用。由于组蛋白磷酸化对生物功能的调节具有可逆性,提示其还兼具有染色质结构"开关"的功能(表11-3)。

表 11-3　组蛋白磷酸化位点及其功能

组蛋白磷酸化位点	蛋白激酶	功能
H2AS6	RSK2	EGF 信号通路
H2AS121	Bub1/NHK-1	DNA 修复 / 减数分裂、有丝分裂
H2AS129	Mec1/ATM/ATR/DNA-PK	DNA 修复

组蛋白磷酸化位点	蛋白激酶	功能
H2AY142（H2AX）	Mst1/WSTF	细胞凋亡 /DNA 修复
H2BS10/S14	Ste20/Mst1	细胞凋亡 / 减数分裂
H2BS32	RSK2	EGF 信号通路
H2BS36	AMPK	转录激活
H2BY40/Y37	Swel1/Wee1	转录激活
H3T3	Haspin	有丝分裂
H3T6	PKCβ	保持转录激活状态
H3S10	AuroraB/MSK1/ERK1/p38/Fyn/Chk1/PRK1/RSK2 等	转录激活 / 染色质压缩 /DNA 修复（UVB 反应）
H3T11	Mek1/Dlk1/PRK1/PKM2/Chk1	减数分裂、有丝分裂 / 转录激活 /DNA 损伤反应
H3S28	AuroraB/ERK1/2/p38/MLTK-α/JNK1/2/MSK1	染色质凝集 / 减数分裂 / 有丝分裂 / 转录激活
H3Y41	JAK2	转录激活
H3T45	PKC-δ	细胞凋亡
H4S1	CKII/Sps1	DNA 修复 / 减数分裂

三、非编码 RNA 与表观遗传调控

非编码 RNA 是对于那些不作为翻译蛋白质模板的 RNA 的统称。人类基因组中仅有 2% 的区域编码 mRNA，大部分基因组的转录产物最终并不翻译成蛋白质，而是作为非编码 RNA 存在。事实上，这些非编码 RNA 并不是无用的转录副产物，而是在生命活动中扮演着重要的调控角色。

除众所周知的、在细胞中大量存在并由管家基因编码的经典 RNA 分子，如转运 RNA（tRNA）、核糖体 RNA（rRNA）外，细胞内还大量存在一些具有基因转录调控作用的非编码 RNA，包括小核仁 RNA（small nucleolar RNA，snoRNA）、小干涉 RNA（small interfere RNA，siRNA）、微小 RNA（microRNA，miRNA）、piRNA（piwi-interacting RNA）、长链非编码 RNA（long non-coding RNA，lncRNA）以及环状 RNA（circular RNA，circRNA）等。近年来大量研究表明，非编码 RNA 在表观遗传学的调控中发挥着重要的作用。下文将重点介绍研究较多的三种非编码 RNA：siRNA、miRNA 和 lncRNA。

（一）siRNA

1. RNA 干扰 小干涉 RNA 的发现源于对 RNA 干扰（RNA interference，RNAi）现象的深入研究。RNA 干涉是一种由特定双链 RNA（double stranded RNA，dsRNA）以序列依赖的方式所引起的转录后基因沉默现象。早在 20 世纪 90 年代，科学家就在植物中注意到这一现象，并认为这是植物细胞防御病毒以及染色体不稳定（转座子移动）的内源性保护机制。直到 1998 年，Fire 和 Mello 等通过将纯化的双链 RNA 注射到线虫中，发现并证实了基因转录后沉默效应的存在才进一步揭示了相关机制。事实上，双链 RNA 进入细胞后，会被降解为 21~24 个核苷酸大小的小双链 RNA 片段，进而引起靶 mRNA 降解，使得相关靶基因的表达受到抑制。这些长度约 21~24 个核苷酸大小的小双链 RNA 片段被称为 siRNA，而这种基因表达阻抑现象则被称为 RNAi。

2. siRNA 介导的基因沉默 现已证明，小干涉 RNA 是 RNA 干涉的触发物，不同的 siRNA 可以引导不同水平的 RNA 干涉，不同种细胞中 siRNA 的寡核苷酸链的性质也有很大的不同。小干涉 RNA 介导的 RNA 干扰，是生物体对内、外源性病理性核苷酸及侵入微生物的抵抗反应，不仅在许多真核生物中存在，而且在进化中相对保守。

小干涉 RNA 介导的基因沉默的主要可分为以下两步：首先，由核酸酶 Dicer 切割长的双链 RNA 形成

小片段碱基（21~24 个核苷酸）的 siRNA；随后，这些 siRNA 会进一步与 Dicer 酶和 Argonaute 蛋白等组成一个 RNA 诱导沉默复合体（RNA-induced silencing complex，RISC），并且 siRNA 随后会被一个内源激酶磷酸化并引起双链 siRNA 打开，进而让反义 RNA 引导 RISC 至其目标靶 mRNA，使后者被内切降解。

（二）miRNA

1. miRNA 的发现　miRNA 是一类长度在 22 个核苷酸左右，能调节 mRNA 表达的非编码 RNA。第一个被发现的 miRNA 是 lin-4，其研究可追溯至 1993 年在线虫中的相关发现：lin-4 缺失的线虫尽管年龄很大了，但皮肤发育依然和幼虫一样嫩；而 lin-14 缺失的表现则恰好相反，幼虫已表现出严重的皮肤老化。这一现象提示，lin-4 和 lin-14 这两个基因的作用是相反的，在功能上是相互对抗的。进一步的研究揭示，lin-14 基因产物为蛋白，而 lin-4 编码一个只有 21 个核苷酸的非编码 RNA。lin-4 编码的 21 个核苷酸 RNA 可与 lin-14 mRNA 的 3′- 非翻译区（3′-untranslated region，3′-UTR）以部分序列互补的方式（反义 RNA-RNA）结合，进而抑制蛋白翻译。随着研究的不断深入，更多的 miRNA 被发现广泛存在于动物、植物和微生物中，并发挥着重要作用。根据最新的统计，在人类细胞中 miRNA 的种类超过 6600，而功能已被验证的 miRNA 则超过 2800 种。

2. miRNA 的生物合成途径　miRNA 的经典生物合成包括转录生成 pri-miRNA；微处理复合物（microprocessor complex）对 pri-miRNA 进行剪切加工形成 pre-miRNA；pre-miRNA 被转运到细胞质；pre-miRNA 在细胞质中被进一步加工；以及 miRNA 诱导沉默复合物（miRNA-induced silencing complex，miRISC）的形成等步骤。① miRNA 基因在细胞核中依赖 RNA 聚合酶 Ⅱ（RNA polymerase Ⅱ）的催化作用转录产生 pri-miRNA，通常为长度超过 1kb 的长核苷酸单链。pri-miRNA 含有 5′ 端 7- 甲基鸟苷帽子结构和 3′ 端 ployA 尾，同时包含至少一个稳定的发夹结构。② pri-miRNA 随后会在细胞核中被微处理复合物加工成 65~70 个核苷酸大小的发夹状小分子 RNA，即 pre-miRNA。微处理复合物为核糖核酸酶 Drosha 和微处理复合物亚基 DCGR8（microprocessor complex subunit 8）构成的复合物。核糖核酸酶 Drosha 和 Dicer 一样属于 RNA 聚合酶 Ⅲ 家族成员，是一类作用于双链 RNA 的核酸内切酶。③经微处理复合物加工后的 pre-miRNA，会在输出蛋白 5（exportin 5，EXP5）的帮助下经核孔被运输到细胞质。④在细胞质中，pre-miRNA 会在 Dicer 的酶切作用下剪掉茎环结构，释放出小分子 RNA 二聚物。⑤经 Dicer 酶切形成的小分子 RNA 双链随后会结合到 Argonaute 蛋白上形成具有功能的 miRNA 诱导沉默复合物。

3. miRNA 的功能　现已证明，miRNA 可以调控细胞的增殖、分化、凋亡、新陈代谢等诸多生理过程，并与疾病的发生、发展、治疗以及预后密切相关。同时，miRNA 的表达也具有严格的组织特异性与时空差异性。miRNA 对于与其序列互补 mRNA 的表达水平具有调节作用，根据作用方式的不同可分为三类：① miRNA 与靶 mRNA 不完全互补，主要通过与靶 mRNA 的 3′- 非翻译区结合来抑制蛋白翻译，不影响 mRNA 的稳定性，如经典的 lin-4。② miRNA 与靶 mRNA 完全互补，以类似 siRNA 与靶 mRNA 结合并进而切割和降解后者，通过影响 mRNA 稳定性而非蛋白翻译发挥作用，如经典的 miR-39、miR-15、miR-16 等。③ miRNA 兼具第一和第二类特点，当与靶 mRNA 完全互补时，直接通过靶向切割 mRNA 发挥作用；当与靶 mRNA 不完全互补时则通过与靶 mRNA 的 3′- 非翻译区结合来抑制蛋白翻译进而调控基因表达，如经典的 let-7。此外，还有研究发现，miRNA 可以参与调控基因启动子区的 CpG 岛甲基化水平，进而在转录水平调控靶基因的表达。

（三）lncRNA

lncRNA 是指一类长度大于 200 个核苷酸并且不编码蛋白质的非编码 RNA。日本学者 Okazaki 在针对小鼠 cDNA 文库进行测序时，首次发现并鉴别了这一类显著长于 miRNA 的非编码 RNA 的转录产物，并将其命名为长链非编码 RNA。lncRNA 是一类和 mRNA 结构相似，并存在剪切、多聚腺苷酸化以及 5′ 端加帽的 RNA。但 lncRNA 是缺乏开放阅读框架的非编码 RNA；lncRNA 的表达丰度要显著低于 mRNA；保守性也要比 mRNA 以及其他非编码 RNA 低很多。

1. lncRNA 的分类　根据 lncRNA 与相邻蛋白质编码基因相对毗邻关系,可将其分为 5 个类别:①正义 lncRNA(sense lncRNA):与蛋白编码序列的正义链重叠;②反义 lncRNA(antisense lncRNA):与蛋白编码序列的反义链重叠;③双向 lncRNA(bidirectional lncRNA):位于编码基因转录起始位点相距超过 1000bp 以上的反义链上,且两者转录方向相反;④基因内 lncRNA(intronic lncRNA):常位于转录本的内含子区内;⑤基因间 lncRNA(intergnic lncRNA):通常位于两条蛋白质编码基因的基因间隔区。

2. lncRNA 的功能　根据 2016 年 1 月份 lncRNA 数据库(lncRNAdb,网址:http://www. lncrnadb. org/)的最新统计结果,目前已有超过 294 个 lncRNA 的功能得到注解,其中 183 个来自人类。lncRNA 广泛表达于众多组织,并具有显著的组织分布特点和发育时空差异性。据统计,约 78% 的 lncRNA 为组织特异性表达,而 mRNA 的组织特异性表达仅占 19%。同时,lncRNA 的亚细胞定位上也呈现出多样化的特点,在细胞核、细胞质和细胞器均有分布,甚至某些 lncRNA 具有独特的亚细胞定位。就已报道的 lncRNA 而言,其功能也多种多样,能够在转录前、转录水平以及转录后水平等多个层次调控基因的表达。

(1) lncRNA 与 DNA 甲基化:lncRNA 可参与 DNA 甲基化介导的基因转录失活过程。例如,由 DHRS4 基因反义转录产生的 lncRNA AS1DHRS4 可以通过招募 DNA 甲基转移酶来催化 DHRS4 基因启动子区的 CpG 岛发生甲基化,进而使得 DHRS4 基因转录受到抑制。

另一方面,lncRNA 也可在 DNA 去甲基化介导的基因活化过程中发挥作用。例如,lncRNA Khps1a 是由 Sphk1 基因的 CpG 岛翻译转录而成,而 lncRNA Khps1a 可通过与 Sphk1 基因中的组织依赖性差异甲基化区相互作用,降低 Sphk1 基因的 CpG 岛的甲基化水平,进而上调 Sphk1 基因的表达水平。

(2) lncRNA 与组蛋白修饰:lncRNA 可以通过组蛋白修饰机制来沉默基因表达。例如,lncRNA HOTAIR 是发育相关 HOXC 基因簇转录产生,可通过其 5′ 端和 3′ 端区域分别与 PRC2 和 LSD1/CoREST/REST 复合体相结合,并将后者招募到 HOXD 基因簇并引起 H3K27 发生三甲基化、H3K4 发生去甲基化,最终导致 HOXD 基因簇内长达 40kb 范围内的基因表达沉默。

lncRNA 还可以通过组蛋白修饰机制来激活基因表达。例如,lncRNA HOTTIP 是生长发育相关 HOXA 基因簇 5′ 端转录产生,其可以募集 WDR5/MLL 复合物并催化组蛋白 H3K4 发生三甲基化,从而激活 HOXA 基因簇 5′ 端多个基因表达。

(3) lncRNA 与染色质重塑:lncRNA 也可通过染色质重塑来发挥作用。染色质重塑涉及核小体重组、转位等一系列改变,能够改变和影响 DNA 转录调控顺式作用元件与反式作用因子的结合,进而影响目的基因的表达。研究发现,lncRNA ANRIL 可通过与 PRC1 和 PRC2 的相互作用,引起 INK4A-ARF-INK4B 基因簇发生异染色质化,进而抑制 p16^{INK4} 和 p15^{INK4B} 的表达。

(4) lncRNA 参与转录与转录后调节:lncRNA 除了通过经典表观遗传学机制发挥作用之外,还可以直接参与对靶基因的转录及转录后水平调控,主要表现在以下几个方面:① lncRNA 能够通过和启动子区的结合来干预基因的表达。例如,一个从二氢叶酸还原酶(dihydrofolate reductase,DHFR)基因上游转录的 lncRNA 可通过与 DHFR 的主要启动子形成稳定的 RNA-DNA 三链复合物防止 TF II B 的结合,从而抑制 DHFR 的基因表达。由于真核生物染色体中存在众多的此类三链复合物,所以这种调节基因表达的机制实际上代表了一种控制启动子使用的普遍方法。② lncRNA 作为转录辅助因子,通过与 RNA 聚合酶、转录因子、转录延伸因子等的结合来调控基因转录。例如,来自 Dlx5 和 Dlx6 基因之间的超保守增强子区的 lncRNA Evf2,可作为转录辅助激活因子招募转录因子 Dlx2 到这一超保守增强子区并诱导 Dlx5 基因表达。③ lncRNA 可在转录后水平影响 mRNA 的剪接。研究发现,lncRNA MALAT1 可通过与丝氨酸 / 精氨酸剪接因子的结合来调节后者的活性(磷酸化水平),影响后者在亚核结构核散斑(nuclear speckles)中的分布,进而影响 pre-mRNA 的剪接。④ lncRNA 影响 mRNA 的转运。lncRNA NEAT1 对于亚核结构 paraspeckle 的形成与组装至关重要,而亚核结构 paraspeckle 会介导 mRNA 的核滞留。⑤ lncRNA 影响 mRNA 的稳定性与降解。lncRNA 1/2-sbsRNA 可通过与 mRNA 3′-UTR Alu 元件的不完全互补结合,借助 STAU1 途径实现对靶 mRNA 的降解。而 lncRNA GHET1

在与 IGF2BP1 结合后,可进一步介导 c-Myc mRNA 与 IGF2BP1 结合,并最终表现为促进 c-Myc mRNA 的稳定性。

第二节　与表观遗传学相关的遗传现象与疾病

近年来,表观遗传学相关研究的不断深入,引发了人们对于遗传概念的新思考。甚至有学者提出,关于遗传的机制和原理必须重新定义。与此同时,基于表观遗传学机制相关发现,不仅帮助人们解开了一些特殊遗传现象如 X 染色体失活、基因组印记(genomic imprinting)的内在原因,同时也促使人们开始重新审视基因差异表达在发育过程中的作用机制。而尤为重要的是,随着一些表观遗传学修饰机制所导致遗传病的病理机制被不断阐明,越来越多的证据也凸显出表观遗传学在疾病发生发展中所扮演的重要作用。

一、基因组印记

按照孟德尔遗传定律,来自父亲和母亲两方的等位基因对等表达,而大部分基因的表达也符合这一规律。但是,在哺乳动物中也发现一些基因的表达不是对等的,只选择性表达父亲或母亲一方的基因,而另一方的基因处于关闭状态。这种基因根据父亲或母亲来源不同,被作为印记来控制其表达的遗传现象被称为基因组印记,也称遗传印记(genetic imprinting)或亲本印记(paternal imprinting)。其中,只表达父方基因而母方不表达,称母方印记(maternal imprinting);只表达母方基因而父方不表达,称父方印记(paternal imprinting)。

1. 基因组印记的发现　基因组印记现象最早是由 Crouse 在一种被称为蕈蝇的昆虫中发现的:母亲来源的 X 染色体具有表达活性,而父亲来源的等位基因则处于沉默状态。1984 年,McGrath 和 Surani 在小鼠中进行细胞核移植实验时进一步发现,父方和母方原核是胚胎发育所必须,而两个原核均来自父方或母方的胚胎是不能正常发育的。随后,人们进一步发现这种印记是基因特异性的。1991 年,3 个实验室相继在小鼠中发现了父方表达的印记基因 *Igf2*(insulin-like growth factor 2)以及母方表达的印记基因 *Igf2r*(insulin-like growth factor type-2 receptor)和 *H19*。到目前为止,已有 90 多个印记基因在人类中被鉴定,有 150 多个印记基因在小鼠中被鉴定(表 11-4)。据估计,哺乳动物中印记基因的比例约为 1%。

表 11-4　在人类中鉴定的印记基因举例

基因名称	染色体定位	印记状态
DIRAS3	1p31.3	母方印记
TP73	1p36.3	父方印记
IGF2	11p15.5	母方印记
IGF2R	6q25.3	父方印记
H19	11p15.5	父方印记
RB	13q14.2	父方印记
WT1	11p13	母方印记
CDKN1C	11p15.5	父方印记
MEST	7q32.2	母方印记
SNPRN	15q11.2	母方印记
KCNQ1OT1	11p15.5	母方印记
miRNA296	20q13.32	母方印记
SANG	20q13.32	母方印记

2. 基因组印记的特点 研究发现,印记基因在染色体上的分布与功能发挥具有以下几方面特点:①超过 80% 的印记基因成簇分布于不同的染色质区域,形成约 16 个印记簇(imprinted cluster)。尽管印记基因的调控机制目前还不是很明确,但已在其中 7 个染色体印记簇中发现存在印记调控区(imprinting control region, ICR),也称印记中心(imprinting center, IC)。印记调控区主要有以下两个主要特点:一是每个印记簇中所有编码蛋白的印记基因倾向于同时表现为父源性或母源性表达;二是每个印记簇还会编码一条非编码 RNA,通常转录自印记基因的反义链。尤为重要的是,只有当转录非编码 RNA 的印记调控区发生缺失时,才能引起基因印记丢失。这一现象也充分说明了非编码 RNA 在调控基因印记过程中的重要性。②基因组印记具有时空性与组织特异性。印记基因通常只在特定发育阶段发挥作用,而在其他发育阶段则表现为父源和母源基因共同表达的特点。同时,印记基因也并非在所有组织中都表现为印记表达的特点,仅在某些特定组织器官表现为印记遗传。例如,*KCNQ1OT1* 基因在心脏以外的组织均表现为母源印记。需要特别注意的是,个别印记基因在发育所有阶段以及所有器官均表现为印记遗传。例如,人类的 *H19*(父方印记)和 *SNPRN*(母方印记)印记基因。③印记基因在哺乳类动物间具有一定的保守性。目前,印记基因的功能主要集中在小鼠和人类中,已发现的多数印记基因在人类和小鼠中表现出较高的一致性。④少数印记基因(约占 15%)的表达产物为非编码 RNA。比如,*H19*、*XIST* 等。

3. 印记基因的表达调控机制 基因组印记的形成与维持与非编码 RNA、DNA 甲基化以及组蛋白修饰密切相关。

(1) 非编码 RNA 与基因组印记:研究发现,只要将印记调控区 ICR 进行基因敲除,使得该区域编码的非编码 RNA 不能被转录表达,基因印记状态便会消失。大部分印记基因簇都被发现至少存在一个非编码 RNA,这些非编码 RNA 一般都由印记调控区 ICR 转录产生,并进一步通过顺式或反式作用机制来影响染色质结构并进而调控基因表达。例如,非编码 RNA Airn 是父源印记基因 *Igf2r* 反义链转录产物,能反过来沉默 400kb 范围内分布的 3 个基因(*Igf2r*、*Slc22a2*、*Slc22a3*)的表达。

(2) DNA 甲基化与基因组印记:研究发现,印记基因簇都带有一个 DNA 差异甲基化区域(differentially-methylated region, DMR),这种甲基化印记状态仅在一种配子中建立,并且只在一条亲本染色体中保持。特异性的等位基因沉默与特异性区域内的 DNA 甲基化有关。例如,*IGF2* 和与之毗邻的 *H19* 分别为母源和父源等位基因印记,该印记调控区 ICR 位于 *H19* 启动子区上游,含有 4 个甲基化敏感的 CTCF 因子(CCCTC binding factor)结合位点。而 CTCF 因子结合到其中的差异甲基化区 DMR1(differentially-methylated region 1)和 MAR3(matrix attachment region 3)会介导染色体绝缘效应,阻断 *IGF2* 启动子与 *H19* 下游增强子的相互作用。因而,在未甲基化的母源等位基因区域,CTCF 因子通过与 *H19* 印记调控区 ICR 内特定甲基化位点的结合,会抑制 *IGF2* 的转录表达,反之 *H19* 因为临近增强子而能够被转录表达。在另一方面,父源染色体上的印记调控区 ICR 因为被甲基化而无法与 CTCF 因子结合,下游的增强子因此能够发挥作用,故 *IGF2* 能够转录表达,反之 *H19* 基因则因为启动子区发生甲基化而不表达。

(3) 组蛋白修饰与基因组印记:印记基因簇可通过 lncRNA 来招募或抑制染色体重塑复合物如 G9A,进而引起印记基因特定区域发生区域特异性的组蛋白修饰。例如,在小鼠从 E6.5 到 E8.5 期胚胎发育过程中发现,单单依靠 DMR 的甲基化无法改变 *Igf2r-Airn* 印记簇的双等位基因表达,还必须借助组蛋白甲基化使父源染色体上的非编码 RNA Airn 转录才能进而实现对于 *Igf2r* 的抑制,并最终实现单母源等位基因表达。此外,在 *Dlk1-Dio3* 印记基因簇中,降低母源 DMR 区域的组蛋白甲基化,能够导致 *Dlk1-Dio3* 变为双等位表达。研究还发现,DMR 区域维持甲基化同样也受组蛋白修饰的影响。

基因印记异常会导致的两个等位基因同时表达,或因突变导致有活性的等位基因失活,是许多遗传性疾病发生的原因。迄今已发现数十种人类遗传疾病与基因印记异常有关,如 Beckwith-Wiedemann 综合征(Beckwith-Wiedemann syndrome, BWS)、Prader-Willi 综合征(Prader-Willi syndrome, PWS)、Angelma 综合征(Angelman syndrome, AS)以及 Russell-Silver 综合征(Russell-Silver syndrome, RSS)等。

二、Beckwith-Wiedemann 综合征

Beckwith-Wiedemann 综合征［OMIM# 130650］，又称巨大舌 - 脐膨出综合征或过度生长综合征（overgrowth syndrome）。BWS 的发病与基因组印记异常有关。

1. 疾病概述　舌巨大、脐膨出、过度生长是 BWS 的三个重要特征。患者在妊娠期就可见胎盘过大、脐带过长和羊水过多。出生后头部会表现出五官粗糙、大囟门、面中部发育不全、巨舌、眼睛突出、耳垂线形皱褶等特征。本病的发病率约为 1/13 700，无性别差异。85% 为散发，15% 为家族性遗传。

2. 发病遗传机制　BWS 的发病与 11p15.5 印记基因聚集区中 IGF2 和 CDKN1C（cyclin-dependent kinase inhibitor 1C）（也称 P57^{kip2}）两个印记基因的错误表达有关。在正常情况下，IGF2 为父源基因表达（母方基因印记），而 CDKN1C 为母源表达（父方基因印记）。而在患者中，IGF2 基因发生印记丢失，导致父方和母方的基因均表达，造成 IGF2 基因过度表达；同时，父方和母方的 CDKN1C 均发生印记而都不表达。在胚胎发育过程中，父源表达的基因（母方基因印记）一般对于生长具有促进作用，而母源表达的基因（父方基因印记）则对于生长具有抑制作用。因此，在 BWS 患者中，IGF2 的过度表达以及 CDKN1C 的不表达，最终造成胚胎过度生长。

在家族性 BWS 中，CDKN1C 突变较为普遍，60% 的患者具有 CDKN1C 突变。此外，10% 的病人还发现存在印记基因 H19 高甲基化，55%~60% 的患者的 KCNQ1OT1 基因 5′ 端常发生去甲基化。

相关链接 11-1

Russell-Silver 综合征的分子遗传学（扫描章首二维码阅读内容）

三、Prader-Willi 综合征与 Angelman 综合征

Prader-Willi 综合征［OMIM# 176270］又称为 Prader-Labhar-Willi 综合征、隐睾 - 侏儒 - 肥胖 - 智力低下综合征。该病在 1956 年由 Prader 等首次报道。

Angelman 综合征［OMIM# 105830］又称天使人综合征或快乐木偶综合征。最早由 Angelman 在 1965 年报道并命名。

1. 疾病概述　PWS 综合征患儿神经行为异常，生长发育迟缓，身材矮小，手足小，智力低下，肌张力低下。婴儿期喂养困难，儿童期后常因暴饮暴食等而过度肥胖。患者头部常见上唇薄、耳畸形等特征。此外，患者还存在性腺发育不良，性功能减退，第二性征发育不良等问题。PWS 综合征的发病率约为 1/22 000~1/10 000，绝大多数为散发。

AS 综合征患者脸上常常带着笑容，同时伴有严重运动障碍（僵直且颤抖的步伐、抽搐）、智力低下、共济失调、语言错乱等特征。AS 综合征新生儿患病率约为 1/50 000~1/24 000，绝大多数为散发。

2. 发病遗传机制　人类 15q11-q13 染色体缺失会在临床上引起两种表型完全不同的染色体病，PWS 综合征和 AS 综合征。当缺失的是父源的 15q11-q13 片段时候会导致 PWS 综合征，而当缺失的是母源的 15q11-q13 片段时候则会导致 AS 综合征。

PWS 综合征系首个被报道与基因组印记有关的疾病。PWS 发病的遗传学机制有以下 4 种情况：①父源染色体 15q11-q13 关键区域的缺失，约占 70%；②母源单亲二倍体，患者含有 2 条母源 15 号染色体，约占 25%；③父源染色体 15q11-q13 关键区域发生基因突变，约占 <5%；④染色体易位：15 号染色体与其他染色体发生不平衡结构重排所致，约占 <1%。研究发现，15q11-q13 至少存在 SNRPN、PAR1、PAR5、PAR7、IPW 等印记

基因,并表现为父源性表达。其中,*SNRPN* 位于印记基因聚集区域中心位置,被认为在 PWS 综合征的发病过程中扮演重要角色。当父源性 *SNRPN* 缺失或功能缺陷时,患儿便会表现出 PWS 的表型。

AS 综合征的发生与患者母源性 15q11-q13 区编码的一种泛素蛋白连接酶 E3 基因(*UBE3A*)有关。*UBE3A* 与 AS 的发生有以下 4 种情况:①母源 *UBE3A* 缺失,占 70%;②父源单亲二倍体,占 2%;③印记中心发生微缺失,占 2%~3%;④基因突变,占 25%。父源单亲二倍体 AS 患者的 15 号染色体均来自父方,故患者的染色体结构和数目并无异常。印记中心控制着等位基因在不同组织的差异性表达,*UBE3A* 在印记中心的控制下在颅内仅表达母源基因,若印记中心缺陷则可导致患者颅内 *UBE3A* 基因不表达。

四、Rett 综合征

Rett 综合征(Rett syndrome, RTT)[OMIM# 312750]也称雷特综合征,由奥地利学者 Rett 在 1966 年首先报道。Hagberg 在 1983 年首次在国际学术刊物以 Rett 综合征命名此病。

1. **疾病概述**　Rett 综合征是一种神经系统发育异常性疾病。根据本病的临床表现,Rett 综合征可被分为典型和非典型两大类。典型性 Rett 综合征主要累及女性,发病率约为 1/15 000~1/10 000。患儿在出生时表现正常,但 6~18 个月时开始逐渐显现出头部发育缓慢、语言功能倒退、手部目的性运动技能消退及刻板动作(如绞手、拍手、搓手)、智力障碍、严重的精神运动发育迟滞及倒退、呼吸功能障碍及自闭倾向。随着孩子的长大,会出现更为严重的智力低下、惊厥,甚至失去行走能力。非典型 Rett 综合征根据表型差异,通常又被分为顿挫型(约占 80%)、保留语言功能型、晚发退化型、早发惊厥型以及先天性变异型 Rett 综合征(congenital variant of Rett syndrome)[OMIM# 613454]5 种类型。

本病具有较为独特的遗传特征,大多数表现为散发病例,家族性病例仅占整体发病率的 0.5%~1%。

2. **发病遗传机制**　典型 Rett 综合征的致病基因为 *MeCP2*(methy-CpG-binding protein 2)[OMIM* 300005]。*MeCP2* 基因定位于 Xq28。已证实 90%~95% 的典型 Rett 综合征患儿存在 *MeCP2* 基因突变,而在非典型 Rett 综合征患儿该基因突变的检出率为 40%~50%。研究发现,*MeCP2* 可通过与 DNA 相互作用来介导靶基因转录抑制。*MeCP2* 包含两个重要结构功能域:一个是由 85 个氨基酸构成的甲基化 CpG 结合区(methy-CpG binding domain, MBD);另一个是由 104 个氨基酸构成的转录抑制区(transcriptional repression domain, TRD)。*MeCP2* 的 MBD 结构域会识别靶基因启动子区的单一对称型甲基化 CpG 双核苷,随后通过 TRD 招募转录抑制因子 sin3A 和组蛋白去乙酰化酶共同组成转录抑制复合物,抑制下游靶基因的表达。

先天性变异型 Rett 综合征的致病基因为 *FOXG1*(forkhead box G1)[OMIM* 164874],定位于 14q12。*FOXG1* 基因的编码产物为转录抑制因子。

早发惊厥型 Rett 综合征被认为与 *CDKL5*(cyclin-dependent kinase-like 5)[OMIM* 300203]基因突变有关。该基因定位于 Xp22.13,与 *MeCP2* 基因位点存在部分重叠。*CDKL5* 基因编码产物具有激酶活性,能够催化 *MeCP2* 蛋白磷酸化。

(胡劲松)

学习小结

　　表观遗传学是研究基因序列之外、控制基因表达的可遗传规律的遗传学分支学科。表观遗传学虽不符合孟德尔遗传，但并不与经典遗传学矛盾，其研究的依然是基因与表型的关系，但重点关注基因功能实现的特殊调控机制。表观遗传学的核心在于基因的表达调控机制，主要研究如何借助 DNA 甲基化、组蛋白修饰以及非编码 RNA 等机制在转录前（染色体重塑）、转录及转录后水平调控基因的表达。X 染色体失活、基因组印记及印记异常遗传病的发生均与表观遗传学异常有关。此外，越来越多的证据也显示，表观遗传学不仅在发育、衰老、凋亡过程中发挥重要作用，还与肿瘤、自身免疫性疾病、代谢性疾病、心血管疾病、神经精神疾病等复杂性疾病的发生、发展密切相关。因此，深入研究表观遗传学分子机制，不仅有助于我们揭示上述疾病的发病机制，而且还有助于早日开发出基于表观遗传学的诊断方法、靶向干预技术及药物。

复习参考题

1. 表观遗传学的定义是什么？

2. 表观遗传学主要通过哪些机制调控表型遗传？

3. 何谓基因组印记？基因组印记对于生长发育的重要意义体现在哪里？

4. 简述 Prader-Will 综合征的分子遗传学病理机制。

第十二章　药物反应的遗传基础

12

临床医师都知道,不同的患者对同一种药物可能有不同的反应,包括药物疗效和毒副作用及其程度等。事实上,药物在体内的作用取决于机体对药物的吸收、药物在体内的分布以及药物代谢和排泄的过程,因为上述药物作用过程的许多环节都与酶和受体等密切相关,所以,这些过程无疑受到遗传因素的影响。这一观点在 20 世纪 50 年代得到了广泛认可。1959 年,Vogel 提出了"药物遗传学(pharmacogenetics)"这一术语,药物遗传学是药理学与遗传学相结合的一门边缘学科,它研究遗传因素对药物代谢和药物效应的影响,特别是异常药物反应和药物反应个体差异产生的遗传本质。传统的药物遗传学主要是从单个基因的角度揭示个体对药物的不同反应的遗传因素。近年来,随着人类基因组计划取得重要研究成果,大批人类基因和 DNA 多态性被发现,使得药物反应与遗传之间的关系研究不断深化。药物在体内的代谢是一个非常复杂的过程,用单个基因来解释个体对药物的反应不够全面,而应将其放在基因组的整体中进行考虑。因此,药物基因组学(pharmacogenomics)的概念于 1997 年应运而生。药物基因组学是以药物效应和安全为目标,从整个基因组的全局角度审视各种基因突变与药效及安全性之间的关系。2005 年,美国食品药品监督管理局(FDA)发布的药品行业的"药物基因组学资料呈递指南"中提到:在新药申请时,依据具体情况,必需或自愿提供该药物的药物基因组学方面的信息。

相关链接 12-1

常见的有异常药物反应的遗传性状(扫描章首二维码阅读内容)

第一节　药物遗传学

一、药物代谢的遗传控制

药物代谢的各个环节都与酶、受体或其他蛋白质的作用有关。如果基因发生突变,影响了有关蛋白质的结构和功能,必将影响药物代谢的某个环节,出现异常的药物反应。突变基因主要从以下几个途径改变药物的作用。

1. **药物吸收**　有些药物的吸收要借助于膜蛋白的转运,膜蛋白的异常会影响对药物的吸收。如幼年型恶性贫血,是由于胃黏膜缺乏内因子(一种黏蛋白),影响了维生素 B_{12} 的吸收所致。

2. **药物分布**　药物的分布通常借助于血浆蛋白的运输,血浆蛋白的缺乏影响药物在体内的分布。如遗传性甲状腺素结合球蛋白缺乏症,是由于定位于 Xq22.3 的甲状腺素结合球蛋白基因发生缺失突变或点突变,导致该结合蛋白减少或完全缺乏,总 T_4 水平下降。

3. **药物作用**　药物作用于靶细胞要通过受体,受体异常使药物与靶细胞不能发生正常的药物反应。如睾丸女性化综合征,患者虽具有 46,XY 染色体核型,雄激素水平正常或升高,但外观呈女性化表型,这是由于雄激素受体基因突变使该受体功能缺陷导致雄激素不能发挥作用所致。

4. **生物转化**　药物的降解和生物转化要通过酶促反应,酶异常会影响药物的生物转化。酶活性降低,药物或中间代谢产物贮积,损害正常的生物功能;酶活性升高,药物降解速度过快,达不到有效浓度。如抗结核药异烟肼的乙酰化作用的快慢,直接影响其疗效及副作用的发生。

二、遗传药物代谢异常

(一)恶性高热

恶性高热(malignant hyperthermia)是麻醉时发生的一种虽然罕见但最可怕的并发症,发生率为儿童

1/15 000，成人 1/100 000。当患者使用全身性吸入麻醉剂（氯烷、乙醚、甲氯氟烷、环丙烷等）或使用肌肉松弛剂（琥珀酰胆碱等）麻醉时，会出现体温骤然升高（可达 42℃）、肌肉强直、心动过速、心律失常、换气过度、呼吸困难、呼吸性和代谢性酸中毒、电解质紊乱（高钾血症、低钙血症）、尿中出现肌蛋白、骨骼肌中肌磷酸激酶（CPK）升高等体征。若不及时进行降温处理以及用丹曲林（dantrolene）药物等抢救，可由于心脏停搏而导致死亡。除了这种对触发药物的敏感性外，恶性高热患者与普通人群没有临床上的区别。

恶性高热敏感性呈常染色体显性遗传，具有遗传异质性，在不同的家系中症状的严重程度也各不相同，可根据易感基因的不同分为 6 个亚型，包括：MHS1 型［OMIM# 145600］易感基因 RYR1 位于 19q13.2；MHS2 型［OMIM% 154275］易感基因位于 17q11.2-q24；MHS3 型［OMIM% 154276］易感基因位于 7q21-q22；MHS4 型［OMIM% 600467］易感基因位于 3q13.1；MHS5 型［OMIM# 601887］易感基因 CACNA1S 位于 1q32.1；MHS6 型［OMIM% 601888］易感基因位于 5p 上。

其中最具代表性的是 MHS1 型，本病的易感基因 RYR1［OMIM* 180901］编码兰尼碱受体（ryanodine receptor，RyR）钙释放通道，引起恶性高热的 RYR1 基因突变有 173 种，如 1021 位点 G→A 突变，1843 位点 C→T 突变，7301 位点 G→A 突变和 7373 位点 G→A 突变等。截至 2017 年 7 月 13 日 OMIM 记载的典型的 RYR1 基因变异体有 41 种，其中引起恶性高热的有 17 种。由于 RYR1 基因的突变，可引起蛋白受体构象改变，使得心肌与骨骼肌的肌浆网膜对 Ca^{2+} 的屏障能量降低，当接触药物时，大量 Ca^{2+} 进入肌浆，出现非生理增高，引起体温高，肌肉强直，代谢亢进。某些遗传缺陷的个体，血清中磷酸肌酸激酶含量常增高，故在麻醉前检查血清 CPK 值，可粗略地预测其发病风险，准确诊断应用患者肌肉进行骨骼肌收缩试验。

（二）琥珀酰胆碱敏感症

琥珀酰胆碱（succinylcholine，suxamethonium）是一种常用的短效骨骼肌松弛药。琥珀酰胆碱作用时间很短，99% 的患者在用药后 2~6 分钟肌松弛现象就会消失，这是因为该药进入人体后，可立即被血浆中丁酰胆碱酯酶（butyrylcholinesterase，BChE）［OMIM+ 177400］（俗称假琥珀酰胆碱酯酶）羟化而失效。但偶尔发现个别患者（约 1/2000）接受常规药量后，呼吸肌麻痹现象持续 1 小时以上，这种现象称为琥珀酰胆碱敏感性（succinylcholine sensitivity），为常染色体隐性遗传。

BChE 的氨基酸顺序已经清楚，是由 4 个相同亚基组成的四聚体，其基因定位于 3q26.1。已发现 BChE 基因 68 种突变，并常出现一个基因内多个突变同时存在的现象。基因突变产生酶蛋白变异体，导致酶活性的改变。主要的 BChE 变异体有：①非典型 BChE，在 SDS 凝胶电泳上的电泳速率、热稳定性和抗原性等与正常 BChE 无区别，现已清楚它是 BChE 基因第 209 位核苷酸发生 A→G 突变，致酶蛋白发生 Asp70Gly 改变，主要影响带正电荷配基与酶蛋白的结合；② K 变异体，BChE 基因的 1615 位发生点突变（G→A），导致肽链 Ala539Thr 改变，该突变可独立发生或与 Asp70Gly 同时存在，Ala539Thr 可能影响一些配基与酶分子的结合；③缄默 BChE，在表型上至少有两种变异体，一种是以丁酰硫代胆碱和丁酰胆碱为底物时均无活性，另一种尚有 2% 酶活性；一种缄默 BChE 是由于 BChE 基因自第 351 位密码子起发生了 GGT→GGAG 移码突变，导致肽链缩短。近年在日本还发现了另外一些引起缄默 BChE 的点突变；④ F 变异体，至少有两个突变产生对氟化钠（NaF）抑制不敏感的 F 变异体，一个是 Thr243Met，另一个是 Gly390Val；⑤ J 变异体，发生 Glu497 Val 的改变，酶活性可减少 60%。

以往常用苯甲酰胆碱作为底物，用辛可卡因（dibucaine）和氟化物（fluoride）作为抑制剂，检测胆碱酯酶的活性。随着分子生物学的进展，各种变异体已能在基因水平上找到相应的核苷酸改变。

（三）异烟肼慢灭活

异烟肼（isoniazid）又称雷米封（rimifon），是临床上常用的抗结核药。在体内主要通过 N- 乙酰基转移酶（N-acetyltransferase，NAT）将异烟肼转变为乙酰化异烟肼而灭活。由 N- 乙酰基转移酶催化的异烟肼乙酰化作用是最早在科学上确定的具有人群多态性特征的药物代谢过程。根据异烟肼体内清除速度，将人群分为异烟肼快灭活者（fast inactivator）或快乙酰化者（fast acetylator）（血中异烟肼半衰期为 45~80 分钟）和慢灭活者

（slow inactivator）或慢乙酰化者（slow acetylator）[OMIM# 243400]（血中异烟肼半衰期约为 140~200 分钟）两种类型。家系分析表明,慢灭活相对于快灭活呈常染色体隐性性状。

人 N- 乙酰基转移酶基因包括两个功能基因 NAT1、NAT2 和一个假基因 NATP。NAT1、NAT2 基因定位于 8p22。NAT1 呈单态性,催化对氨基水杨酸和对氨基苯甲酸等的乙酰化代谢,而 NAT2 与 NAT1 之间存在结构和功能上的差异,催化包括异烟肼在内的 20 多种肼类化合物和具有致癌性的芳香胺或杂环胺类化合物的乙酰化代谢。野生型 NAT2 基因被命名为 NAT2*4。DNA 序列分析表明,NAT2 基因至少存在 40 多个突变位点,根据点突变的不同组合,构成 NAT2 的 100 多种等位基因（表 12-1）。异烟肼快灭活者的基因型多为 NAT2*4 的纯合子或杂合子,慢灭活者为各种慢灭活突变型等位基因的纯合子或复合杂合子。NAT2 基因型具有种族差异,慢灭活型在爱斯基摩人的频率最低,约 5%,黄种人约为 5%~20%,美国高加索人约为 50%~55%,埃及人高达 80%。

表 12-1　NAT2 常见等位基因

等位基因	突变位点	氨基酸改变	表型	等位基因	突变位点	氨基酸改变	表型
NAT2*4	野生型		快	NAT2*6B	590G→A	R197Q	慢
NAT2*5A	341T→C	I114T	慢	NAT2*7B	282C→T	Y94Y	慢
	481C→T	L161L			857G→A	G286E	慢
NAT2*5B	341T→C	I114T	慢	NAT2*12A	803A→G	K268R	快
	481C→T	L161L		NAT2*12B	282C→T	Y94Y	快
	803A→G	K268R			803A→G	K268R	
NAT2*5C	341T→C	I114T	慢	NAT2*14A	191G→A	R64Q	慢
	803A→G	K268R		NAT2*17	434A→C	Q145P	慢
NAT2*6A	282C→T	Y94Y	慢	NAT2*18	845A→C	K282T	快
	590G→A	R197Q					

注:快:快灭活型;慢:慢灭活型

异烟肼乙酰化代谢多态性对药物的影响主要表现在两方面:①药物不良反应;②药物疗效。长期服用异烟肼时,慢灭活者由于异烟肼累积,易发生多发性神经炎（80%）,而快灭活者则较少发生（20%）。这是由于异烟肼和维生素 B$_6$ 在体内发生化学反应,使维生素 B$_6$ 失活,导致维生素 B$_6$ 缺乏而引起神经损害。服用异烟肼同时服用维生素 B$_6$ 可消除此种副作用。相反,在长期服用异烟肼时,一部分快灭活者可发生肝炎,甚至肝坏死,这是由于异烟肼在肝内可水解为异烟酸和乙酰肼,后者对肝脏有毒性作用。在异烟肼引起的肝炎患者中,86% 为快灭活者。快灭活者需较高剂量药物才能得到满意的抗结核疗效。

（四）药物诱发 G6PD 缺乏所致溶血性贫血

葡萄糖 -6- 磷酸脱氢酶缺乏症（G6PD deficiency）[OMIM# 300908]是人类最常见的酶缺陷病之一,已充分肯定的临床表现有 3 种:急性溶血性贫血、新生儿黄疸和慢性非球形溶血性贫血。G6PD 缺乏症一般平时无症状,但在食用蚕豆或服用伯氨喹类药物后易出现血红蛋白尿、黄疸、贫血等急性溶血反应,故俗称蚕豆病。G6PD 缺乏症呈世界性分布,估计全球 G6PD 缺乏者达 4 亿人,主要分布于非洲、地中海沿岸、中东、东南亚、美洲黑种人及某些印第安人。在我国主要分布于广东、广西及西南各省,广东汉族 G6PD 缺乏症高达 8.6%。

G6PD 在红细胞戊糖旁路代谢（图 12-1）中发挥着重要的作用。当 G6PD 缺乏时,NAPDH 生成不足,红细胞中 GSH 含量减少,H$_2$O$_2$ 可迅速将 GSH 破坏,过多的 H$_2$O$_2$ 可氧化血红蛋白 β 链表面半胱氨酸的 SH 基,使 Hb 的 4 条肽链接触面不稳定而散开,Hb 内部的 SH 也被氧化,导致 Hb 变性。变性的珠蛋白附着在红细胞膜上,即显微镜下看到的变性珠蛋白小体,即 Heinz 小体(图 12-2)。此外,H_2O_2 还可氧化红细胞膜上的 SH 基,故这种红细胞易被破坏。同时,NADPH 的减少本身也减低了红细胞对 H_2O_2 的抵抗作用。由于以上原因,红细胞的变形性降低,不易通过脾(或肝)窦,易阻留而遭破坏,引起血管内和血管外溶血。

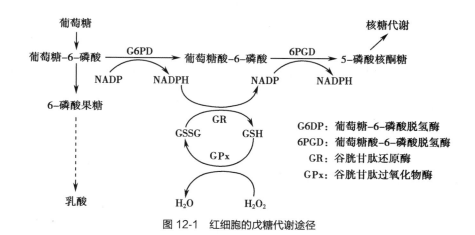

图 12-1　红细胞的戊糖代谢途径

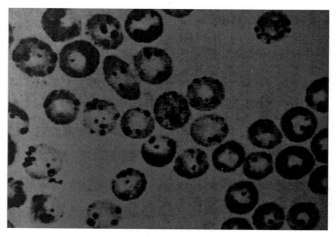

图 12-2　G6PD 缺乏者红细胞示 Heinz 小体

G6PD 基因定位于 Xq28,因基因突变所产生的生化变异型已报道 400 多种,迄今人类基因突变数据库(Human Gene Mutation Database,HGMD)已收集了基因突变型 206 种。中国人群中至少已发现 29 种 *G6PD* 基因突变型(表 12-2),突变热点在第 6 和第 12 外显子上。根据酶活性及临床表现可将变异型分为五类:①酶活性为零,伴有慢性非球形红细胞溶血性贫血(chronic nonspherocytic hemolytic anemia,CNSHA);②酶活性严重缺乏(<10%),特点是食用蚕豆或某些药物时发生溶血性贫血,中国人多为此种类型;③酶活性中度或温和缺乏(10%~60%),常因感染或药物诱发溶血,一般不发生溶血性贫血;④酶活性轻度降低或正常(60%~150%),此类一般不溶血;⑤酶活性升高,无溶血性贫血。如 G6PD Hektoen 为一种 G6PD 变异型,酶活性增高 4 倍,是野生型中一个组氨酸被酪氨酸取代,对机体无不良影响。G6PD 缺乏症呈 X 连锁不完全显性遗传。男性半合子酶活性严重缺乏,女性杂合子酶活性变异范围较大,可接近正常也可显著缺乏(可用 Lyon 假说解释)。

　　G6PD 缺乏是一些常见药物性溶血的遗传基础。已知数十种药物与化学制剂能引起 G6PD 缺乏症者发生药物性溶血,其中有不少是常用药。有些药物本身并不具有溶血作用,但其代谢产物可诱发溶血。例如,伯氨喹是通过其分解产物氧化型醌而起作用的。表 12-3 中列出了能诱发溶血的药物。

表 12-2　中国人中发现的部分 G6PD 基因突变型

突变所在外显子	突变位点	氨基酸的改变	突变所在外显子	突变位点	氨基酸的改变
2	95A→G	H32R	7	703C→T	L235F
4	196T→A	F66I	7	835A→G	T279A
4	202G→A	V68M	7	835A→T	T279S
5	274C→T	P92S	9	871G→A	V291M
5	392G→T	G131V	9	1003G→A	A335T
5	442G→A	E148K	9	1004C→T	A335D
5	473G→A	C158Y	9	1024C→T	L342F
6	487G→A	G163S	11	1340G→T	G447V
6	493A→G	N165D	11	1360C→T	R454C
6	517C→T	F173L	12	1376G→T	R459L
6	519C→T	F173L	12	1381G→A	A461T
6	563C→T	S188F	12	1387C→T	R463C
6	592C→T	R198C	12	1388G→A	R463H
7	682G→A	D228N	12	1414A→C	I472L

表 12-3　引起 G6PD 缺乏者溶血的药物分类

	抗疟药	磺胺类药	解热镇痛药	砜类	其他
肯定引起溶血的药物	伯氨喹、扑疟喹啉	磺胺甲噁唑、磺胺吡啶、磺胺、磺胺醋酰钠	乙酰苯胺	噻唑砜	呋喃妥因、呋喃唑酮、呋喃西林;萘啶酸、尼立达唑、苯乙肼、硝酸异山梨酯、亚甲蓝、樟脑、甲苯胺蓝、珍珠粉、川黄连
可能会引起溶血,但非 CNSHA 患者用正常治疗剂量时不会发生溶血	氯喹、奎宁、乙胺嘧啶	磺胺甲基嘧啶、磺胺乙胞嘧啶、磺胺嘧啶、磺胺脒、磺胺对甲氧嘧啶、磺胺异噁啶	阿司匹林、非那西丁、氨基比林、安替比林	氨苯砜	氯霉素、链霉素、对氨基苯甲酸、异烟肼、苯妥英钠、苯海拉明、秋水仙碱、左旋多巴、氯苯那敏、丙磺舒、盐酸普鲁卡因胺、硫酸奎尼丁、维生素 C、维生素 K、维生素 K$_3$、甲氧苄啶、保泰松、盐酸安他唑啉

案例 12-1

　　患儿,男,9 岁,因发热 4 天,全身皮肤和巩膜黄染、解浓茶色尿 2 天入院。入院前 4 天患儿因感冒发热(39.1℃)到个体诊所输注氨苄西林和环丙沙星,并服用复方阿司匹林治疗,服药后体温下降,自觉感冒有所转。3 天前患儿出现头晕、厌食、乏力、呕吐、面色苍白、尿色加深等症状,2 天前症状加重出现皮肤巩膜黄染、解浓茶色尿,阵发性脐周痛,停用所用药物,症状仍无好转,出现精神差、少尿症状,遂来院就诊。体格检查:一般情况差,呈贫血貌,全身皮肤及巩膜黄染;心率 102 次 / 分,律齐、心音有力、未闻及杂音;咽无充血,口腔黏膜无溃疡,双肺呼吸音清、未闻及啰音;腹平软,脐周轻压痛,肝脾未触及,四肢端暖。辅助检查:血常规:WBC12×10^9/L、Hb65g/L、PLT130×10^9/L;尿常规:尿胆原 ++,尿胆红素 +;抗人球蛋白试验(−),血红蛋白电泳正常,Heinz 小体(+),G6PD/6PGD 定量比值 0.35(正常值 >1.0),其父 G6PD/6PGD 定量比值为 1.60,其母 G6PD/6PGD 定量比值为 0.83。家庭中其他成员无类似病史。

　　思考:1. 该患儿患何种疾病?

　　　　　2. 该病产生的分子机制如何?

3. 该病应如何治疗？

4. 该病是否为遗传病？遗传方式如何，其致病基因来自父亲还是母亲？如何理解家庭中其他成员无类似病史？

5. 应该给出何种建议以避免该症状的再次发生？

第二节　药物基因组学

人类基因组计划不仅促进了药物遗传学的深入发展，也产生了以基因组序列和基因表达分析为基础的药物基因组学。药物基因组学是在药物遗传学基础上发展起来的以功能基因组学与分子药理学为基础的一门新兴学科。

一、药物遗传学与药物基因组学

药物遗传学是从单个基因的变异来探讨个体对药物治疗反应的不同，而药物基因组学是在更广泛的全基因组范围内研究药物反应个体差异的产生原因。药物基因组学有别于一般的基因组学，它不以发现新的基因以探求疾病的发生机制为目的，而是利用已有的基因组学知识来研究遗传因素对于药物效应的影响，明确药物的作用靶点，并预测患者的临床治疗反应。

（一）药物基因组学与遗传多态性

药物基因组学是基于药物反应的遗传多态性提出来的。人类基因组中存在许多种多态性，其中单核苷酸多态性（SNP）是药物基因组经常使用的多态性标记。截至 2017 年 7 月 13 日在 NCBI 基因组数据库中登录的 SNP 位点约有 33 683 万个，其中与疾病有关的有 47 021 个，这些多态位点就可以作为药物基因组学研究的位点。药物遗传多态性表现为药物代谢酶的多态性、药物转运蛋白（影响药物的吸收、分布和排泄）的多态性、药物受体的多态性和药物靶标的多态性等。这些多态性可能就是导致许多药物药效和不良反应的个体差异的部分原因。鉴定这些多态性和弄清它们如何影响药物反应是药物基因组学研究的关键。如细胞色素 P450 酶是研究最深入的一类药物代谢酶，其编码基因具有遗传多态性，导致患者对许多药物呈现不同的代谢方式。药物基因组学将基因的多态性与药物效应个体多样性紧密联系在一起，使它的研究结果更易于在临床得到应用。

相关链接 12-2

人体中最重要的药物代谢酶之一细胞色素 P450（CYP）家族常见的等位基因、突变、功能变化以及发生频率（扫描章首二维码阅读内容）

（二）药物基因组学研究方法

作为一种在基因组范围内进行的药物相关基因的研究，工作量异常巨大，常规的方法难以满足需要，必须采用效率高且极为有效的检测方法。目前已经开发出高通量、高灵敏度和特异性的方法，可以从大量个体的基因序列中检测差异的位置和性质，从而提供个体中每一等位基因的单倍体型。

芯片（chip）技术是近年来愈发成熟的方法之一。通过将各种探针点在膜上或玻璃片上，与个体标本

DNA 杂交,可迅速确定某一个体的多种基因型。然后与药物反应的表型进行相关分析,从而获得基因多态性与功能的联系。同时芯片也可以检测某种细胞或组织的全部基因表达图谱,比较不同患者服药后基因表达图谱的差异,分析药物在不同个体中的作用机制及代谢差异。基因的最终产物是蛋白质,因此蛋白质也是药物基因组学研究的对象。二维凝胶电泳结合质谱分析是在基因组范围开展的蛋白质分析技术,蛋白质芯片技术具有广阔的应用前景。

二、药物基因组学在临床个性化用药中的应用

(一) 基因差异与临床个体化给药方案制订

在已有药物基因组学研究成果基础上,根据个体的基因多态性设计药物治疗方案,可以弥补单纯依据血药浓度监测数据制订用药方案的不足,为个体化治疗方案的制订提供了新的思路和依据:①根据代谢酶或药物作用受体或靶点的基因多态性情况,确定合适的用药剂量,如因为剂量的基因特异性,美国 FDA 建议在开具抗凝血药华法林处方前对 CYP2C9 和维生素 K 环氧化物还原酶(VKORC1)进行基因检测,针对不同的基因类型进行药物剂量调整;②确认具有某些基因特性的患者接受某种药物治疗更容易发生严重不良事件,如存在 HLA-B*1502 等位基因的患者使用卡马西平或苯妥英后,出现 Stevens-Johnson 综合征(Stevens-Johnson syndrome, SJS)和中毒性表皮坏死松解症(toxic epidermal necrolysis, TEN)等严重皮肤反应的风险性显著增高;③确认某些基因特性的患者采用某种治疗方案更容易获益,可以指导药物选择剂量调整以达到理想疗效,如对于人类表皮生长因子受体 2(human epithelial growth factor receptor, HER2)基因过表达者接受曲妥珠单抗治疗更有效。

相关链接 12-3

CYP2D6 及其编码基因 CYP2D6 多态性与乳腺癌药物三苯氧胺个体化治疗(扫描章首二维码阅读内容)

(二) 药物基因组学对治疗药物监测

治疗药物检测(therapeutic drug monitoring, TDM)是实现个体化治疗的主要方法。以药物遗传学、药物基因组学为导向,结合血药浓度监测,来指导特定药物对特定患者的合理使用是临床药物治疗模式的发展方向。结合药物基因组学实施的 TDM 有以下特点和优点:①在检测时机方面,结合药物基因组学实施的 TDM 可以更早地介入患者,而传统的 TDM 只能在患者服药一段时间后才能取血测其血药浓度,此时的患者可能已经出现药效不佳或不良反应;②从检测样本的角度考虑,基因分型不一定必须要利用血液,也可以采用发根、唾液或者黏膜刮片等样本,取样时既不需要达到传统 TDM 的稳态浓度,也不需要患者用药采样时的依从性;③从检测结果的价值来看,一个人的基因型是稳定的,而传统 TDM 检测结果只反映某一时刻患者的药动学特征;而且结合药物基因组学检测结果可以得到某一患者药物种类和剂量选择的机制方面的信息。

可见,是药物基因组学真正开启了个体化医疗的大门,药物反应相关基因及其表达产物的分子检测是实施个体化药物治疗的前提。美国 FDA 已批准在 140 余种药物的药品标签中增加药物基因组信息。2015年,我国国家卫生计生委个体化医学检测技术专家委员会制定了《药物代谢酶和药物作用靶点基因检测技术指南(试行)》和《肿瘤个体化治疗检测技术指南(试行)》。人们可以期待,在不太久远的将来,越来越多的药品在推向市场时能同时配上一个鉴定基因的试剂盒,可以在患者用药前先进行基因变异分析,从而依据自身情况有效安全地选用药品。

药物基因组学不仅从基因水平关注药物疗效及其安全性,还可以指导人们利用药物基因组学技术方

法,寻找新的药物和药物靶标。新药靶标的大量发现,无疑会对医学和治疗产生重大影响。

(孙 媛)

学习小结

药物遗传学是药理学与遗传学相结合的一门边缘学科,它研究遗传因素对药物代谢和药物效应的影响,特别是异常药物反应和药物反应个体差异产生的遗传本质。现在,人们已从单个基因差异的研究过渡到了对基因组差异的研究,药物遗传学发展为药物基因组学。药物代谢的各个环节(吸收、分布、作用、生物转化等)都与酶、受体或其他蛋白质的作用有关,因而受到遗传因素的调控。RYR1基因变异引起患者在接触到琥珀酰胆碱等麻醉药时引发并发症恶性高热;血浆中BChE基因的变异导致酶活性的不同程度降低,患者接受常规药量琥珀酰胆碱后,呼吸肌麻痹现象持续1小时以上,即琥珀酰胆碱敏感性;NAT2多种等位基因构成的各种基因型导致机体对异烟肼灭活速率不同,由此可出现药物疗效和药物不良反应的个体差异;G6PD基因变异可导致酶活性不同程度降低,在一定条件下,如服用抗疟药伯氨喹或其他某些药物时会产生急性溶血症。众多的基因多态性可能是导致药物效应和不良反应个体差异的重要原因,鉴定这些多态性和弄清它们如何影响药物反应是药物基因组学研究的关键。药物基因组学的研究和应用常依赖于高通量、高灵敏度的SNPs检测方法。更为有效的“个体化”药物治疗方案和更多新的药物靶点的发现,将是药物基因组学研究对人类的贡献。

复习参考题

1. 解释药物遗传学与药物基因组学的概念。概述药物效应和不良反应的个体差异的根本原因。

2. 以抗结核药异烟肼为例,分析药物疗效和副作用个体差异的原因。

3. 试述药物基因组学在个体化治疗中的作用。

13

伦理学(ethics)源自希腊字 ετηικε 和 ετηοσ，原意为道德、习惯、习性和行为。伦理学又称道德科学，是研究人的道德思想、道德行为和道德规范的科学。医学伦理学(medical ethics)是伦理学的分支学科，以医学道德为研究客体，评价人类医疗行为和医学研究是否符合道德规范的学科。医学遗传学是将遗传学和医学紧密融合在一起的边缘性学科，研究遗传病的发生机制、传递方式、诊断、预防等。随着社会的发展和生活水平的提高，人类疾病谱发生了结构性的改变，遗传性疾病的发生比例逐年增高，以之相应的遗传服务也随之增加。另一方面，遗传研究和遗传服务中新技术的应用，实现了遗传病的早期诊断和治疗，同时也带来了伦理道德和社会方面的问题。在医学遗传研究与遗传服务中应用伦理学知识，使其得到伦理道德的支持和健康发展是社会发展的需要。在传统医学伦理学基础上拓展形成的遗传伦理学(genetic ethnics)指用伦理学方法解决遗传研究和遗传服务中产生的伦理问题，规范其中人与人之间的关系、行为和道德，特别是遗传咨询、产前/胚胎植入前诊断、携带者/症状前/易感性遗传筛查、新生儿筛查以及辅助生殖过程中的伦理学问题。目前，医学遗传伦理学已成为医学教育的一个重要组成部分。

将伦理教育引入医学遗传学教学，在医学遗传研究与遗传服务中应用医学伦理学的基本原则，推进二者的良性互动，实现科学与人文的协调和融合，才能使医学遗传研究和遗传服务健康深入地发展。同时提高医学生的伦理判别水平，培养他们的社会责任感和伦理道德观念，在实践中遵循医学伦理学的基本原则。

第一节　医学遗传伦理学概述

一、医学伦理学的基本原则

医学伦理学通过制定原则规范人们的行为，其基本原则是自主、行善、不伤害、公正四大原则。

（一）自主原则

自主原则(the principle of autonomy)强调患者或受试者的主体地位和权利，对缺乏自主能力的人（如儿童、痴呆症患者等），其自主权受监护人的协助和保护。

尊重患者或受试者的人格和尊严，即知情同意、自我决定和自主选择。知情同意是指患者或受试者对自己所做的决定必须是完全地知情和明确地自愿，理解有关诊断及治疗的性质、可能发生的危险和带来的益处等。知情是同意的前提和条件，同意必须建立在知情与理解的基础上，不能欺骗、强迫或利诱受试者。

（二）行善原则

行善原则(the principle of beneficence)又称有益或有利原则，其基本精神是做好事、不做坏事，善待生命、善待患者。优先考虑患者或受试者的个人利益，尽可能避免伤害和减少风险，最大可能实施对其健康有利的行为。

（三）不伤害原则

不伤害原则(the principle of non-maleficence)指不应该对患者或受试者施行明知对他人有伤害或存在伤害危险的行为，避免个人损伤或使伤害最小化。当施行行为与患者或受试者利益发生冲突时，应当以患者或受试者利益为重。医务人员或研究者在研究设计或临床试用时要把患者或受试者的健康放在首位，充分进行风险评估，权衡利弊，遵循最优化原则，以最小的损失获得患者或受试者最大的利益。

（四）公正原则

公正原则(the principle of justice)指遵循人类社会的正义和公平，包括资源分配、利益分享和风险承担三个层面，不能向少数人或利益集团倾斜。公平对待个人，平等、公正地进行分配。

这四条原则是相互联系和统一的。如发生矛盾,患者或受试者自主选择可能对其健康带来伤害的行为时,要结合具体情况,综合考虑,权衡利弊得失,择其善者而从之。

二、医学遗传伦理学

　　医学遗传伦理学是将医学遗传学与伦理学有机地结合起来,在医学遗传研究及服务中应用伦理学知识,做出正确的伦理判断。医学遗传研究和服务的直接对象是"人",从医学角度研究人类疾病与遗传的关系,应该遵循医学伦理学的四个基本原则。根据遗传病先天性、终身性、遗传性的特点,对遗传病患者进行的遗传检查应该帮助患者做出有利的选择,尊重当事人的意见,同时应向患者明确讲解遗传病的遗传规律、发病特征和潜在的发病风险,建议患者告知其可能有危险的亲属。在进行遗传病的家系分析时要遵循安全保密原则,遵循有利于个人、家庭及相关人员的原则,保护患者或受试者的自主权、知情同意权、保密权和隐私权等,帮助遗传病患者进入相关的医疗服务(诊断、治疗、康复或预防)或社会支持系统,帮助他们适应独特的处境和认识有关新进展,为医学遗传研究和服务创造一个良好的社会环境。

案例 13-1

三亲婴儿辅助生殖技术引发的伦理问题

　　线粒体 DNA 通过母亲传递给后代,线粒体基因突变对能量需求高的器官会产生严重的影响,包括心脏、肌肉和大脑等。2016 年 9 月,为避免携带有突变基因线粒体的母亲遗传疾病给孩子,一个美国团队在墨西哥利用争议较大的"三亲婴儿"技术,成功帮助一对患亚急性坏死性脑病的约旦夫妇诞下一名男婴。即先将捐献者卵细胞核移走,再将母亲的卵细胞核移入捐献者的卵子中,最后按照标准的试管婴儿技术进行培育,替换了母亲卵细胞中含突变基因的线粒体,这样诞生的孩子继承一位父亲和两位母亲的遗传物质,这就是三亲婴儿。2016 年 12 月该技术得到了英国人类生育和胚胎学管理局的官方批准,进行临床使用授权,成为世界上第一个正式批准该技术的国家。但是,英国此举引来伦理道德争议,支持者认为线粒体疾病可能会导致死亡或严重的疾病,因此支持该应用。批评者则认为该技术产生很多伦理问题,可能为设计人类婴儿打开道路,而且该技术目前仍不完善,会生育带有其他遗传病的孩子。

　　思考:试述三亲婴儿辅助生殖技术产生的伦理学问题。

　　1995 年 WHO 规划起草了《医学遗传学与医学服务伦理问题准则》,1997 年 WHO 在日内瓦召开"医学遗传学伦理问题"会议,通过了《医学遗传学与遗传服务伦理问题的建议国际准则》。

三、WHO《医学遗传学与遗传服务伦理问题的建议国际准则》

　　1. 公共资源平均分配给最需要的人(公正)。

　　2. 在生育问题上妇女应是主要的决策者,自愿接受遗传服务,包括检验和治疗,避免由政府、社会或医生强制施加,无论个人的知识水平如何,尊重他们的基本理解力(自主)。

　　3. 应用非歧视性语言,尊重患者的人格,如果存在患者及其父母组成的团体,应与他们密切合作(自主)。

　　4. 尊重人的多样性,尊重属于少数观点的人们(自主、不伤害)。

5. 为大众、医学卫生工作者、神职人员等普及遗传学知识(行善)。

6. 禁止提供没有医疗指征的检验、操作及治疗,提供遗传服务不断发展中的质量控制,包括实验室检查(不伤害)。

7. 防范再就业、保险和升学等问题上因遗传信息泄露出现的歧视或优待现象(不伤害)。

8. 通过转诊网络与其他专业人员合作。如果可能的话,介绍患者及其家庭加入这种团体(行善、自主)。

9. 为患者及时提供应有的遗传服务和后续治疗(不伤害、行善)。

中国医学遗传研究与遗传服务也制定了相关的伦理规范,如人类遗传资源管理暂行办法(科技部/卫生部1998);人类精子库基本标准和技术规范(卫生部,2003修订);人类辅助生殖技术规范(卫生部,2003修订);人类辅助生殖技术和人类精子库伦理原则(卫生部,2003修订);涉及人的生物医学研究伦理审查办法(卫生部,2007)等。

第二节　医学遗传研究和遗传服务中的伦理问题

一、遗传咨询的伦理问题及遵循的伦理学原则

(一) 遗传咨询

遗传咨询(genetic counseling)又称遗传商谈,是遗传咨询医师与遗传病患者及亲属(咨询者)讨论关于遗传病的发病原因、遗传方式、诊断、预后和治疗的过程,估计再发风险,给予他们在婚姻和生育等方面的医学指导。遗传咨询的全部活动可总结为:遗传病诊断、确定遗传方式、再发风险估计、提出对策和措施、随访和扩大咨询。遗传咨询分为婚前咨询、产前咨询和一般咨询。

遗传咨询是临床遗传服务的主要形式。1975年,美国人类遗传学会遗传咨询特别委员会为遗传咨询定义如下:遗传咨询是一个交流的过程,它涉及遗传病或遗传病风险相关联的问题,经过培训的工作人员帮助患者或家属:①了解医学事实,包括诊断、疾病的可能进程和现有的治疗方法;②懂得导致此疾病的遗传方式以及特定亲属的复发风险;③理解处理复发风险的各种可供选择的方法;④从其发病风险及其伦理与宗教的角度,挑选可能对其合适的行动步骤;⑤对受累家庭成员可能罹患该疾病的复发风险作出可能的最佳调整。

咨询医师的伦理道德标准和文化背景等对遗传咨询过程有很大的影响。在复杂的遗传背景下,面对不确定的信息和数据时,咨询医师对遗传问题的综合分析及辅导咨询者的能力尤为重要。根据我国《遗传咨询技术规范》的规定,遗传咨询医师由具遗传学背景的产科、妇科或者儿科临床医生构成,在患者的决策过程中应为患者提供非倾向性的信息和非指向性的帮助。

(二) 遗传咨询涉及的伦理问题

1. **自主性问题**　遗传咨询过程中咨询医生要向咨询者告知相关遗传病信息,在此过程中应避免医生或遗传学家将自己的价值观不自觉的强加给咨询者。应该尊重咨询者的自主性,尊重咨询者的自主决定权及婚育决定。

2. **不伤害和尊重问题**　由于遗传咨询做出的决定会涉及多方面的利益,如父母、孩子、家庭其他成员等,因此遗传咨询医生需要慎重权衡各方的利益与伤害情况做出咨询意见。同时,尊重患者人格,在遗传咨询时,避免用非医学术语来描述患者的症状,遗传咨询过程中不经咨询者同意不能针对此病例对学生进行讲解、拍照、录像等。

3. **保密问题**　遗传咨询中为咨询者保密是最基本的职业义务。泄露遗传信息可导致咨询者在就业、保险等方面受到歧视,因此遗传咨询医生有义务保密,要避免咨询者在众目睽睽下诉说不愿为他人所知,

甚至难以启齿的病史。同时避免细胞遗传和分子遗传检查的结果跟普通化验单一起放置，任由他人查找、翻阅，侵犯当事人的保密权和隐私权。

4. 咨询信息的真实性和完整性问题　遗传咨询中咨询者需要向咨询医生提供自己确切的遗传病信息，咨询医生要提供遗传病正确、完整、无偏见的信息给咨询者。遗传咨询医生在提供信息时必须准确无偏倚，让咨询者或家属充分知情并完全理解。

此外，遗传咨询医师需具备渊博的医学遗传学知识及丰富的临床经验，有良好的交谈技巧和认真负责的品格。

（三）遗传咨询应遵循的伦理学原则

遗传病是特殊的疾病类型，在提供遗传咨询时，遵循伦理学原则非常重要。遗传咨询中应遵循的伦理学原则为：

1. 遗传咨询中咨询医生提供全部的信息，做到毫不保留，咨询者获得和理解相关信息后，在不受任何胁迫、诱导的情况下，自主地做出适合他们利益的知情选择，不受任何外来的压力和暗示的影响，完全尊重咨询者自己的意愿（自主）。

2. 尽可能让儿童和未成年人做出自己的决定（自主、不伤害）。

3. 勿使咨询者受到经济利益的伤害，也不能使咨询者在咨询过程中受到伤害（不伤害）。

4. 保护咨询者个人和家庭隐私不受雇主、保险商和学校的不公正侵扰（不伤害）。

5. 告知咨询者，他或她有道德义务和责任告知其亲属可能的遗传风险，并有必要将其遗传病携带者身份透露给配偶/伴侣，特别是在他们决定生育之前，并告知咨询者可能对婚姻产生的影响。告知咨询者，如果影响公共安全，他们有道德义务公开其遗传状态（不伤害）。

6. 咨询医师有义务同咨询者保持定期联系，及时告诉他们相关遗传疾病的最新进展（行善）。

二、产前诊断与胚胎植入前遗传学诊断的伦理问题及遵循的伦理学原则

（一）产前诊断与胚胎植入前遗传学诊断

产前诊断（prenatal diagnosis）又称为宫中诊断（intrauterine diagnosis）或出生前诊断（antenatal diagnosis），是指在妊娠的早中期对胎儿进行宫内诊断，确定是否罹患严重致残、致死性先天性缺陷或遗传病，提供足够可靠的信息使孕妇及其家属能在妊娠期做出适当的选择。《中华人民共和国母婴保健法》第十七条规定：经产前检查，医师发现或者怀疑胎儿有异常的，应当对孕妇进行产前诊断。产前诊断常用的方法有羊膜腔穿刺、绒毛取样、脐血取样、胎儿镜、胚胎活检、超声波成像、外周血胎儿细胞检测等。

胚胎植入前遗传学诊断（preimplantation genetic diagnosis，PGD）是指在胚胎移植前，取胚胎的遗传物质进行活检和遗传学分析，选择无遗传缺陷的胚胎植入子宫，从而获得正常胎儿的诊断方法。胚胎植入前遗传学诊断是产前诊断的延续。

（二）产前诊断涉及的伦理问题

1. 性别选择问题　产前诊断为性别选择提供了可能。国家颁布的《中华人民共和国母婴保健法》规定：严禁采用技术手段对胎儿进行性别鉴定，但医学上确有需要的除外。医学上需要采用技术手段对胎儿进行性别鉴定的疾病目前限定为：①怀疑胎儿为伴性遗传病；②严重 X 连锁智力低下；③经县级以上人民政府设立的医学技术鉴定组织进行鉴定，并出具同意进行性别鉴定的意见。选择胎儿性别，不仅损害基本人权，而且会导致男女比例失衡从而偏离自然界法则，造成更大的社会伦理问题。

2. 产前诊断技术的侵入性和局限性问题　产前诊断技术是有创和有风险的，如羊膜腔穿刺、绒毛活检、脐静脉穿刺等，在实施中难免发生意外。另外这些诊断手段侵入母体，也会造成怀孕妇女身体的不适。此外，由于目前科学发展的局限性，无论是实验室检查还是超声检查等产前诊断技术，都不可能达到百分

之百的准确性。因此,医务工作者应该在遗传咨询的过程中详细阐明和告知受检者夫妇检查的局限性和危险性,并指导其在合适的时间采用合理的方法进行产前诊断。

3. 胚胎的伦理学定位及人工流产问题 产前诊断的对象是胚胎,不是孕妇。但是,胚胎是不是人,还是一个潜在的人,对这个问题的看法长期以来有很大争议。人有两种意义,一是生物分类学上的生物人,人是脊椎动物门哺乳动物纲灵长目人科人属;二是指社会的人,人是具有自我意识的实体,是道德和法律主体的人。医学遗传伦理学认为,胚胎虽然不是"社会的人",但具有发展为"社会的人"的潜力,不能像摆弄试管或组织那样去处理操纵。一般将具备生存能力的胚胎视为人,在发达国家24周左右的胚胎被认为具有生存能力,可以视为人。但是,在胚胎发育过程中,胚胎是无法脱离孕妇成为人的,只有当孕妇决定继续妊娠,其胚胎才能成为人,二者是相辅相成的。临床上处理胚胎疾病时,孕妇具有决定权,但如果视胚胎为人,作为人就有生存的权利。当面对未出生便被诊断患有某种遗传病的胎儿,应如何进行生殖决策,根据什么来做选择,这是一个伦理学难题。一般说来,当面对有严重遗传病缺陷的胚胎时,是任其出生还是采取措施终止妊娠,其生育决策随文化、宗教和国家法律不同有很大差别。我国的情况是:如果夫妻双方要求终止妊娠,对经过严格临床评估的多发畸形等预后不良的胚胎,终止妊娠是不违背伦理学原则的。

作为临床遗传服务工作者,对产前诊断明确的患严重缺陷的胚胎要告知孕妇及家属胎儿缺陷的性质及严重程度,目前医学上是否有治疗的手段、后遗症及可能的遗传方式等,并在心理上减轻夫妇的焦虑和负罪感,鼓励夫妇自己做出选择,但绝不能强令孕妇"终止妊娠"。

(三) 产前诊断应遵循的伦理学原则

1. **遵循公正原则** 产前诊断中给予最需要服务的个体进行诊断,对医学上有产前诊断指征的个体都应该提供产前诊断;在无医学指征的情况下,不能因为宽慰原因进行产前诊断。

2. **遵循自愿原则** 在接受产前诊断之前,医务人员应向当事人提供实施产前诊断的程序、对母亲和胎儿可能的危害和风险、减少危险的措施、成功率、失败的可能性等,还应提供检查结果的准确性、可供选择的产前诊断方法、可能出现的局限性、费用等有关信息,由父母决定进行产前诊断及生育选择。保证当事人的自主知情同意权,当事人签署书面知情同意书后方可实施产前诊断,在实施该行为前当事人均有退出产前诊断的权利。

3. **遵循自主原则** 医务人员应将产前诊断的结果告知当事人,如发现胎儿异常应告知其临床表现、疾病的严重程度、治疗方法、预后、再发风险及相关的法律法规和伦理原则等。在家庭、国家法律、文化和社会结构的框架内,是否选择终止妊娠由当事人自主决定,当事人对受累胎儿妊娠的选择应得到尊重与保护。

4. **遵循保密原则** 当事人的遗传信息、产前诊断结果、是否选择终止妊娠等均属个人隐私,医务人员有责任为其保守秘密,避免因为泄露检查结果给当事人及亲属带来不良后果。

5. 除性连锁疾病外,产前诊断仅给父母和医生提供有关胎儿健康的信息,不能利用产前诊断作亲子鉴定或作性别选择。

6. 如果产前诊断结果含有当事人亲属发病风险的遗传信息,医务人员应将对亲属的可能影响告知当事人,并向他们陈述有关的道德义务,由他们自己决定是否告知其亲属。

(四) 胚胎植入前遗传学诊断涉及的伦理问题

胚胎植入前遗传学诊断(PGD)是将遗传学技术与辅助生殖技术相结合,对胚胎进行遗传学分析和诊断,去除有遗传缺陷的胚胎,选择诊断正常的胚胎植入子宫的一种诊断方法。其步骤包括体外选择配子、卵裂球或者囊胚,采用分子诊断技术筛选出正常或遗传表型正常的胚胎移植入宫腔等。PGD将遗传学技术与辅助生殖技术相结合,将遗传病诊断提前到胚胎植入宫腔之前,避免了因选择性流产给妇女及其家庭带来的伤害。另外,对于反复流产、反复种植失败的夫妇,可以利用PGD技术选择诊断正常胚胎移植以改善临床结局,因此 PGD 在辅助生殖技术中越来越受到重视。

目前应用 PGD 技术对受精卵发育过程进行诊断,可在胚胎发育的第一周进行植入前遗传学诊断。遗传病检测从新生儿前移到产前,再前移到植入前,避免孕中流产对母体的伤害。胚胎 PGD 的临床适应证主要包括染色体病、单基因病及携带者胚胎等。

1. 胚胎植入前遗传学诊断中的技术性创伤问题　胚胎 PGD 可以避免常规产前诊断所带来的人工流产或引产,但是该技术仍然存在许多值得重视的问题。在胚胎 PGD 中对胚胎进行的侵入性操作,如对卵细胞的透明带打孔操作、孔径大小、胚胎细胞数量等均可能对胚胎的后续发育造成影响,存在生育医源性非健康孩子的可能,成年后可能存在远期安全性问题。因此胚胎 PGD 不应随着胚胎移植入母体而结束,而要继续进行产前诊断、对日后出生的婴儿和成年后的人也应进行随访。

2. 胚胎植入前遗传学诊断后胚胎的人为选择问题　对于诊断后胚胎的人为选择,一方面取决于早期胚胎的发育速度和医生的临床经验,另一方面性连锁遗传病胚胎的选择和性别有关。如对 X 连锁隐性遗传病进行胚胎选择时,一般选择女性胚胎,但是丢弃的男胚中有一半是健康的,保留的女胚中有一半是携带者;对常染色体显性遗传病来说,携带者胚胎是否进行移植也一直存在伦理学争议。虽然人们在伦理道德上容易接受把不含遗传病基因的胚胎植入女性子宫,但也有人认为对基因的人为操纵会使生物遗传物质传递、变异和表达发生"时空""秩序"和"频率"的变化,导致对人的控制和对人尊严及价值的侵犯,造成人与人之间新的不平等问题。

3. 剩余胚胎处置问题　剩余胚胎的处置方法包括用医学方法废弃、冷冻保存、捐献科研等,这又回归到植入前胚胎的伦理学地位问题。植入前胚胎是不是人,将体外受精中多余的胚胎毁坏或丢弃是否构成杀人,胚胎研究在法律上是应该禁止、限制还是支持等伦理问题。医学研究与实验应该是有条件、有限制的,应该遵守伦理原则与规范。同时,胚胎的父母是否具有绝对的"生杀予夺"权利也是一个争论的问题。根据医学伦理学自主、行善、不伤害和公正原则,对剩余胚胎处理程序已有的共识是:处置剩余胚胎前必须有夫妇双方签署的知情同意书,如果废弃或捐献医学研究,必须有伦理委员会的批复件。

案例13-2

胚胎植入前遗传学诊断产生的伦理问题

杨女士(化名)分别于 2011 年和 2015 年因超声显示胎儿四肢短小及胸廓严重狭窄在医院产科引产。在进行遗传咨询和基因检测后,发现引产胎儿为 Ⅲ 型短肋骨多指趾畸形综合征,该综合征由基因突变导致,遗传方式呈常染色体隐性遗传,突变基因分别来自于杨女士及爱人。经历了两次引产,这对夫妇不堪忍受再次可能孕育畸形胎儿的风险及压力,因此寻求辅助生殖的帮助。通过辅助生殖实验室规范流程及基因诊断,最终获得 2 枚正常囊胚并移植 1 枚。经过产前超声及基因诊断再次确认,胎儿发育完全正常,并于 2017 年 2 月顺利诞下一名健康男婴。

思考: 对该病例进行胚胎植入前遗传学诊断(PGD)时应该注意什么伦理学问题?

(五)胚胎植入前遗传学诊断应遵循的伦理学原则

胚胎植入前遗传学诊断除遵循产前诊断有关伦理学原则外,还应同时遵守《产前诊断技术管理办法》、《人胚胎干细胞研究伦理指导原则》和《卫生部关于人类辅助生殖技术与人类精子库相关技术规范、基本标准和伦理原则的通知》的相关规定。

三、新生儿筛查的伦理问题及应遵循的伦理学原则

(一) 新生儿筛查

新生儿筛查(newborn screening，NBS)指对一些危害新生儿生长发育，导致新生儿智能发育障碍的一些先天性疾病和遗传病进行群体筛查、早期诊断和早期干预，保障新生儿正常的体格和智力发育。新生儿筛查有其独特的特点，如病种为先天性缺陷或遗传病，筛查疾病的临床表现呈进行性进展，在现有的医疗水平下能够进行普遍筛查，能采用有效的预防治疗措施等。

1968年，WHO制定了新生儿筛查的原则：①筛查的疾病危害严重，构成公共卫生问题；②有可靠的、适合大规模检测疾病的方法及医疗设备；③所筛查疾病的发病机理被充分掌握，筛查疾病可以治疗，通过治疗能逆转或减慢疾病发展，预后好；④筛查的方法能够被家长接受，且筛查费用低廉，权衡进行疾病筛查的经济支出与诊治方面的获益，筛查对新生儿有益；⑤有干预和随访系统。WHO原则强调新生儿疾病筛查不仅检测先天缺陷，还包括有效的治疗、长期的随访等措施。我国1981年开始在新生儿中筛查遗传性代谢性疾病如苯丙酮尿症(PKU)、先天性甲状腺功能低下(CH)和半乳糖血症。1995年，将新生儿苯丙酮尿症和甲状腺功能低下筛查纳入母婴保健法，随后卫生部先后制定了新生儿筛查技术规范和管理条例。目前新生儿筛查有苯丙酮尿症、先天性甲状腺功能低下、先天性肾上腺皮质增生症、G6PD缺乏症和半乳糖血症等。

(二) 新生儿筛查涉及的伦理问题

新生儿筛查涉及的伦理问题包括知情同意及保密问题、新生儿筛查后患儿的治疗和随访问题等。

1. 知情同意及保密问题 新生儿无自主选择能力，其知情同意和决定权由其父母或监护人代为行使。同时，新生儿筛查面临着一定的技术风险，如血片采集技术、实验筛查方法的可靠性，检测结果的假阳性和假阴性，治疗结果的非预期性等。因此，医护人员在进行筛查之前，应将筛查的意义、作用和风险详细告知新生儿家属，取得对方认可同意并签署知情同意书后方可进行。父母或监护人的决定应是在充分知情经过理性思考之后做出的选择，筛查结果应及时告知家属，新生儿及其家长的相关信息保密性问题也是筛查中应该注意的伦理学问题。

2. 新生儿筛查后患儿的治疗和随访问题 新生儿筛查中将发现和确诊患有某些遗传代谢性疾病的患儿，在此过程中患儿家长会出现的一系列社会、心理问题。在随后的治疗和随访中应体现伦理学公平原则，通过社会承担或者建立筛查专项治疗基金解决患儿的治疗随访问题。

(三) 新生儿筛查应遵循的伦理学原则

新生儿筛查过程中应遵循的伦理学原则为：

1. 自愿和知情同意原则 新生儿遗传病筛查必须是能对患儿带来医学上的好处时，才予以筛查。新生儿筛查应遵循自愿原则，在实施新生儿筛查之前必须告知新生儿父母或监护人筛查的目的、条件、方式、灵敏度、费用、可能的结果、后果及风险等，便于父母或监护人进行知情选择，签署知情同意书。但是，如果新生儿早期筛查与治疗有利于新生儿健康成长，那么针对新生儿的遗传筛查和检测可以是强制和免费的。

2. 保密原则 保密是指不得泄露患儿的遗传信息，保护患儿的隐私，避免引起家庭纠纷和社会歧视。筛查及治疗过程中，涉及患儿个人信息、病历资料及相关遗传性疾病等隐私问题，医务人员应遵照伦理学原则，保守秘密。筛查的结果只能用于预防疾病，未经监护人同意不得披露给单位、学校或保险公司等第三方。

3. 追踪随访原则 筛查之后必须进行遗传咨询，特别是当筛查结果和复查结果为阳性时，应及时准确地提供该病的治疗方法与预防措施，为患儿提供长期有效的追踪随访服务。治疗是筛查的最终目的，忽视筛查后的治疗将造成社会资源的浪费，不符合伦理学原则。

四、携带者／症状前／易感性筛查及诊断的伦理问题及遵循的伦理学原则

（一）携带者／症状前／易感性筛查

携带者筛查是指对群体致病基因携带者的筛查。例如两个常染色体隐性遗传病的携带者结婚，子代有四分之一的发病风险。

症状前诊断（presymptomatic diagnosis）是指对延迟显性的个体及常染色体隐性遗传病发病前进行诊断，如 Huntington 病、肝豆状核变性等。

易感性筛查（susceptibility screening）是指检测某种遗传疾病易感基因的群体，他们是某些复杂疾病的高危人群，如心脏病、早老性痴呆等。

（二）携带者／症状前／易感性筛查及诊断涉及的伦理问题

1. 携带者筛查涉及的伦理问题 携带者筛查是否会对人类的自然进化和遗传健康产生意想不到的负面效应？携带者筛查实验检测手段复杂，花费比较大，而检测结果属于预测医学范畴，势必会分流有限的医疗资源，这就涉及医疗资源应用的公平性问题。其次，筛查会给携带者带来精神和心理负担，有可能引发潜在的家庭矛盾、家庭内部歧视等。同时，对群体中携带者筛查涉及的群体基因信息及对个人、民族或种族的影响等问题，可能导致所谓优质基因、优势人种争论等引发种族、民族歧视等社会问题。

2. 症状前筛查涉及的伦理问题 目前绝大多数遗传病没有有效的治疗方法，在症状出现前确诊为某种遗传病相当于对受检者进行提前宣判，过早地将受检者推向无助的境地，增加其精神压力和影响个人的生活质量，对未成年人的筛查可能对其心理发育产生负面影响。因此，当症状前筛查不能够改变受试者现状时，开展症状筛查前医生必须将利害得失摆在受检者面前，由受检者权衡利弊后做出决策。同时，疾病的发生受个体多方外因的影响，医生必须告诉受检者症状前筛查不能精确预测受检者今后的命运。

3. 易感性诊断涉及的伦理问题 易感性诊断是指检测个体的易感基因。但是，对易感基因的检测只代表其遗传因素对其患病概率的影响，并不代表疾病肯定会发生，因为环境因素和生活方式也影响疾病发生的可能性。虽然相关疾病的易感性遗传筛查诊断有一定的益处，但是即使没有易感基因，也不能够对疾病放松警惕。同样，易感性诊断的结果可能会引起受检者巨大的心理负担。

（三）携带者／症状前／易感性筛查及诊断应遵循的伦理学原则

WHO 制定的有关遗传筛查和诊断的伦理原则是：

1. 自愿原则 遗传筛查和诊断必须是自愿，不能强制的。在遗传筛查或诊断进行之前应首先将筛查与诊断的目的、可能的后果、可供选择的途径等相关信息告知当事人。在对儿童进行遗传筛查时，应寻求儿童的同意，如没有有效的预防和治疗手段，对延迟发病的疾病，症状前／易感性筛查最好是延迟到成年阶段，到时当事人可以自主决定。

2. 不伤害原则 未经当事人本人同意，不得将筛查和诊断结果提供给雇主、保险商、学校或其他单位或个人，以免发生遗传歧视。

3. 有益原则 筛查和诊断结果应与遗传咨询衔接，特别是筛查和诊断出不好的结果时，应当向当事人及时提供疾病的遗传咨询，如果预防与治疗是可行的，那么不应该延误治疗。

4. 行善、自主原则 如果公开有关的遗传信息更符合当事人个人的利益、更有利于公共安全，则有必要向当事人提供有关帮助，使其自主做出相关决定；如果预防与治疗是可行的，不应延误治疗。

（何永蜀）

医学伦理学是伦理学的分支学科，其基本原则是自主、行善、不伤害、公正四大原则。医学遗传伦理学是将遗传学与伦理学有机地结合起来，在医学遗传研究和遗传服务中应用伦理学知识规范人与人之间的关系、行为和道德，使其健康发展。学生通过本部分学习在实践中要遵循 WHO 制定的《医学遗传学与遗传服务伦理问题的建议国际准则》。通过学习，学生要熟悉遗传咨询、产前/胚胎植入前诊断、新生儿筛查、携带者/症状前/易感性筛查及诊断过程中产生的伦理学问题，掌握应遵循的伦理学原则。

复习参考题

1. 医学伦理学的基本原则是什么？

2. 试述 WHO 关于医学遗传学与遗传服务伦理问题的建议国际准则。

3. 试述遗传咨询中应该遵循的伦理学原则。

第十四章　遗传病的诊断

14

学习目标	
掌握	单基因病的诊断方法;染色体病检查适应证及染色体检查的意义。
熟悉	单基因病的生化检查方法;基因诊断技术在遗传病诊断中的作用;产前诊断适应证及产前诊断技术。
了解	多基因遗传病易感基因的检出方法。

遗传病的诊断（diagnosis of hereditary disease）是指临床医生根据患者的症状、体征以及各种实验室的辅助检查并结合遗传学分析，从而对患者是否患有某种遗传病及其遗传方式做出判断。它是开展遗传咨询和遗传病预防工作的基础。由于遗传病的种类繁多，临床症状错综复杂，涉及多个组织、器官和系统，所以除一般诊断方法外，还需辅助遗传学的特殊诊断方法，如家系分析、细胞水平的染色体检查、生物化学水平的酶和蛋白质的分析以及分子水平的基因诊断等。因此，对于遗传病的诊断不但要求医生具有临床知识和技术，还必须掌握遗传病的发病原因、发病规律并和遗传实验室密切配合方可做出有效的诊断。

根据遗传病的类型，遗传病的诊断主要可以分为单基因遗传病的诊断，染色体病的诊断、多基因遗传病的诊断和产前诊断。

第一节　单基因遗传病的诊断

由于大多数单基因遗传病有家族聚集现象，所以采集病史的准确性尤为重要，除一般病史外，应着重以下几方面。

一、病史、症状和体征

1. 家族史　家族史在遗传病诊断中有着重要作用，详细的家族史的信息有助于进行遗传病的诊断。询问所有一级亲属、可提供信息的亲属及近亲婚配状况。应特别注意患者和代述人所提供的家族各成员的体征、症状和关系的准确性。

2. 婚姻史　着重了解婚龄、婚次、配偶家系健康情况，特别注意是否有近亲婚配情况。

3. 生育史　着重询问生育年龄、子女数目及健康情况，有无流产、死产和早产史、畸胎、新生儿死亡或患儿。除询问上述情况外，还应了解患儿有无产伤、窒息，妊娠早期有无患病毒性疾病和接触过致畸因素等。

4. 症状和体征　遗传病除有和其他疾病相同的体征外，又有其本身的特异性症候群，可为初步诊断提供线索。如苯丙酮尿症患儿常伴有智力低下和特殊腐臭尿；Down 综合征患儿伴有智力低下、眼距宽、眼裂小、张口伸舌及皮纹异常等体征。

应区别畸形是由于内因（遗传因素）使发育过程异常而引起的器官或部分器官的形态缺陷，还是由于外因（环境因素）破坏或干预了原来正常发育过程而引起的形态缺陷，如创伤、感染及药物引起的畸形。应当指出，由于遗传病普遍存在遗传异质性，要做出病因诊断，单凭症状和体征资料是很困难的，须加强辅助器材和实验室检查才能提高遗传病的诊断水平。

二、系谱分析

系谱分析是在调查患者及家族各成员的发病情况后，按一定规律绘制一个图解并进行分析。系谱分析经过回顾性分析，确定该病遗传方式。首先，有助于区别遗传病或非遗传病、单基因病或多基因病、显性或隐性、常染色体遗传病或性染色体遗传病；其次，有助于遗传异质性疾病的发现和不符合孟德尔方式遗传疾病的鉴别。

系谱分析应该注意以下几个方面：①系谱本身的全面、准确、可靠性；②外显不全而使系谱呈现隔代遗传；③延迟显性；④新的突变产生；⑤显性和隐性的相对性；⑥家系小而选样偏倚现象；⑦要注意辨别孟德尔式遗传病、非孟德尔式遗传病和一些特殊的遗传现象，如遗传印记和动态突变等。

三、生化检查

基因突变引起的单基因病往往表现在酶和蛋白质的质和量的改变或缺如。因此，酶和蛋白质的定量、定性分析是诊断单基因病或先天代谢病的主要方法。

1. **酶和蛋白质的分析**　基因突变导致表达调控异常或翻译后加工修饰缺陷，使酶蛋白缺如或功能异常。检测酶和蛋白质的材料主要来源于血液和特定的组织、细胞。如肝细胞、皮肤成纤维细胞、肾、肠黏膜细胞等。通过酶活性检测而诊断某些遗传代谢病（表 14-1）。应注意的是，一种酶缺乏不一定在所有的组织中都能检出，例如苯丙氨酸羟化酶必须用肝活检而在血细胞中无法检出。生化检查的材料主要有血液、活检组织、尿、粪便、脱落细胞、阴道分泌物等。

表 14-1　常见通过酶活性检测的遗传性代谢缺陷病

疾病	遗传性缺陷酶	采样组织
白化病	酪氨酸酶	毛囊
苯丙酮尿症	苯丙氨酸羟化酶	肝
组氨酸血症	组氨酸酶	指（趾）甲屑
高苯丙氨酸血症	二氢喋啶还原酶	皮肤成纤维细胞
瓜氨酸血症	精氨酰琥珀酸合成酶	皮肤成纤维细胞
精氨酸琥珀酸尿症	精氨酸代琥珀酸裂解酶	红细胞
同型胱氨酸尿症	丙氨酸、丁氨酸、胱硫醚合成酶	红细胞
半乳糖血症	半乳糖 -1- 磷酸 - 尿苷转移酶	红细胞
黑矇性痴呆	氨基己糖酶	白细胞
糖原贮积病 Ⅰ 型	葡萄糖 -6- 磷酸酶	肠黏膜
Gaucher 病	β- 葡萄糖苷酶	皮肤成纤维细胞
Duchenne 型肌营养不良	肌酸磷酸激酶	血清
胱硫醚尿症	胱硫醚酶	肝、白细胞、成纤维细胞

2. **代谢产物的检测**　遗传性代谢病是由于酶缺陷导致一系列生化代谢紊乱，从而使代谢中间产物、底物、终产物或旁路代谢产物发生变化。因此，检测某些代谢产物的质和量的改变，可间接反映酶的变化而做出诊断。例如，DMD 可检测血清中磷酸肌酸激酶活性，苯丙酮尿症患者可检测血清苯丙氨酸或尿中苯乙酸浓度等做出判断。表 14-2 是用于尿检测的一些简便方法。

表 14-2　遗传性代谢病常用的尿检测法

方法	检测物	阳性反应	呈阳性反应的遗传性代谢病
10% 三氯化铁试验	苯丙酮酸	绿色	苯丙酮尿症、尿黑酸尿症、组氨酸血症、高酪氨酸血症
2,4- 二硝基苯肼试验	α- 酮酸	黄色沉淀	苯丙酮尿症、枫糖尿症、组氨酸血症、高酪氨酸血症
靛红反应	脯氨酸、羟脯氨酸	尿滤纸呈深蓝色	高脯氨酸血症、脯氨酸尿症、羟脯氨酸血症
银硝普钠试验	同型胱氨酸	紫色	同型胱氨酸尿症
碘反应	胱氨酸、（同型）半胱氨酸、胱硫醚、甲硫氨酸	尿滤纸不脱色	胱氨酸尿症、同型胱氨酸尿症、胱硫醚尿症、肝豆状核变性

方法	检测物	阳性反应	呈阳性反应的遗传性代谢病
邻-联甲苯氨反应	铜	尿滤纸呈蓝色	肝豆状核变性
尿糖定性试验	半乳糖、葡萄糖	由绿转黄色	半乳糖血症、果糖不耐受症、特发性果糖尿症、乳糖不耐受症、戊糖尿症
甲苯胺蓝试验	硫酸软骨素	尿滤纸呈紫色	黏多糖贮积病各型、Marfan 综合征

四、基因诊断

分子生物学技术极大地丰富了对人类遗传病的分子病理学研究,对 DNA 的复制、基因的表达和调控功能的认识,开辟了在基因水平上对遗传病的诊断方法,同时也提供了从 DNA 水平对遗传病进行基因诊断的手段。基因诊断(gene diagnosis)是利用 DNA 分析技术直接从基因水平(DNA 或 RNA)检测遗传病的基因缺陷而做出诊断。基因诊断克服了基因表达的时空限制,也不受取材的细胞类型和发病年龄的局限,直接分析相关个体的基因,检测特定基因是否存在缺失、插入、点突变等,可以越过产物(酶和蛋白质)直接检测基因的结构,不仅可以在发病前做出症状前基因诊断,也可以对有遗传病风险的胎儿做出产前基因诊断,此外,还可以进行携带者的检出,在遗传病的诊断中发挥着巨大作用。

(一)基因诊断方法

1. 直接诊断 直接检查致病基因本身的异常,它通过使用基因本身或紧邻的 DNA 序列作为探针,或通过 PCR 扩增产物,以探查基因有无点突变、缺失等异常及其性质,适用于检测已知基因异常的疾病,称为直接基因诊断。对于基因序列、结构、功能、突变类型都清楚的且发生于候选基因内的突变的检测,可以采用直接诊断的方法。

2. 间接诊断 当致病基因虽然已知但其异常尚属未知时,或致病基因本身尚属未知时,也可以通过对受检者及其家系进行连锁分析,以推断前者是否获得了带有致病基因的染色体。连锁分析是基于紧密连锁的基因或遗传标记通常一起传给子代,因而检查相邻的 DNA 标记,可以间接地判断致病基因是否也传给了子代。连锁分析多使用基因组中广泛存在的各种 DNA 多态性位点,特别是基因突变部位或紧邻的多态性位点,如限制性片段长度多态性(RFLP)、数目变异的串联重复(VNTR)、单核苷酸多态性(SNP)等均可作为遗传标记,用于间接诊断遗传病。

(二)基因诊断技术

基因诊断技术主要包括分子杂交、聚合酶链式反应、基因芯片和基因测序等技术。

1. 分子杂交 核酸分子杂交是基因诊断的最基本方法之一,其基本原理是根据碱基互补原则,互补的 DNA 单链在一定条件下结合成双链,即分子杂交。这种结合是特异性的,它不仅能在 DNA 和 DNA 之间进行,也能在 DNA 和 RNA 之间进行。当用一段已知基因的核苷酸序列作为探针与变性后的单链基因组 DNA 混合时,如果两者的碱基互补配对,结合成双链,表明被检测的基因组 DNA 中含有已知的基因序列。因此,双链的探针在使用前必须分开,即需经 DNA 解链或称变性后,具有互补碱基序列的单链探针与单链靶 DNA 再结合,即 DNA 复性或退火。退火后可形成同源双链(互补的探针 DNA 结合或互补的靶 DNA 结合)和异源双链(探针的 DNA 单链与互补的靶 DNA 链结合)。

分子杂交主要的技术有 Southern 印迹、Northern 印迹、荧光原位杂交、斑点杂交等。这些杂交方式一般是将变性的 DNA 固定在固体基质(硝酸纤维素膜或尼龙滤膜)上,再与探针进行杂交,故也称印迹杂交。由于固相杂交可以防止靶 DNA 自我复性,未杂交的游离片段可有效地洗脱,而且可以结合限制性内切酶切技术,因此这些方法较为常用。

2. 聚合酶链反应(PCR) 聚合酶链反应(polymerase chain reaction,PCR),其原理是按照待检测的 DNA 的

5′和3′端的碱基顺序各合成一段长17~20个碱基的寡核苷酸作为引物（primer），以待检测的DNA为模板，加入4种单核苷酸（dNTP）、引物和耐热聚合酶（*Taq*酶）。在较低的温度时，引物将与变性后待扩增的DNA链复性结合，然后在聚合酶的作用下，利用溶液中的核苷酸原料，不断延伸合成新的互补链，这样，一条DNA双链就变成了两条双链。若继续按照变性（92~95℃）→复性（40~60℃）→延伸（65~72℃）的顺序循环20~40个周期，就可以得到大量的DNA片段。理论上在短短的2~3小时内，循环20~25个周期可使DNA扩增100余万倍。

PCR反应特异性强，灵敏度高，极微量的DNA即可使作为扩增的模板得到大量的扩增片段。毛发、血痕甚至单个细胞的DNA即可供PCR扩增之用。因此它可用于病原体DNA的检查、肿瘤残留细胞的检出、罪犯或个体遗传物质的鉴定以及遗传病的基因诊断等。随着PCR技术的发展，衍生了多种PCR技术，如RT-PCR、RTQ-PCR、多重巢式PCR、实时荧光定量PCR等，现今几乎所有的基因突变检测技术都是基于PCR的发展，为遗传病的基因诊断提供了更好的方法。

3. 基因芯片　基因芯片（gene chip）又称DNA微阵列（DNA microarray）、生物芯片，是指将大量（通常每平方厘米点阵密度高于400）探针分子固定于支持物上，然后与标记的样品分子进行杂交，通过检测每个探针分子的杂交信号强度进而获取样品分子的数量和序列信息。20世纪90年代逐步发展了生物芯片技术，实现了一次进行大规模（几百至上万个）基因检测，解决了传统核酸印迹杂交技术操作繁杂、自动化程度低、操作序列数量少、检测效率低等不足。

基因芯片作为一种先进的、大规模、高通量检测技术，应用于疾病的诊断，其优点有以下几个方面：一是高度的灵敏性和准确性；二是快速简便；三是可同时检测多种疾病。如应用于产前遗传性疾病检查，抽取少许羊水就可以检测出胎儿是否患有遗传性疾病，同时鉴别的疾病可以达到数十种甚至数百种。通过设计不同的探针阵列、计算机分析获得基因表达信息，可使该技术广泛应用于生命科学各个领域，在基因组医学方面发挥重要作用。随着技术的不断改进与发展，生物芯片已经商品化并获得广泛应用，如用于蛋白质、酶类、抗体等检测的蛋白质芯片，用于研究细胞整体工作的细胞芯片，用于基因表达分析的mRNA表达芯片和microRNA表达芯片，用于基因关联分析和遗传作图的单核苷酸多态性（SNP）芯片等。

4. DNA测序　DNA测序（DNA sequencing）是测定核苷酸序列的基本技术，通过DNA测序能了解到DNA片段的精确序列及其变化，进而揭示遗传信息变化。它是现代生命科学研究的核心技术之一，不仅为遗传信息的揭示和基因表达调控提供重要数据，而且在疾病基因检测与诊断等临床应用研究中发挥着重要作用。

第一代测序为双脱氧链末端终止法，是1977年Sanger首创，1980年Sanger因该技术获得了诺贝尔化学奖。该方法首先利用与待测DNA同源互补的一个引物和DNA聚合酶进行新的互补链的合成，在4个反应体系（A、G、C、T）中，除了分别加入正常的4种dNTP（dATP、dCTP、dTTP、dGTP），还分别加入少量相应的双脱氧核苷酸，即2′,3′-二脱氧核苷酸（ddATP、ddCTP、ddTTP、ddGTP），当它们掺入不断延长的新合成链时，因为没有3′端羟基而不能形成下一个磷酸二酯键，导致合成反应终止，得到一系列终止特定碱基的DNA片段。随后，产物经变性聚丙烯酰胺凝胶电泳分离，放射自显影后得到互相错落的梯形图谱，即可读出DNA序列。

20世纪90年代依据Sanger法测序原理发展了自动测序仪，即将4种ddNTP（ddATP、ddCTP、ddTTP、ddGTP）分别用不同荧光标记，并将4个反应放入一个反应体系中进行，随后通过毛细管电泳分离不同长度DNA片段。激光捕获4种荧光标记，呈现4种不同的波长，相应的信息经信号转化，储存在计算机数据库中以便分析。Sanger测序法作为最经典的测序方法广泛应用于基因组DNA、cDNA等多重复序列的检测，阅读DNA片段长和精确度高，但通量低、成本高、耗时长。

基因诊断的快速发展，客观上需要对大规模基因组进行更加精细的研究，因此以高通量、成本低、自动化程度高为显著特征的第二代测序技术诞生（next-generation sequencing，NGS）了，它能在很短的时间内完成上百亿个碱基对的测序，而且分辨率高。第二代测序结合基因芯片技术已衍生出目标序列捕获测序技术（Targeted resequencing）。这项技术首先利用基因芯片合成大量寡核苷酸探针，这些寡核苷酸探针能够与基因组上的特定区域互补结合，从而富集到特定区段，然后用 NGS 对这些区段进行测序。该技术提供了一种新的高通量工具，能对一个物种的基因组和转录组的全貌进行全面细致的分析，故又被称为深度测序（Deep sequencing）。第二代测序的技术平台主要以 Roche 公司的 454 技术、Illumina 公司的 Solexa 技术和 ABI 公司的 SOLiD 技术为代表。

第三代测序技术是指在单个细胞、单分子水平上对基因组进行测序的一项新技术。2007 年以来，人类单倍型计划、千人基因组计划、癌症基因组计划、Meta-Hit 计划等重大国际合作项目也将基因组研究日益推向高潮。第三代测序技术不需要进行 PCR 扩增。主要包括：Helico Bioscience 单分子测序技术；Pacific Bioscience 单分子实时（Singlemolecule real time，SMRT）测序技术和 Oxford Nanopore 纳米孔单分子测序技术 3 种。第三代测序技术由于具有通量更高，成本更低，读取长度更长等，并能准确定量一个单细胞核中的基因拷贝数目等诸多优势，因而比 NGS 具有更广阔的应用空间。

（三）基因诊断技术在单基因遗传病中的应用

1. 分子杂交技术在单基因病中的应用　α 地中海贫血主要是由基因缺失引起的，缺失的基因可以有 1~4 个。正常基因组 DNA 含有 2 个 α 基因，用 *Bam*H I 切割，可以得到 1 个 14kb 的片段，而缺失 1 个 α 基因时切点向 5′ 端移位，得到一条 10kb 的片段，而缺失 2 个 α 基因时，没有酶切位点。因此，当用 α 基因探针与基因组 DNA 进行 Southern 杂交时，在正常人可见一条双份的 14kb 的带，在 α 珠蛋白生成障碍性贫血 2 缺失 1 个 α 基因，可见 1 条 14kb 和 1 条 10kb 的带，而在 α 珠蛋白生成障碍性贫血 1 缺失 2 个 α 基因，则可见 1 条单拷贝的 14kb 带，血红蛋白 H 病时缺失 3 个 α 基因，只有 1 条 10kb 的带，而在 Barts 胎儿水肿综合征时，缺失 4 个 α 基因，则无任何杂交带（图 14-1）。

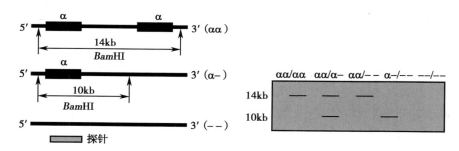

图 14-1　Southern 印迹杂交检测 α 地中海贫血基因缺失

2. 聚合酶链式反应技术在单基因病中的应用　PCR-RFLP 诊断法由于碱基的变异可能导致酶切点的消失或新的切点出现，从而引起不同个体 DNA 在用同一限制酶切时，DNA 片段长度出现差异，这种由于内切酶切点变化所导致的 DNA 片段长度的差异，称为限制性片段长度多态性（restriction fragment length polymorphism，RFLP）。RFLP 反映了常见的个体间 DNA 核苷酸的可遗传性变异，它按照孟德尔方式遗传。

甲型血友病致病基因位于 X 染色体上，为 X 连锁隐性遗传病，设计合成特异性 PCR 引物，经 PCR 扩增后产物用 BcL I 酶切，经聚丙烯酰胺凝胶电泳后可见 142bp、99bp 和 43bpDNA 片段，结合系谱对家系中 II₂ 诊断和 III₁ 产前诊断，图 14-2 为甲型血友病家系和 PCR 产物酶切后电泳结果。

家系中父亲 I₁ 正常，只有一条 142bp DNA 片段，母亲 I₂ 表型正常，有 142bp 和 99bp DNA 片段。II₁ 是先证者，只有 99bp DNA 片段，分析认为是从母亲传来而发病，证明母亲的 99bp 片段与致病基因连锁，母亲是携带者。II₂ 有 142bp 和 99bp 两种 DNA 片段，142bp 片段只能从父亲传来，99bp 片段是从母亲得到，因而是携带者。III₁只有99bp片段,如果是女孩的话,从父母双方各获得一条99bp的片段;而其父(II₃)正常,母亲的99bp片段与致病基因连锁,因此可能是携带者;如果是男孩,只能从母亲处得到99bp片段而是患者。在此诊断的基础上做性别鉴定后,即可得出结论。

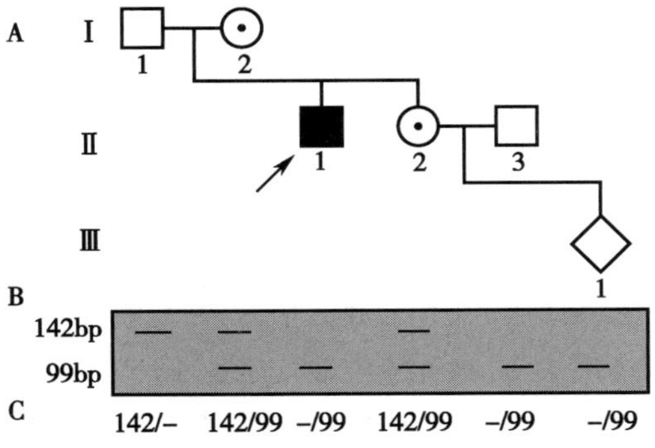

3. 基因芯片技术在单基因遗传病中的应用 基因芯片技术检测遗传性耳聋,耳聋是人类常见的疾病之一,60%的耳聋与遗传因素密切相关,现已发现超过200个基因与耳聋有关,但仍有大量的遗传性耳聋致病基因不明确,多数耳聋基因突变极为罕见,虽然耳聋具有高度的遗传异质性,突变位点多以及人群患病率及携带致病基因比例高,但大部分非综合征性聋多由少数几个热点基因突变引起,建立由 *GJB2* 基因、*GJB3* 基因、*SLC26A4* 基因、线粒体 *12SrRNA* 基因等10个突变位点,10条探针膜芯片,采用 RT-PCR 技术能够满足临床耳聋基因检测的需要(图14-3),可用于临床快速检测或大规模的群体筛查,尤其对产前诊断、新生儿筛查等,做到早预防、早发现、早干预,能有效防止耳聋患儿的出生和控制聋哑残疾的发生。

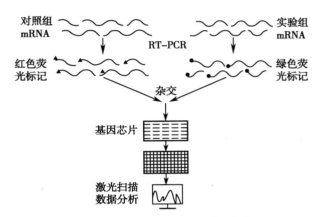

图 14-2　甲型血友病系谱和 PCR-RFLP

A. 系谱图;B. 电泳图;C. RFLP 结果

图 14-3　生物芯片微阵检测基因表达

4. DNA 测序技术在单基因遗传病中的应用

(1) 第一代测序在单基因遗传病检测中的应用:第一代测序技术可用于已知或未知突变的检测,检测的突变类型包括错义突变、无义突变、同义突变(含 SNP)、拼接突变、缺失/插入、复杂重排等,准确率近100%。特别适用于单基因病的基因诊断,其临床上应用广泛。遗传性代谢病,如黏多糖贮积症各种类型、糖原贮积症 II 型,粘脂质贮积症、神经鞘脂贮积症等溶酶体贮积症,白化病、苯酮尿症、半乳糖血症、自毁容貌综合征等;遗传性血液病:如 G6PD 缺乏症、地中海贫血、异常血红蛋白病、血友病等;遗传性骨病:如成骨不全各种类型、软骨发育不全、致死性侏儒症、假性软骨发育不全、多发性骨骺发育不良、迟发性脊椎骨骺发育不良、先天性脊柱骨骺发育不良、低血磷抗维生素 D 佝偻病等均有报道,但由于需要放射性同位素标记,操作烦琐且不能自动化,无法满足大规模测序的要求。

(2) 第二代测序在单基因遗传病检测中的应用:第二代测序有高通量、高准确性、高灵敏度、自动化程度高等优势,可以从全基因组水平上检出突变位点,从而发现个体的分子差异,该技术适用于未知物种、未知基因、已知基因未知突变位点的检测。临床上对地中海贫血、苯丙酮尿症、白化病、假肥大型肌营养不良、成骨不全等单基因病中都有二代测序研究,如杜氏肌营养不良(duchenne muscular dystrophy,DMD)和 Becker型肌营养不良,是最常见的儿童肌营养不良症,Lim 等设计的基因芯片可结合第二代测序技术对 DMD/BMD 进行全面的突变谱研究。研究对象包括25例患者,其中16例无大片段缺失/重复,但患有肌营养不良蛋白表达缺陷的患者;9例是存在大片段缺失/重复的患者。在15例没有大片段缺失/重复的患者中都检测到小的突变。在16例患者中有15例检测到致病性突变,突变检测率及突变类型(12例无义突变,2例引起移码突变小缺失和1例剪接突变)与对照方法得到的结果一致。该技术也同样适用于其他单基因遗传病,为罕见遗传性疾病的研究提供一种新的研究技术和分析方法。

指关节粘连家系致病基因的定位和突变研究

先证者：家系 1 中Ⅲ4,男,58 岁,汉族,农民,身高、智力正常,身体健康,双手手指长度与正常人无显著差别,外观 2、3、4 指均为两节,第 4 指向桡侧弯曲。X 线照片显示,近端指 - 指关节融合,无关节腔,只有远端关节正常,能胜任一般的劳动,不能做精细活。两足小趾一节,其余趾正常,为平底足,踝关节畸形。调查 5 代 27 人,其中患者 12 人,男女均有,家系中患者临床症状与先症者类似,均为平底足,手指外观以两节指主要特征,其表现程度不一。

按照临床症状及家族成员情况分析,绘制系谱,通过系谱分析,该病每一代都有患者,患者的双亲有一方是患者,男性和女性均有患者,该病属常染色体显性遗传病。

采用与指骨发育相关的基因做候选基因,进行基因诊断,通过连锁分析,表明致病基因标记定位在 20q11.2-q12 与 GDF5 基因连锁。对 GDF5 的全部外显子测序后,发现该基因的一个错义突变,G1471>A 的改变,该突变导致了 E491K,即由带负电的谷氨酸突变为带正电的赖氨酸,电荷完全改变,这一基因突变可能是引起该家系成员患病的原因所在。

思考:单基因遗传病的诊断一般经过哪些步骤?

第二节 染色体病的诊断

染色体病的诊断与除了病史、症状和体征外还需辅助细胞遗传学的检查。染色体病有一些常见的症候群(表 14-3),染色体检查或核型分析是诊断和确诊染色体疾病的主要方法之一。此外,分子细胞遗传学技术在染色体病诊断中方兴未艾。

表 14-3　常见染色体病伴随体征

部位	体征
一般情况	发育迟缓、智力低下、低出生体重
头面部	小头、方颅、前囟门未闭、脑积水、枕骨扁平
眼	眼距宽、小眼裂、外眼角上斜、虹膜缺损、内眦赘皮、白膜障、蓝巩膜
耳	小耳、巨耳、低位耳、角状耳、耳轮翻转、耳道畸形、耳聋
鼻	低鼻梁、鼻根宽大
口腔	唇裂、腭裂、小口畸形、巨舌
颈	颈蹼、后发际低
胸	鸡胸、乳间距宽、乳房发育异常
腹	脐疝、腹股沟疝、十二指肠闭锁
四肢	短肢、短指、并指、平足、摇椅足、肘内翻、肘外翻、髋脱位、肌张力增高、肌张力降低
外生殖器及肛门	隐睾、生殖器发育不全、尿道上裂、尿道下裂、小阴茎、肛门闭锁

一、细胞遗传学检查

(一)性染色质检查

1. **X 染色质**　正常女性细胞中有两条 X 染色体,其中一条有活性,另一条无转录活性,在间期细胞中呈异固缩而形成一个约 1μm 大小的贴近核膜内缘的浓染小体,称为 X 染色质(X-chromatin)或 Barr 小体。可采取口腔上皮、阴道、膀胱黏膜、皮肤、羊膜、脐带等细胞,应用硫堇或甲基结晶紫染色后在显微镜下检查 X 染色质。无论细胞中有几条 X 染色体只有一条有活性,其余的均以染色质形式存在。X 染色质数 +1 为细胞中 X 染色体数目。女性细胞核中有一个 X 染色质,核型为 46,XX;有两个 X 染色质,核型为 47,XXX。

2. Y 染色质　在男性间期细胞核中,应用荧光染料染色后可见一个约为 0.3μm 大小的强荧光小体,即 Y 染色质(Y-chromatin)或 Y 小体。它是 Y 染色体长臂异染色质区与荧光染料结合的产物,代表 Y 染色体的数目。如正常男性细胞核中可见一个 Y 染色质,XYY 综合征患者细胞核中可见两个 Y 染色质。检查 X、Y 染色质数目可对性染色体数目异常做出诊断。

(二) 染色体核型分析

染色体显带技术的应用为染色体数目异常和结构畸变的分析提供了有效的手段。一般观察 30~50 个细胞,其中有 3~5 个形态结构异常完全相同的核型,即可做出初步诊断。除取患者的外周血和身体的各种组织细胞进行现症病人的染色体检查外,还可取胎儿的皮肤、脐带血、受精卵卵裂细胞、绒毛和羊水中胎儿脱落细胞,进行产前的染色体诊断。

有下列情况之一要做染色体检查:①高龄孕妇(35 岁以上);②多发性流产的妇女及其丈夫;③原发闭经和男女不孕症者;④智能发育不全、生长迟缓或伴有其他先天畸形者;⑤夫妇中有染色体异常,如平衡易位、嵌合体等;⑥家族中已发现染色体异常或先天畸形个体;⑦有两性内外生殖器畸形者。

二、分子细胞遗传学检查

(一) 原位杂交技术在染色体病中的应用

应用标记的 DNA 探针与载玻片上的染色体或间期细胞的 DNA 或 RNA 杂交,研究核酸片段的位置和相互关系称为原位杂交。用生物素、地高辛等标记 DNA 探针,原位杂交后,用荧光生物素和抗体进行免疫检测和放大杂交信号,使探针杂交区域发出荧光,这种原位杂交称为荧光原位杂交(fluorescence in situ hybridization,FISH)(图 14-4)。

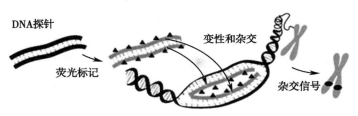

图 14-4　荧光原位杂交原理

FISH 技术在染色体病的诊断中有重要作用,尤其是对目前以羊水染色体检查其耗时长、分裂中期的细胞数量少的产前诊断方法,有明显的优势。对发病率较高的数目异常的染色体病,如 21、18 和 13 染色体及 X、Y 性染色体的数目变化可采用着丝粒重复序列 DNA 作为探针,不仅可以确定分裂细胞中这些染色体的数目,对分裂间期细胞的染色体的数目,也可准确做出诊断。如采用 21 号染色体的涂抹(painting)探针,根据标记区域的大小可检测出 Down 氏综合征的发生(图 14-5)。采用双色 FISH、多色 FISH 结合染色体涂染方法的应用可检测染色体缺失、插入、易位及扩增等结构异常,提高了染色体病的检出率和准确性。

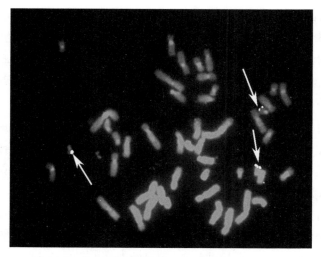

图 14-5　荧光原位杂交检测 21- 三体，箭头示杂交信号

（二）基因芯片技术在染色体病中的应用

人类的 200 多种染色体病大多数由染色体数目和结构异常引起，另有部分染色体疾病由于染色体的拷贝数变异（copy number variation，CNV）而导致的具有复杂临床表现的遗传性疾病，称为染色体微缺失 / 微重复综合征（microdeletion and microduplication syndromes，MMSs）。目前全球已报道了近 300 种 MMSs，研究发现 MMSs 可以导致全身多系统功能障碍，精神发育迟缓，生长发育障碍、多发畸形及自闭症等。这类染色体畸变小于 5Mb，由于传统的核型分析染色体畸变检测分辨率为 5~10Mb，因此用核型分析很难被发现。染色体微阵列分析（chromosomal microarray analys，CMA）能对全染色体进行分析，可检测出 CNV 大于 1kb 的微缺失 / 微重复，因此也被称为"分子核型"。中南大学湘雅医院在对 341 例染色体检查不能诊断的智力障碍、多发畸形患者的诊断中发现 70 例微缺失和微重复患者，阳性率为 20.5%，其中已知综合征患者只占 42.9%，还有大量的微重复 / 微缺失综合征未被认识。

相比核型分析，CMA 能够额外检测到 5%~15% 的染色体异常，但在检测多倍体和区分平衡 / 非平衡易位方面仍存在难度。

（三）测序技术在染色体病中的应用

染色体异常是新生儿出生缺陷的主要原因，常见的染色体非整倍体改变，如 21 三体、18 三体、13 三体占 95%，目前临床上采用的检测方法主要通过：①血清学筛查；②彩超引导下的绒毛穿刺、羊水穿刺和脐带血穿刺进行染色体核型分析。血清学筛查检出率低，核型分析所需时间长，穿刺过程又对胎儿有一定的风险。通过采取孕妇静脉血，利用高通量 DNA 测序技术对母体外周血浆中胎儿游离 DNA 进行测序，并将测序结果进行生物信息分析可以从中得到胎儿的遗传信息，这种方法被称为无创性产前检测（noninvasive prenatal testing，NIPT）。据研究报道，在对 3447 例，孕周 12~33 周的孕妇进行 NIPT，对检测结果阳性者行穿刺及胎儿染色体分析，结果阳性者共 38 例，并与染色体核型分析的结果比较，其中 22 例为 21 三体，符合率 100%，3 例为 18 三体，1 例 13 三体，与核型分析相符。NIPT 技术用于胎儿非整倍体的检测有较高的准确性，可以作为血清学筛查高风险孕妇及其他有产前诊断指征孕妇的进一步检测方法。

第三节　多基因遗传病的诊断

多基因遗传病主要是一些常见病，如高血压、糖尿病、精神分裂症等，以及一些常见的畸形，如唇裂、腭裂、神经管缺陷等，这些复杂疾病除了临床上常规的检查方法，由于多基因遗传病受遗传因素和环境因素的共同作用,病因较复杂,习惯上也称为复杂疾病,复杂疾病易感基因的检出有助于其发病机制的认识、提高复杂疾病的诊断、预防和治疗。在目前单基因遗传病的基因诊断取得较大突破后,复杂疾病的研究已成为当代医学遗传学研究的焦点。

多基因遗传病由于涉及的相关基因数目未知,可以利用分布于整个人类基因组中的多态性标记来寻找常见的多基因遗传病中的易感基因。

一、关联分析在复杂疾病中的应用

关联分析(association analysis)是比较无血缘关系的患病与非患病个体某一基因的等位基因出现频率的差异,从而确定与疾病表型变化关联的基因。在本质上属于病例-对照研究。关联分析中常采用连锁不平衡定位(linkage disequilibrium mapping,LDM)法,是指在一定人群中设置患者组和对照组,在可能的候选致病基因附近选择遗传标记,通过观察标记位点与致病基因位点间存在连锁不平衡现象得到某一遗传标记和引起疾病基因关联的相对危险度。关联分析较连锁分析更有效,不需要收集大量的家系,定位区域较小(1~10cM),比较适于复杂疾病的定位研究。

全基因组关联分析(genome-wide association study,GWAS),是指在人类全基因组范围内找出存在的序列变异,即单核苷酸多态性(SNP),从中筛选出与疾病相关的SNPs。其原理是借助于SNP分子遗传标记,进行总体关联分析,在全基因组范围内选择遗传变异进行基因分型,比较异常和对照组之间每个遗传变异及其频率的差异,统计分析每个变异与目标性状之间的关联性大小,选出最相关的遗传变异进行验证,并根据验证结果最终确认其与目标性状之间的相关性,如图14-6。

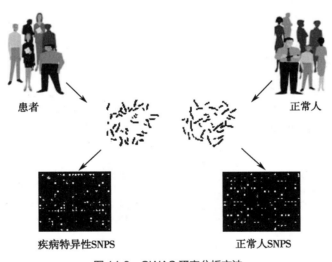

图 14-6　GWAS 研究分析方法

随着基因组学研究以及基因芯片技术的发展,自 2005 年,*Science* 杂志报道了第一项具有年龄相关性的黄斑变性 GWAS 研究,之后陆续出现了有关冠心病、肥胖、2 型糖尿病、精神分裂症、风湿性关节炎、食管癌等已经开始应用并取得初步成果,通过 GWAS 方法发现并鉴定了大量与复杂性状相关联的遗传变异,发现了特定基因与疾病的关联。此外,GWAS 在阐明肿瘤的遗传易感基因,尤其是与环境因素有交互作用的易感基因,对肿瘤的预防及靶向治疗都有重要的理论和实际意义。应用 GWAS 策略已发现了 19 个乳腺癌易感基因,促进了全面了解乳腺癌易感基因的研究进程,通过 GWAS 发现了 150 多个与多种肿瘤易感性相关的新位点,这将有助于对肿瘤发生发展机制及靶向治疗。

虽然 GWAS 结果在很大程度上增加了对复杂性状分子遗传机制的理解,但也显现出很大的局限性。

首先,通过统计分析遗传因素和复杂性状的关系,确定与特定复杂性状关联的功能性位点存在一定难度。其次,通过 GWAS 发现的许多 SNP 位点并不影响蛋白质中的氨基酸,甚至许多 SNP 位点不在蛋白编码开放阅读框(ORF)内,这为解释 SNP 位点与复杂性状之间的关系造成了困难。

GWAS 为人们打开了一扇通往研究复杂疾病的大门,将在患者全基因组范围内检测出的 SNP 位点与对照组进行比较,找出所有的变异等位基因频率,从而避免了像候选基因策略一样需要预先假设致病基因。同时,GWAS 研究让人们找到了许多从前未曾发现的基因以及染色体区域,为复杂疾病的发病机制提供了更多的线索。

相关链接 14-1

GWAS 检测精神分裂症易感基因(扫描章首二维码阅读内容)

相关链接 14-2

GWAS 检测白癜风易感基因(扫描章首二维码阅读内容)

二、连锁分析在复杂疾病中的应用

连锁分析(linkage analysis)是建立在遗传家系的基础上,遗传标记位点与致病基因位点同时在家系中进行传递,通过计算它们在家系传递过程中的重组率变化,来估算这两点间的距离以及连锁程度。遗传标记是在染色体上有可以确定的物理位置的 DNA 片段,它有一定的遗传特征。标记可以是一个基因,也可以是未知功能的 DNA 片段。由于该标记在染色体上位置与致病基因位点相互接近因而能同时遗传,通常被用作跟踪未被确定但大致位置已知的基因。

(一) 连锁分析优势对数计分法

优势对数记分法(log odds score, Lod)是根据遗传标志与致病基因的连锁,和在家系中的重组值,即两者之间的遗传距离,得出两者连锁的似然性比例,即:

$$似然性比率(\theta) = \frac{似然性(数据 \theta)}{似然性(数据不连续)}$$

$$Lod 分值(Z) = \lg \frac{似然性(数据 \theta)}{似然性为 0.5}$$

Lod 分值 >1,支持连锁,*Lod* 分值 >3,肯定连锁,*Lod* 分值 <−2,否定连锁。*Lod* 值为 0,意味着连锁假设与不连锁假设的可能性相等;*Lod* 值为正值,有利于连锁;*Lod* 值为负值,表示有一定重组率的连锁。连锁分析尤其在单基因疾病有很好的应用,对于复杂性疾病,经过一定的策略连锁分析仍然有不可替代的作用。

2000 年 Brzustowicz 利用 22 个加拿大精神分裂症家系进行连锁分析显示在 D1S1653 和 D1S1679 之间的最大 Lod 值为 6.5,这一研究结果被 Gurling 在英国和冰岛家系研究中获得重复,在 1q23.3 区域的 D1S196(距离 D1S1679 约 15cM),最大 Lod 值为 3.2。Shak 研究分析了 370 个欧洲血统家系,有一半家系与 D1S196 连锁,但 Lod 值仅为 2.4。以上 3 项研究结果虽不完全相同,但已经很接近。

(二) 患病同胞对分析法和患病家系成员分析法

1. **患病同胞对分析法**　患病同胞对分析法(affected sib pair, ASP)无需知道遗传病的遗传方式,即可对同胞中某一遗传标记与疾病易感基因做出连锁关系的判断,如:

$$ab \times cd$$
$$\downarrow$$
$$ac \quad ad \quad bc \quad bd$$

两个同胞从父母双亲接受完全相同的等位基因概率为 25%，一半相同的概率为 50%，完全不同的概率为 25%，如果两个患病同胞对携带相同等位基因的概率偏离上述期望值，说明疾病基因与被检测 DNA 标记连锁在同一条染色体上。

2. 患病家族成员分析法 患病家族成员分析法（affected pedigree member，APM）其原理与 ASP 法相同，只是把研究对象扩展到整个家系的成员，涉及不同级别的亲属，包括一级亲属、二级亲属和三级亲属。是观察血缘同一（identical by descent，IBD）等位基因在患病亲属中的分布是否偏离期望值。一级亲属的 IBD 等位基因频率期望值为 50%，二级亲属为 25%，三级亲属为 12.5%，如观察值偏离期望值，即可认为连锁存在。

连锁分析在单基因病的研究中已经证实可靠有效，但在对于复杂疾病的研究中，却存在很大的局限性，对于致病性高、数量少的遗传变异具有较好的适用性，但对于中效甚至弱效的突变则显得力不从心。传统的连锁分析结果只能确定基因组内 20~30cM 的区域，通常还需基于连锁不平衡进一步精细定位。这其中包含了成百上千的基因，要精细定位出突变位点仍有很长的路要走。

随着全基因组测序（whole-genome sequencing，WGS）被越来越多地使用，连锁分析再次成为鉴定疾病致病基因的重要且强有力的工具。在遗传病的诊断中，基因诊断技术不仅局限于单基因病，也用于复杂疾病的诊断，且是多项技术的联合使用。在遗传病的家系分析中，使用基因芯片对家系样本进行基因分型，连锁分析将遗传病相关基因定位于某一段区域内，随后再采用测序寻找该段基因内的变异，将变异范围缩小到某些位点。许多研究证实连锁分析在单基因病的诊断中发挥了重要作用，对复杂疾病致病性高的遗传变异的基因定位也起着关键的作用。

第四节 产前诊断

产前诊断又称宫内诊断，其是通过直接或间接的方法对胚胎或胎儿在出生前是否患有某种遗传病或先天畸形做出准确诊断，从而防止具有严重遗传病、智力障碍及先天畸形的患儿出生。遗传病的产前诊断最早出现在 1966 年，当时 Steele 和 Breg 发现胎儿的核型可以通过羊水细胞培养来进行分析。随着物理诊断、生化分析、DNA 分析技术的发展，产前诊断得到了越来越广泛的应用。

一、产前诊断的适应证

产前诊断是对未来父母生育受累子女高风险时，提供一种无受累子女的安全保障，并不能保证生育正常子女，在一定程度上能降低某种特定疾病的发病风险。产前诊断适应证的原则，一是高风险和危害较大的遗传病；二是已建立产前诊断方法的遗传病。临床上可以进行产前诊断的遗传病包括以下几类：①染色体病；②可以进行 DNA 检测的某些遗传病；③特定酶缺陷的遗传性代谢病；④多基因遗传的神经管缺陷；⑤有明显形态改变的先天畸形。

产前诊断适用于下列情况：①夫妇之一有染色体畸变，特别是平衡易位携带者，或夫妇核型正常，但曾生育过染色体病患儿；② 35 岁以上的高龄孕妇；③夫妇之一有开放性神经管畸形，或是生育过这种畸形儿的孕妇；④夫妇之一有先天性代谢缺陷，或生育过这种患儿的孕妇；⑤ X 连锁遗传病基因携带者孕妇；⑥有原因不明的习惯性流产史的孕妇；⑦羊水过多的孕妇；⑧夫妇之一有致畸因素接触史的孕妇；⑨具有遗传病家族史，又系近亲婚配的孕妇。

二、产前诊断的技术

产前诊断的技术除临床上常采用的物理诊断（B 超、胎儿镜、X 射线）外，对遗传病的产前诊断还需要得到胎儿的细胞、DNA、代谢物、酶或蛋白质等进行细胞培养、染色体检查、基因诊断和酶或蛋白质的分析，因此，需要用到绒毛取样、羊膜穿刺、脐带穿刺、孕妇外周血分离胎儿细胞和植入前诊断等技术。

（一）绒毛取样

绒毛取样（chorionic villus sampling）是通过孕妇阴道从绒毛膜的绒毛中吸取获得胎儿的滋养层细胞，滋养层细胞能准确地反映胎儿的遗传特性。绒毛取样一般于妊娠 8~12 周。在 B 超监视下，通过特制的取样器，经孕妇阴道、宫颈进入子宫，在子宫壁的胎盘绒毛叶处抽取 5~10ml 绒毛（图 14-7）。由于绒毛组织中含有大量的处于分裂期的细胞，所以可以用来直接制备染色体，或经短期培养后制备染色体。也可以直接用于生化分析和分子诊断。该方法的优点是可以在孕早期做出诊断，需要做出选择性流产时，给孕妇带来的损伤和痛苦较小。由于其技术难度较大，不能做羊水生化分析，而且标本容易污染，不宜进行长期培养，染色体欠稳定，质量不容易控制，该方法引起流产的风险较羊水穿刺术高两倍。

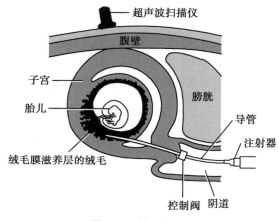

图 14-7　绒毛穿刺术

（二）羊膜穿刺

羊膜穿刺（amniocentesis）又称为羊水取样，该方法是在 B 超的监视下，用注射器经孕妇腹壁、子宫到羊膜腔抽取胎儿羊水。羊水中有胎儿脱落细胞，经体外培养后，可进行染色体分析、酶和蛋白质检测、性染色质检查、提取 DNA 作基因分析，也可不经培养，用微量技术作酶和蛋白质分析或直接提取 DNA 作基因诊断。

抽取羊水最佳时间是妊娠 16~18 周。此时羊膜腔占据了整个子宫腔，羊水量多、胎儿浮动，穿刺时进针容易，且不易伤及胎儿（图 14-8）。该法可于出生前诊断染色体病、遗传性代谢病和神经管缺陷等，其危险性相对较小，引起流产的风险为 0.5%，母体感染、Rh 溶血和其他妇科合并症发生率则更低。

（三）脐带穿刺

脐带穿刺时间一般在妊娠 17~32 周，所获得的胎儿血液相当于从遗传病患者体内抽取的血样。是在 B 超的监视下，用细针经腹壁、子宫进入胎儿脐带，抽取一定数量的脐带静脉血，可进行染色体分析和其他诊断分析。该方法相对于前两种技术流产风险也较低，成功率高，也较安全，在我国许多医院已经普及，该技术尤其适用于因错过绒毛取样或羊膜穿刺时间的孕妇。

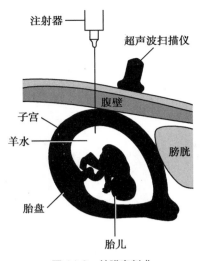

图 14-8 羊膜穿刺术

标注文字：注射器、超声波扫描仪、腹壁、子宫、羊水、膀胱、胎盘、胎儿

(四) 孕妇外周血分离胎儿细胞

前面述及获取胎儿细胞的方法对于孕妇和胎儿都可能有一定的损伤,且都有流产和感染等风险。孕妇外周血分离胎儿细胞是一项无创伤性产前诊断技术,易于被孕妇接受。

孕妇外周血中的胎儿细胞有:滋养叶细胞、有核红细胞和淋巴细胞。由于有核红细胞含有胎儿的全部遗传信息,且在母体血液循环中生命周期短,不受既往妊娠的影响,同时进入母体循环数量也相对较多,因此,被认为是产前诊断的理想细胞。用单克隆抗体或以滋养叶细胞表面特异性抗原的抗体作为标记来识别胎儿细胞。随着单克隆抗体技术、流式细胞技术以及 PCR 技术的发展,这种无创产前诊断技术已在临床上开展应用,并成功用于 13 三体、18 三体和 21 三体综合征胎儿的检出以及 β 珠蛋白生成障碍性贫血和 HbS 病等单基因病的产前诊断,随着技术的发展,无创产前诊断技术也将在遗传病的诊断中发挥更大的作用。

(五) 植入前遗传诊断

植入前遗传诊断是利用显微操作技术和 DNA 扩增技术对体外受精的胚胎植入子宫前进行检测。检测物质:取 4~8 个细胞期胚胎的单个细胞或少量的细胞(极体细胞、囊胚期滋养叶细胞)进行染色体和基因检查,取样不影响胚胎发育。已有用酶超微量分析测定 HGPRT 诊断 Leach-Nyhan 综合征;用 PCR 技术诊断镰形细胞贫血、甲型血友病、DMD、β- 地中海贫血等单基因病,为产前诊断开辟了一条新的路子。

(肖福英)

遗传病的正确诊断是遗传病患者的治疗以及降低遗传病发病风险的前提，单基因病通过系谱分析、酶和蛋白质的分析，不仅可以了解单基因病在家族中的传递方式、再发风险，而且通过基因诊断，可以明确家族中的致病基因、对携带者的检出、防止遗传病患儿的出生有重要意义。对有染色体检查适应证的患者可进行性染色质检查、染色体核型分析或 FISH 检查，尤其对临床有反复流产、生育过先天畸形儿、高龄孕妇等。染色体检查是预防染色体病患儿出生的有效手段。多基因病由于受多对基因和环境因素的作用，病因复杂，对易感基因的检出要复杂得多。基因诊断技术不仅可以用于单基因遗传病，也可用于多基因遗传病中易感基因的检出，通常可以采用 GWAS 技术、连锁分析等技术，易感基因的检出，对多基因病的诊断有积极意义。遗传病的诊断还可以从源头做起，即产前诊断，对有适应证的孕妇进行产前诊断，从绒毛取样、羊水穿刺、脐带穿刺、孕妇外周血分离胎儿细胞进行无创诊断以及体外受精的植入前诊断，是防止遗传病和先天畸形患儿出生、降低遗传病发病风险的有效手段。

1. 什么是基因诊断？基因诊断在遗传病诊断中有什么意义？

2. 临床上哪些情况应该做染色体检查？

3. 比较不同的产前诊断方法的优缺点。

第十五章　遗传病的治疗

15

学习目标	
掌握	遗传病药物治疗和食物治疗的原则;基因治疗的策略;基因治疗的途径。
熟悉	手术治疗的方法及适应证;药物治疗和食物治疗的类型;基因治疗的方法和临床应用。
了解	基因治疗存在的问题。

遗传病的治疗是对遗传病患者采取一定的措施以纠正或改善机体的病理性状的医学措施。遗传病是由于机体遗传物质的改变而造成的,了解遗传病的发病机制,对遗传病的治疗和预防具有十分重要的意义。目前,随着人们对遗传病发病机制的认识逐渐深入,以及分子生物技术在医学中的广泛应用,使遗传病的治疗已从传统的手术治疗、药物治疗、饮食疗法等发展到基因治疗,技术方法的日益成熟,为根治遗传病开辟了广阔前景。

第一节　器官畸形或病损的手术治疗

某种遗传病发展到各种临床症状都已显现,尤其是组织器官已出现了损伤时,手术治疗可以有效地改善某些遗传病的症状,减轻病痛。手术矫正是指对某些受损器官施行修复与切除,进行治疗。

一、手术矫正

1. **手术修复**　一些遗传病导致的机体器官缺损畸形,可以通过手术修复的方式改善症状,如先天性心脏病、唇裂和(或)腭裂、先天性幽门狭窄等。这种手术治疗也可以在产前实施,如先天性尿道狭窄或尿道梗阻的胎儿施行尿道狭窄修复术,可避免胎儿肾功能不全。

2. **手术去除**　某些遗传病患者病损的器官或引起病损的器官可施行手术切除予以治疗。如切除患者多余的手指或脚趾治疗多指(趾)症,切除患者肠壁的息肉治疗家族性腺瘤性息肉综合征 1 型,切除患者的隐睾治疗睾丸女性化,以及切除脾脏治疗某些遗传性溶血病等。目前这一技术已应用到先天性代谢病的治疗中,如回肠 - 空肠旁路术可减少肠道的胆固醇吸收,从而降低高脂蛋白血症患者的胆固醇浓度;应用门静脉和下腔静脉吻合术形成门静脉短路,使糖原贮积病 Ⅰ 型和Ⅲ型患者肠道吸收的葡萄糖绕过肝细胞,从而减少肝糖原吸收。

二、器官与组织移植

1. **肾移植**　肾移植是迄今最成功的器官移植,目前已对家族性多囊肾、遗传性肾炎、糖尿病、先天性肾病综合征等多种遗传病进行肾移植,使病情得到缓解。

2. **肝移植**　肝移植治疗 α_1 抗胰蛋白酶缺乏症,移植后可使患者血液中 α_1 抗胰蛋白酶达到正常水平;神经鞘磷脂贮积病 A 型患者肝移植后,血、脑脊液和尿中神经鞘磷脂有所增加,从而减少其在脏器中堆积,症状缓解。

3. **骨髓移植**　对重型珠蛋白生成障碍性贫血及联合免疫缺陷病患者,可通过骨髓移植重获造血功能及免疫功能。

4. **胰腺移植**　对于青少年型糖尿病进行胰腺移植,能使血糖恢复到正常水平,现已有多例胰腺移植成功治疗糖尿病的报道。

5. **脾移植**　脾移植已用于葡萄糖神经氨醇贮积病(Gaucher 病Ⅲ型)的治疗,移植后可见患者血浆中的葡萄糖神经酰胺明显降低。

第二节　分子病或先天性代谢病的治疗

一、药物治疗

遗传病的药物治疗主要是对症治疗，以缓解病情、减少痛苦。可分为产前或出生前治疗、症状前治疗和现症患者治疗。药物治疗的原则是禁其所忌、补其所缺和去其所余。

（一）禁其所忌

除了限制所忌食物的摄入外，减少所忌物质的吸收，亦可减轻症状，而且易被接受。例如，苯丙酮尿症患者常规进食后，服用苯丙氨酸氨基水解酶胶囊，这种酶在肠内释放，可将食物消化后形成的苯丙氨酸转化成苯丙烯酸，使苯丙氨酸未被肠道吸收前即被选择性消除；家族性高胆固醇血症患者服用糠麸，也可减少肠内对胆固醇的吸收，延缓或减轻动脉粥样硬化的发展。

（二）补其所缺

1. 激素替代疗法　某些分子病及先天性代谢病是由于激素的缺乏所致，故补充缺乏激素可收到较好的治疗效果。对于某些因 X 染色体畸变所引起的女性疾病，如 Turner 综合征，可以补充雌激素，使患者的第二性征得到发育，也可改善患者的体格发育。垂体性侏儒患者给予生长激素，糖尿病患者注射胰岛素等均可使症状得到明显的改善。先天性肾上腺皮质增生症患者，可用类固醇激素予以治疗。

2. 酶诱导治疗　某些分子病及先天性代谢病是由于酶的缺乏而引起，故诱导缺乏的酶，常可达到治疗的效果。先天性非溶血性黄疸（Gilbert 综合征）患者肝细胞内缺乏尿苷二磷酸葡萄糖醛酸转移酶，引起胆红素在血中滞留而导致黄疸、消化不良等症状，苯巴比妥可诱导肝细胞滑面内质网合成该酶，所以给予患者苯巴比妥治疗，即可使症状消失。又如，类固醇药物能诱导 α_1- 抗胰蛋白酶的合成，因而可用于 α_1- 抗胰蛋白酶缺乏症的治疗。

3. 蛋白质、酶或酶代谢产物补充疗法　对于由于蛋白质或酶的缺乏引起的遗传病，补充缺乏的蛋白质、酶或它们的代谢终产物，常可收效。

（1）蛋白补充疗法：甲型血友病患者血浆中凝血因子Ⅷ缺乏而致凝血障碍，通常给予抗血友病球蛋白治疗。先天性无丙种球蛋白血症患者，给予丙种球蛋白制剂，可增强免疫功能，使感染次数明显减少。

（2）酶补充疗法：用于治疗酶缺乏而引起的疾病，向患者体内输入纯化酶制剂是酶补充疗法的重要途径。如严重的 α_1- 抗胰蛋白酶缺乏症患者每周用 4g 纯化的 α_1- 抗胰蛋白酶静脉注射，连用 4 周可获得满意的效果。给 Gaucher 病患者注射 β- 葡萄糖苷酶制剂，可使患者肝和血液中的脑苷脂含量降低，使症状缓解；用从人胎盘提取的 α- 半乳糖苷酶 A 治疗 Fabry 病也可取得一定的疗效；对线粒体遗传病的治疗也常采用酶补充疗法，如用辅酶 Q 或辅酶 Q 与琥珀酸盐协同治疗，可使线粒体眼肌病症状缓解。

直接输注酶从理论上应该收到良好的效果，但实际中遇到某些问题，如输注的酶半衰期短，难以持续生效；受到体内的免疫系统破坏而失效或对机体有副作用等。因此治疗过程中可通过以下途径提高疗效：①选择合适的载体：为了降低外源酶受到体内的免疫攻击以延长酶作用的半衰期，采用将纯化酶制剂装入载体后再输注给患者的办法，可提高疗效，如采用脂质体（liposome），红细胞影泡（ghost）作为载体来运载酶到特定的靶组织，可以使酶补充治疗效果更好；②提高定位的准确性：为了能将酶直接导向靶组织，引入相应的亚细胞部位，以发挥最佳的治疗效果，还可采用受体介导的分子识别法，此方法是先将纯化酶进行一定的改造，再用靶细胞表面特殊受体的抗体包裹，使其输入体内后易于被靶器官识别并与之发生特异性结合；③选择适当的输入途径：如对于需要导入脑组织的酶制剂，在作鞘内注射前，先用高渗糖"打开"血脑屏障，可使酶充分进入脑组织而发挥作用。

（3）酶代谢产物的补充疗法：乳清酸尿症患者乳清酸磷酸核糖转移酶和乳清酸核苷酸脱羧酶缺陷，使乳清酸不能转变为尿苷酸，体内因缺乏尿苷而引起贫血、体格和智能发育障碍，如果给予尿苷治疗，症状即可得到缓解。

4. 维生素疗法 有些遗传代谢病是由于酶反应辅助因子——维生素合成不足,或者是因为酶与维生素辅助因子的亲和力降低而使该酶的催化活性降低。对于这类遗传病,给予一定量相应的维生素治疗,可以纠正代谢异常。例如,叶酸可以治疗先天性叶酸吸收不良和同型胱氨酸尿症;生物素可以用于治疗混合型羧化酶缺乏症和丙酸血症等(表 15-1)。近年来,在临床上应用维生素 C 治疗因线粒体基因突变引起的心肌病有一定的疗效。

表 15-1 遗传代谢病的维生素治疗

遗传代谢病名称	需补充的维生素
同型胱氨酸尿症 胱硫醚尿症 黄嘌呤酸尿症	维生素 B_6(吡哆醇)
同型胱氨酸尿症 二氢叶酸还原酶缺乏症	叶酸
甲基丙二酸尿症 甲基丙二酸尿症 + 同型胱氨酸尿症 转钴胺素 II 缺乏症	维生素 B_{12}(氰钴胺素)
丙酸血症 β- 甲基巴豆酰甘氨酸尿症 维生素 H 依赖性羧化酶缺乏症	生物素(维生素 H)
轻型枫糖尿症 典型枫糖尿症	维生素 B_1(硫胺)

(三) 去其所余

1. 应用螯合剂 肝豆状核变性患者细胞内铜离子蓄积造成肝损害、肝大、肝硬化,脑基底神经节变性及肾功能损害等。应用螯合剂(D- 青霉胺或二盐酸三乙烯四胺),在肝中可与铜形成无毒复合物,促使其在组织沉积部位被清除,可除去患者体内细胞中堆积的游离铜离子。β 珠蛋白生成障碍性贫血患者因长期输血,易发生含铁血黄素沉积,使用去铁胺 B 与铁蛋白形成螯合物,经尿排出,可除去多余的铁。

2. 应用促排泄剂 家族性高胆固醇血症患者血清胆固醇过多。患者服用考来烯胺(cholestyramine)和降脂树脂 II 号,两者在肠道内与胆酸结合排出,防止胆酸的再吸收,从而促进胆固醇更多地转化为胆酸从胆道排出,使血中胆固醇水平降低。

3. 应用代谢抑制剂 对因酶活性过高而形成的产物过剩,可用代谢抑制剂以降低代谢率。如自毁容貌综合征(Lesch-Nyhan 综合征)为先天性嘌呤代谢缺陷病,患者由于次黄嘌呤 - 鸟嘌呤磷酸核糖转移酶(HGPRT)缺失,使得次黄嘌呤和鸟嘌呤不能转换为 IMP 和 GMP,而是降解为尿酸,高尿酸血症引起早期肾脏结石,逐渐出现痛风症状,并有智力低下,有特征性的强迫性自身毁伤行为。用别嘌醇(allopurinol)抑制黄嘌呤氧化酶,可减少体内尿酸形成,用于治疗自毁容貌综合征和痛风。

4. 血浆置换和血浆过滤 血浆置换(plasmapheresis)可除去大量含有毒物的血液,如家族性高胆固醇血症患者,可用此法替换掉含高胆固醇的血液。也成功用于婴儿某些遗传性溶血、母婴血型不合溶血。血浆过滤(plasmafilter)则是将患者血液引入特殊亲合剂容器内,选择性结合血液中有害物,使之形成不能通过滤器的复合物,滤过的"清洁"血液重新输入患者体内。例如,应用肝素选择性结合低密度脂蛋白(LDL),达到选择性清除的目的,用以治疗家族性高胆固醇血症。

5. 平衡清除法 对于某些溶酶体贮积病,由于其沉积物可弥散入血液,并保持血液与组织之间的动态平衡。如果在血液中注入一定的酶,清除底物,则平衡被打破,组织中沉积物可不断进入血液而被清除,周而复始,可逐渐达到清除"毒物"的目的,即为平衡清除法(equilibrium depletion)。

二、饮食治疗

饮食治疗遗传病的原则是禁其所忌。饮食治疗的目的为限制相关前驱物质的摄入,减少毒性代谢物蓄积。

目前已能根据系谱分析或产前诊断确诊多种遗传病胎儿,有些遗传病在其母亲怀孕期间就进行饮食疗法,会使患儿症状得到改善。例如,对患有半乳糖血症风险的胎儿在孕妇的饮食中限制乳糖和半乳糖的摄入量而代以其他的水解蛋白(如大豆中的水解酪蛋白),胎儿出生后再禁用人乳和牛乳,患儿可正常发育。

由于酶缺乏不能对底物进行正常代谢的患者,可限制底物的摄入量以达到治疗的目的。苯丙酮尿症的发病机制是苯丙氨酸羟化酶缺陷,使苯丙氨酸和苯丙酮酸在体内堆积而致病。对苯丙酮尿症患者限制苯丙氨酸的摄入,治疗后患者体内苯丙氨酸明显减少,症状得到缓解。如果通过新生儿筛查或早期诊断,准确诊断该患儿,在早期开始着手治疗,给苯丙酮尿症患儿服用低苯丙氨酸奶粉,并在儿童期给患儿低苯丙氨酸饮食,如大米、大白菜、菠菜以及马铃薯等,可使患儿得到正常发育,不会出现智力障碍等症状。再如,半乳糖血症患儿出生后禁饮乳汁,不仅脑功能可发育正常,而且可避免肝损害、白内障等。又如葡萄糖-6-磷酸脱氢酶(G6PD)缺乏症,临床表现为溶血性贫血。这类患者对蚕豆尤其敏感,进食蚕豆及蚕豆粗制品后可引起急性溶血性贫血,严重时可危及生命。对该类患者应严禁进食蚕豆及其制品。除减少所忌食物的摄入外,减少所忌食物的吸收也可减轻症状,是饮食疗法的另一途径。例如,苯丙酮尿症患者常规进食后,口服含苯丙氨酸氨基水解酶的胶囊,胶囊在肠内释放出的酶能将食物消化产生的苯丙氨酸转化成苯丙烯酸,从而减少苯丙氨酸的吸收。饮食治疗宜早不宜迟,治疗越早,治疗效果越好。随着患儿年龄的增大,饮食治疗的效果就越来越差,症状若已出现,就难以逆转。特殊饮食治疗的同时要保证患儿热量、蛋白质、脂肪、维生素、矿物质等各种营养素的供给。即使是相同疾病的患者,由于酶缺陷程度的不同,患者临床表现可不同,对于各种食物的耐受能力及营养素的需求也不同,因此,个体化饮食指导至关重要。目前,针对不同代谢病设计和生产了100多种奶粉或食谱,可供各种代谢病饮食疗法选用(表15-2)。

表15-2　适用于氨基酸代谢病治疗的配方奶粉及其特点

遗传病类型	适用配方奶粉	遗传病类型	适用配方奶粉
苯丙酮尿症	低苯丙氨酸奶粉	高缬氨酸血症	无缬氨酸奶粉
组氨酸血症	低组氨酸奶粉	高甘氨酸血症	无甘氨酸、丝氨酸奶粉
酪氨酸血症	低苯丙氨酸、酪氨酸奶粉	枫糖尿症	无亮氨酸、异亮氨酸、缬氨酸奶粉
高赖氨酸血症	低赖氨酸奶粉	高脯氨酸血症	无脯氨酸奶粉
同型胱氨酸尿症	低甲硫氨酸奶粉		

案例 15-1

先天性代谢病可通过药物及饮食治疗,改善临床症状

患儿,男,1岁4个月,患儿出生时正常,头发黑,生后4个月开始头发逐渐变黄,尿有"鼠尿"臭味,不能独自站立,胆小,智力发育明显落后于同龄儿,前来就诊。查体,头发淡黄,皮肤浅白,智力发育明显落后,智商60,身上及尿液均有特殊鼠臭味,实验室检查:尿液苯丙氨酸浓度为26.1mg/ml,FeCl$_3$、2,4-二硝基苯肼试验均呈强阳性。诊断:经典型苯丙酮尿症(PKU)。

第三节 单基因遗传病的基因治疗

基因治疗(gene therapy)是指把基因或 RNA 导入人体的细胞,使其发挥生物学效应,修复患者细胞内有缺陷的基因,改变患者细胞的基因表达,使细胞恢复正常功能,从而达到治疗遗传病目的的技术方法。在基因治疗研究的早期,基因治疗是指将正常基因植入靶细胞,使基因表达产物起到治疗的作用。随着基因治疗研究的发展,导入基因的种类可以是正常基因,也可以是重组基因,还可以是 RNA。

一、基因治疗的原理与策略

(一) 直接策略

直接策略针对致病基因,包括基因矫正、基因替换、基因添加和基因失活 4 种方法。

1. 基因矫正(gene correction) 指在体内对致病基因的突变碱基进行纠正而正常部分予以保留,即矫正缺陷基因的异常序列,精确地原位修复缺陷基因。

2. 基因置换(gene replacement) 指通过同源重组,定点导入外源正常基因代替有缺陷的基因,对靶细胞的基因组无其他改变,这是理想的基因治疗方式,但由于技术原因,目前尚难实施。

3. 基因添加(gene augmentation) 又称基因增补,是指在不去除异常基因的情况下,将有功能的正常基因导入病变细胞,发生非定点整合,表达正常产物以补偿或替代有缺陷基因的功能,此法难度较小,是目前基因治疗中常用的方式。

4. 基因失活(gene inactivation) 又称基因干预,是指采用反义技术、反基因技术或基因敲除技术等,阻断基因的表达。反义技术是将反义 RNA、核酶或反义核酸的表达质粒等导入细胞后,与特定 mRNA 结合,并使其失活,从而在转录和翻译前水平阻断基因的表达。反基因技术是将设计的寡脱氧核苷酸或肽核酸(一种以多肽骨架取代糖-磷酸骨架的 DNA 类似物)导入靶细胞,使寡脱氧核苷酸或肽核酸与靶基因的 DNA 双螺旋分子形成 3 股螺旋,从 DNA 水平阻断或调节基因转录。

(二) 间接策略

间接策略并不针对致病基因,而是导入与靶基因无直接联系的治疗基因,此类策略常用于肿瘤的基因治疗。

1. 免疫性基因治疗 导入能使机体产生抗肿瘤或抗病毒免疫力的基因,如导入干扰素、肿瘤坏死因子、白介素-2 等细胞因子的基因,以增强抗肿瘤效应。

2. 化疗保护性基因治疗 将编码抗细胞毒性药物蛋白基因导入人体细胞,以提高机体耐受肿瘤化疗药物的能力,如将多药抗性基因导入骨髓造血干细胞,减少骨髓受抑制的程度,以加大化疗剂量,提高化疗效果。

3. 自杀基因疗法 指将来源于病毒或细菌的基因导入肿瘤细胞,该基因产生的酶可将无毒的药物前体转变为有毒的药物,使导入基因的细胞死亡,如胞嘧啶脱氨酶(cytosine deaminase,CD)可将 5-氟胞嘧啶(5-FC)转化成 5-氟尿嘧啶(5-FU);CD 只存在于细菌、真菌细胞中,哺乳细胞中不含 CD,将细菌的 CD 基因克隆到表达载体并导入肿瘤细胞,CD 将无毒的 5-FC 转化为有细胞毒性的代谢产物 5-FU,导致肿瘤细胞自杀性死亡。

二、基因治疗的途径

根据基因转移的受体细胞不同,基因治疗分为两种途径,即生殖细胞基因治疗和体细胞基因治疗途径。

(一) 生殖细胞基因治疗

生殖细胞基因治疗(germ cell gene therapy)是将正常基因转移到患者的生殖细胞(精细胞、卵细胞和早期胚胎),使其发育成正常个体,使有害基因不再在人群中播散。显然这是理想的方法。实际上,这种靶细胞的遗传修饰至今仍在探索中。基因的这种转移一般只能用显微注射方法,然而效率不高,并且只适用排卵周期短而次数多的动物,适用于人类比较困难。而在人类实行基因转移到生殖细胞,并世代遗传,又涉及伦理学问题。因此就人类而言,目前多慎重应用生殖细胞的基因治疗途径。

(二) 体细胞基因治疗

体细胞基因治疗(somatic cell gene therapy)是治疗体细胞基因缺陷,将正常基因转移到体细胞,使之表达基因产物,使患者的症状消失或得到缓解。这种方法的理想措施是将外源正常基因导入靶细胞内染色体上特定的基因座位,用健康的基因确切地替换异常的基因,使其发挥治疗作用,同时还须减少因随机插入引起新的基因突变的可能性。对特定基因转移,需待重组 DNA 技术的进展加以解决。体细胞基因治疗目前采用将基因转移到基因组上非特定座位,即随机整合。只要该基因能有效地表达出其产物,便可达到治疗的目的。这不是修复基因结构异常而是补偿异常基因的功能缺陷,这种策略易于获得成功。

基因治疗中作为受体细胞的体细胞,多采取离体的体细胞,先在体外接受导入的外源基因,在有效表达后,再输回到体内。体细胞基因治疗不必矫正所有的体细胞,因为每个体细胞都具有相同的染色体。有些基因只在一种类型的体细胞中表达,因此,治疗只需集中到这类细胞上。其次,某些疾病只需少量基因产物即可改善症状,不需全部有关体细胞都充分表达。

三、基因治疗的方法

(一) 治疗基因的选择与制备

选择目的基因,是基因治疗的首要问题,对于单基因遗传病,可选择与致病基因相对应的有功能的野生型基因。对于遗传因素复杂或不清的遗传病,如肿瘤,可选择与致病基因无关但有治疗作用的基因,如细胞因子基因、自杀基因等。获取目的基因的方法有多种,包括基因克隆、人工合成等。应用重组 DNA 和分子克隆技术,结合基因定位研究和人类基因组计划的成果,将会有更多人类基因被分离与克隆,这是基因治疗的前提。

(二) 基因载体的选择

目的基因一般需要被克隆进合适的载体中。理想载体应具备的性质是:易进入细胞,在特异细胞得到可调节高效表达,含整合到基因组活化区或能自主复制的元件,整个过程应安全有效并具有选择性,易于大量生产。载体分为病毒载体和非病毒性载体两大类,要根据治疗需要进行选择。

(三) 基因导入方式的选择

根据基因导入体内的方式,基因治疗分为体内法(in vivo)或直接法,回输法(ex vivo)或间接法,原位法(in situ)。体内法是指将目的基因直接导入体内有关的组织或器官,使其进入相应的细胞并进行表达,在全身发挥作用,现已在静脉、肝脏及肌肉等多种组织器官中获得成功;但由于技术限制,目前基因转移和表达的效率还较低。间接法是在体外将目的基因转移入合适的靶细胞,经过筛选后将细胞回输给患者,使该基因在患者体内有效地表达相应产物,这是目前常用的方式。原位法是指把基因直接导入患者的疾病部位,如肿瘤组织,使其表达后在病变部位发生作用。

(四) 靶细胞的选择

这里所指的靶细胞是指接受转移基因的体细胞。靶细胞的选择,根据疾病的特点、基因治疗的策略、目的基因及其转移方式等因素来确定,可以选择病变细胞,也可选择正常细胞。在基因治疗中,可供选择的靶细胞有两大类,一类是生殖细胞,一类是体细胞。为了防止给后代造成可能的损害,国际上严禁进行生殖细胞的基因治疗操作。目前,基因治疗仅限于体细胞。

基因治疗中所选择的体细胞应具备以下特点:①易于取出和回输;②能体外扩增;③易于受外源遗传物质的转化,高效表达;④体内长期存活;⑤在选用反转录病毒载体时,目的基因最好在具有组织特异性的细胞表达。常用的体细胞有造血细胞、淋巴细胞、肝细胞、血管内皮细胞、皮肤成纤维细胞、肌肉细胞、肿瘤细胞等。

(五) 目的基因转移

基因转移(gene transfer)是将外源基因安全有效地导入靶细胞内。如何将外源基因高效地导入器官和组织中的、体外培养的靶细胞并稳定表达,是基因治疗的关键环节。基因转移的方法可分为两大类:①非病毒学法,即通过物理、化学、膜融合或受体介导的内吞作用等方法,将外源基因导入细胞内;②病毒载体感染法,主要通过携带有外源基因的病毒载体感染靶细胞实现基因的转移。

(六) 转染细胞的筛选与导入基因鉴定

基因转移的效率通常较低,所以需要对基因转染的细胞进行筛选,只有稳定表达目的基因的细胞回输体内后才会发挥作用。转染细胞的筛选与导入基因鉴定可从 mRNA 水平、蛋白水平以及功能水平进行检测。可采用 Northern 印迹、RT-PCR、Western 印迹、免疫细胞化学以及酶功能分析等方法进行鉴定和筛选。

(七) 回输体内

在基因的导入方式上选择回输法时,需要将稳定表达外源基因的细胞回输体内以发挥作用。稳定表达外源基因的细胞经培养、扩增后,可采用静脉注射、肌内注射、皮下注射、滴鼻等方法回输体内。如将皮肤成纤维细胞以细胞胶原悬液方式注射至患者皮下组织,通过导管技术将血管内皮细胞定位输入血管等。

四、乙型血友病基因治疗

乙型血友病(血友病 B)是 X 连锁隐性遗传病,凝血IX因子缺乏。患者的临床表现为易出血,凝血时间长,在轻伤、小手术后常出血不止,发病率为 1/30 000。中国和美国分别于 1991 年和 1999 年开展了乙型血友病基因治疗临床试验。我国复旦大学遗传所的薛京伦等,利用反转录病毒载体将IX因子基因的 cDNA 转移到培养的中国仓鼠细胞(CHO)中,得到较好的表达。随后,又将凝血IX因子基因转移至乙型血友病患者的皮肤成纤维细胞中,产生了高滴度有凝血活性的凝血IX因子蛋白。1991 年开始了基因疗法治疗乙型血友病的临床试验,他们又通过上述方法将凝血IX因子基因导入两名血友病患者体外培养的皮肤成纤维细胞中,然后回植入患者皮下,并检测到导入体内的细胞有IX因子基因表达产物,凝血因子IX的浓度上升到正常人的 5%,患者症状明显改善,获得较好的疗效。近年来,他们又将含有凝血IX因子内含子序列 1 的 5′端剪接供体和 3′ 端剪接受体的重组凝血IX因子基因通过阳离子脂质体载体转移至动物体内,发现比凝血IX因子基因 cDNA 表达提高 2~3 倍,若此法用于乙型血友病的治疗,有望使 cDNA 因子的浓度达到正常人的 10% 以上,从根本上改善患者的症状。

五、ADA 缺乏症的基因治疗

ADA 缺乏症即重症联合免疫缺陷(severe combined immunodeficiency, SCID),是常染色体隐性遗传的致死性疾病,患者由于腺苷脱氨酶缺乏,导致腺嘌呤核苷和脱氧腺嘌呤核苷堆积,同时生成大量的 ATP 和 dATP。dATP 能抑制核糖核苷还原酶活性,阻断脱氧核苷酸前体合成,使 DNA 复制和修复受阻,产生毒性效应。由于发育中的 T 细胞和 B 细胞中嘌呤核糖核苷代谢旺盛,当 ADA 缺乏时,细胞快速积累 dATP,从而导致细胞死亡,引起细胞反复感染等症状。1990 年,美国国立卫生研究院(NIH)重组 DNA 咨询委员会(RAC)批准治疗 ADA 缺乏症的临床治疗方案,美国率先实施了对人类 ADA 缺乏症进行体细胞基因治疗。该治疗方案首先分离 ADA 患者外周血 T 淋巴细胞在体外培养,应用白细胞介素 -2(IL-2)刺激其分裂,然后将正常的 ADA 基因与反转录病毒载体构建的重组体导入上述细胞,再将含有重组体的细胞回输患者,以正常的 ADA 基因代替有缺陷的 ADA 基因。这个方案分别于 1990 年和 1991 年在 4 岁和 9 岁的两个 ADA 缺乏症女孩身上实施。4 岁女孩约每隔 1~2 个月治疗一次,经 7 次基因治疗后,症状改善。9 岁女孩经 11 次基因治疗症状也得以改善。经 ADA 基因治疗的这两名患者,未见明显的副作用,导入的正常基因已表达,患儿体内 ADA 水平从不到正常人的 1% 提高到 25%。2009 年美国《科学》杂志刊登论文对患有 SCID 儿童的一项跟踪调查显示,10 例患者中有 8 例已经痊愈。

六、囊性纤维化的基因治疗

囊性纤维化是一种白种人中最常见的致死性的常染色体隐性遗传病,是由于囊性纤维化穿膜调节蛋白(cystic fibrosis transmembrane conductance regulator, CFTR)基因缺陷所致。该遗传病常以呼吸道上皮作为靶细胞开展基因治疗。1993 年 4 月 16 日,第一个囊性纤维化(CF)基因治疗方案获得终审许可,对 8 名患者进行了基因治疗。研究者将腺病毒 CFTR 载体(AdCFTR)滴入患者鼻腔上皮和上部气道。患者在施用 AdCFTR 前后严格隔离,以尽量减少周围环境中病原菌的感染及防止将 AdCFTR 载体扩展到其他人。在接受治疗期间,轻刮鼻腔和支气管收集细胞样品,检测 CFTR 基因。结果表明,即使用量相当低,腺病毒也能把 CFTR 基因转移至鼻腔上皮和支气管上皮。但在随后的其他研究小组进行的 I 期临床试验中发现,患者对腺病毒载体的免疫反应明显。几个跨国临床研究小组开始试验用脂质体作 CFTR 基因转移的载体。对 15 例 CF 男性患者研究结果表明,接受基因治疗患者中的 90% 有基因表达,且脂质体对患者组织本身不造成危害,不引起明显的免疫应答。但是,CFTR 表达短暂,三天达到高峰,一周后消失,因此,延长 CFTR 在人体内的表达时间是迫切需要解决的问题。

七、β 珠蛋白生成障碍性贫血的基因治疗

β 珠蛋白生成障碍性贫血(即 β 地贫)是一种由于珠蛋白合成障碍引起的慢性遗传性贫血,为常染色体不完全显性遗传,重型患者需要靠输血维持生命。但长期输血会加大患者铁负荷,以至于患者出现铁色素沉着症,青春期发育迟缓或障碍以及心脏、肝脏和内分泌功能异常,患者多于 30 岁前死于严重的心脏并发症。造血干细胞移植是目前唯一能治愈 β 珠蛋白生成障碍性贫血的治疗手段。但由于供者来源困难、移植失败、移植相关并发症以及高昂的医疗费用等原因,限制了移植技术的临床普及。因此人们寄希望于基因治疗。2010 年 8 月,意大利米兰 San Raffaele 科学研究所 Roselli 等报道,采用转基因方法可以纠正重型 β-地中海贫血患者骨髓造血干细胞的突变基因,并恢复其红细胞生成功能。Roselli 等研究者对 44 例 2~15 岁的重型或中间型 β- 珠蛋白生成障碍性贫血患者进行治疗研究。该基因治疗选择的靶细胞是患者骨髓中的

CD34 阳性造血干细胞。研究者提取靶细胞后，用重组了正常 β 珠蛋白基因的慢病毒载体对其进行基因转染，然后培养 14 天，培养过程中同时用细胞因子进行刺激，结果显示，基因转染效率平均为 65%，转染后的患者细胞克服了红系成熟停滞，向正常红细胞分化，患者产生正常血红蛋白的细胞比例与正常对照者相近（44.6% 对 53.8%），其 β 珠蛋白水平亦显著升高。2010 年 9 月 Lebouch 等来自法国、美国、意大利等国科研人员在 Nature 杂志上报道了 1 例 18 岁男性 β 珠蛋白生成障碍性贫血患者治疗结果。研究人员先利用患者自身的骨髓造血干细胞培养出包括红细胞在内的血液细胞，然后将正常的 β 珠蛋白基因转入这些细胞中，筛选保留基因缺陷得到修正的细胞，移植回患者体内，患者自身生成正常红细胞的能力逐渐上升，在接受治疗一年后就不再需要输血，说明基因疗法取得了初步成功。

八、X 连锁严重联合免疫缺陷病

X 连锁严重联合免疫缺陷病（X-linked severe combined immunodeficiency，X-SCID）是一种细胞和体液免疫缺陷的 X 连锁的单基因遗传病，是由于白细胞介素 -2 受体 γ 链（IL-2 receptor gamma chain，IL-2RG）基因突变所致。常规的治疗方法是在出现严重致命性感染前进行造血干细胞（hematopoietic stem cells，HSCs）移植，但由于 HSCs 配型困难，应用受到了限制，目前学术界对于本病的基因治疗寄予厚望。Hacein、Abina 等对 5 例 X-SCID 患儿进行了基因治疗。分别抽取骨髓 30~150ml，分离 CD34+ 骨髓 HSCs，用携带有正常 IL-2RG 基因的重组缺陷性莫洛尼鼠类白血病病毒作为载体转染 CD34+HSCs，进行自体 HSCs 移植。随访 2.5 年，4 例（另外 1 例免疫重建失败）在 4 个月内，外周血中检查出被转换 T 淋巴细胞、B 淋巴细胞、NK 细胞，2 年后 T 淋巴细胞数量和表型、T 细胞受体库和体外实验 T 淋巴细胞的增殖分化几乎恢复正常。初始 T 细胞、T 细胞抗原受体游离基因及正常大小胸腺的出现均表明胸腺的结构和功能得到重建。患儿的体液免疫和细胞免疫得到了重建，并且根除难治性感染，已经能正常生活。Cavazzna-Calvo 等用含有编码链细胞因子受体基因的重组逆转录病毒体外转染 X-SCID 患儿的 CD34+HSCs，进行自体 HSCs 移植，随访 10 个月，2 例患者 T 细胞和 NK 细胞均可检测出链基因表达，T 细胞、B 细胞和 NK 细胞的计数和功能与正常对照组无明显的差别，患者成功重建了免疫系统。Gaspar 等用假型逆转录病毒载体（pseudotyped retroviral vector）对 4 例患儿进行基因治疗。体外转染 CD34+ 骨髓 HSCs，进行自体 HSCs 移植，4 例临床症状均得到改善，不需要预防性使用抗生素和免疫球蛋白的替代治疗。

九、基因治疗存在的问题

基因治疗为遗传病和肿瘤的治疗开辟了广阔前景，但在实践中存在着若干重要的问题。

（一）稳定高效持续表达

外源基因转移入患者体内细胞表达，首先与转移方法有关，化学和物理方法所导入的基因效率低。反转录病毒载体介导基因只能对分裂状态时的细胞进行转染，因此采取 IL-2 处理，使细胞分裂增强，再用含有目的基因病毒颗粒转染，可提高转染效率。自然表达也应选择适当的受体细胞，以保证导入基因能稳定高效的表达，骨髓作为受体细胞使用最多。所以，对骨髓细胞培养、干细胞纯化、培养时使用造血因子等方法，可增加基因稳定高效表达。

（二）安全性

应用病毒载体进行基因治疗的安全性，已引起广泛重视，主要预防下列问题：一是感染，二是有益基因的丢失，三是诱发癌变。基因治疗的安全性为：应确保不会因导入外源目的基因而产生新的有害遗传变异，这是因为采用反转录病毒载体可能出现问题。因此，应构建相对安全的反转录病毒载体。导入基因可能引起插入突变或可能导致一个重要基因的失活，或更严重的是激活一个原癌基因。美国 NIH 的研究者们发现,在反转录病毒转移基因至猴体内后,发生了恶性 T 淋巴细胞瘤,他们分析认为是基因转移过程中污染了辅助病毒。为安全起见,在临床试验之前,必须在动物研究中达到 3 项基本要求:①外源的基因能导入靶细胞并维持足够长期有效;②该基因要以足够的水平在细胞中表达;③该基因应对细胞无害。为安全有效地进行基因治疗,必须严格控制每一步骤,防止辅助病毒的污染和载体病毒之间的重组事件发生。

(三) 免疫性

临床基因治疗有时需要进行多次操作,会导致机体产生免疫反应,排斥携带基因的病毒或靶细胞,给进一步治疗造成困难。为减少免疫反应的发生,解决问题的方法之一是尽可能多地除去与免疫有关的病毒基因;也有一些学者将一种基因组合到若干不同的腺病毒中,这样有可能避免免疫反应发生。

(四) 基因治疗与社会伦理道德

体细胞基因治疗是符合伦理道德的,但试图纠正生殖细胞遗传缺陷和通过遗传工程手段来改变正常人的遗传特征则是引起争议的领域,生殖细胞基因治疗必将影响下一代,它比体细胞基因治疗更为彻底,致病基因在当代就得以纠正而不至于传给后代。生殖细胞基因治疗前景十分诱人,所以是一个不容回避的问题,科学家们呼吁应持谨慎态度。相信在外源基因的转移、表达调控方面的机制完全清楚以后,就能回答伦理道德方面的问题,消除遗传及致癌方面的潜在危险,生殖细胞基因治疗将会被人们接受。

基因治疗作为一种崭新的遗传病治疗手段,正逐渐被人们所接受。虽然基因治疗蕴藏着巨大的潜力,但仍存在上述问题。科学家们建议,今后要加强基础研究,首先解决目前存在的遗传病基因治疗的一些问题,再进行大规模的临床试验。我们有理由相信,只要坚持严谨的科学态度,精心地设计临床研究,那么随着关键技术的突破,基因治疗在未来必将获得令人振奋的成果,造福于人类。

(张金波)

学习小结

遗传病的治疗主要包括手术治疗、药物治疗、食物治疗和基因治疗等。手术治疗包括手术矫正和器官组织移植。药物治疗主要是对症治疗,原则是补其所缺、去其所余。其实施过程可分为产前治疗、症状前治疗和现症患者治疗。饮食治疗遗传病的原则是禁其所忌;其实施过程可分为产前治疗和现症患者治疗;饮食治疗宜早不宜迟。基因治疗是指把基因或 RNA 导入人体细胞,使其发挥生物学效应,从而达到治疗遗传病目的的技术方法;基因治疗主要以两种策略达到治疗目的,其中直接策略针对致病基因,间接策略并不针对致病基因,而是导入与靶基因无直接联系的治疗基因;基因治疗的研究范围从单基因遗传病扩展到多基因遗传病,从传统的遗传性疾病扩展到肿瘤、感染性疾病以及神经系统疾病等,为遗传病和肿瘤的治疗开辟了广阔前景。

复习参考题

1. 遗传病的手术治疗方法有哪些? 分别适用于哪些遗传病?

2. 遗传病的药物治疗原则是什么? 并举例说明。

3. 遗传病的食物治疗原则是什么? 应注意哪些问题?

4. 试述基因治疗的策略和途径,试分析基因治疗的前景。

第十六章 遗传咨询

16

遗传咨询也称"遗传商谈",是由遗传咨询师和求咨者(通常为遗传病患者或患者家属)就某种遗传病的发病原因、遗传方式、诊断、治疗和预后等问题,进行一系列商谈和交流的过程。在这一过程中,遗传咨询师解答求咨者所提出的有关遗传学方面的问题,对所涉及的遗传病进行全面的遗传分析,估计该病的再发风险,给予求咨者婚姻、生育等方面的医学指导。遗传咨询的目的是确定遗传病患者和携带者,并对其后代患病风险进行预测,以便商谈应采取的预防措施,减少遗传病患儿的出生,降低遗传病的发病率,提高人口素质。

遗传咨询的主要对象包括:①曾经生育过患有遗传病或先天畸形后代的夫妇;②夫妇双方或一方是遗传病患者,或者有遗传病家族史;③高龄孕妇;④不明原因的不育、不孕和习惯性流产;⑤近亲婚配;⑥夫妇一方或双方接触致畸因素,如生物、物理、化学、药物、农药等。

遗传咨询的主要过程包括:①对所涉及的遗传病进行明确诊断;②确定遗传病的传递方式;③对再发风险进行估计;④与求咨者商讨并确定对策和措施;⑤进行随访和扩大咨询。估计再发风险是遗传咨询的中心任务,也是遗传咨询门诊有别于一般医疗门诊的主要特点。再发风险率是指曾生育过一个或几个遗传病患儿的夫妇,再次生育出该病患儿的概率。对于遗传病再发风险的评估,首先要进行准确的诊断,确定疾病的遗传方式,然后根据各自的遗传规律进行计算。

进行遗传咨询时应注意:①认真填写病历并妥为保存,备后续咨询用;②对患者和部分重要亲属要进行严格体检(包括染色体检查、生化检测以及基因分析),在判定是否为遗传病或是哪种遗传病时应注意考虑遗传病的发病年龄,环境因素对遗传病的影响,新发突变以及患者是否有意隐瞒病史等,以期获得正确的诊断;③与求咨者商讨对策时,包括提出避孕、人工流产、人工授精、产前诊断等措施时,应特别强调咨询医生只提出可供求咨者选择的若干方案,在客观陈述各种方案的优缺点的基础上,让求咨者本人作出抉择,医生不可代替求咨者作出决定。

相关链接 16-1

我国遗传咨询发展现状(扫描章首二维码阅读内容)

第一节　单基因遗传病的遗传咨询

对单基因遗传病进行遗传咨询,其主要目的是确定个体的基因型,评估再发风险,依据再发风险进行相应的生育指导,避免患儿的出生。

一、单基因病基因型明确者的再发风险估计

如果夫妇双方的基因型均可确定,则子女的发病风险可以根据所涉及单基因遗传病的遗传方式,按孟德尔遗传定律进行计算。

(一)常染色体显性遗传病

通常情况下,临床上见到的此类疾病患者绝大多数为杂合子(Aa)。当夫妇双方一方为患者时,其子女的发病风险是1/2;当夫妇双方均为该病患者时,其子女的发病风险是3/4。对常染色体显性遗传病的遗传咨询工作中可能遇到一些特殊情况:①不规则显性遗传病中没有外显的表型正常的杂合子个体;②延迟显性遗传病中尚未发病的杂合子患者;③新生突变。前两种情况将在后面详述,此处主要涉及对新生突变的再发风险估计。对于一个外显完全的常染色体显性遗传病来说,如果在一个家系中突然出现一个新患者,

则该患者很可能是带有新生突变的个体。这种情况下该患者子代的再发风险为 1/2,但是其弟妹的再发风险则与群体发病率基本一致。

(二) 常染色体隐性遗传病

就常染色体隐性遗传病而言,只有夫妻双方均为携带者(Aa)时,才有可能生育出患者(aa),这种婚配方式其子代的再发风险为 1/4。所以此类疾病患者父母往往是表型正常的杂合子(Aa),他们再次生育子女的发病风险是 1/4,子女中 3/4 为正常个体,但在正常个体中有 2/3 是携带者。如果夫妇一方为患者,子代的再发风险取决于患者的配偶:配偶为携带者时,子代再发风险为 1/2,携带者的概率也是 1/2;配偶为正常显性基因的纯合子(AA),后代不会出现患者,但都是携带者;配偶如为同一疾病的患者,则子代通常均为患者。但是曾有两个常染色体隐性遗传病的同病患者结婚,子代不发病的报道,如白化病、先天性聋哑等。出现这种情况的主要原因是这些疾病具有遗传异质性,即两个基因座不同的致病基因的纯合子患者,他们的子代在每个基因座上均为杂合子,所以不会患病。因为近亲婚配的夫妻双方同时带有来自共同祖先的同一突变致病基因的概率高于随机婚配,他们的后代出现致病性纯合子的概率也随之升高,因此常染色体隐性遗传病还表现出近亲婚配子女发病率明显升高的特点。

(三) X 连锁显性遗传病

X 连锁显性遗传病的女性患病率远高于男性,但是通常女性患者病情较男性患者轻。男性患者(X^aY)与正常女性(X^AX^A)婚配时,儿子全部正常(X^AY),女儿全部是杂合子患者(X^AX^a)。女性患者(X^AX^a)与正常男性(X^AY)婚配时,其子女各有 1/2 的发病风险。当夫妇双方均为患者时,女儿全部患病,而儿子有 1/2 的发病风险。

(四) X 连锁隐性遗传病

X 连锁隐性遗传病的男性患病率远多于女性患者,多数家系中见不到女性患者。当男性患者(X^aY)与正常女性(X^AX^A)婚配时,女儿全部为杂合子携带者(X^AX^a),儿子全部正常(X^AY)。当女性患者(X^aX^a)与正常男性婚配时,儿子均为患者(X^aY),女儿均为携带者。当女性携带者与正常男性婚配时,儿子的发病风险为 1/2,女儿正常,但有 1/2 概率为携带者。男性患者与女性携带者婚配,则其儿、女的发病风险均为 1/2。

二、单基因病基因型不明确者的再发风险估计

在对单基因遗传病进行遗传咨询时,如果夫妇双方或一方的基因型不能确定,则要利用家系资料和其他遗传信息,用 Bayes 定理来估算后代的发病风险,从而使遗传咨询结果更为准确。

(一) Bayes 定理

Bayes 定理又称逆概率定律,是由 Bayes 提出的一种确认两种相互排斥事件的相对概率理论,是条件概率中的基本定理之一。Bayes 定理可以表示为:某事件的后概率 = 某事件的联合概率 / 所有事件的联合概率之和,其中联合概率 = 前概率 × 条件概率。前概率是根据遗传规律得到的概率,条件概率是指在一定条件下发生该事件的概率。1975 年,Murphy 和 Chase 开始把 Bayes 定理应用在遗传咨询中,20 世纪 80 年代以后成为国际上估计单基因病再发风险和携带者风险的通用方法。Bayes 定理中涉及的概念有:

1. 前概率(prior probability) 即根据孟德尔遗传定律推断出的有关成员各种基因型的理论概率。例如,在常染色体显性遗传中,患者子女是杂合子(Aa)的概率为 1/2,为隐性纯合子(aa)的概率也是 1/2。

2. 条件概率(conditional probability) 在某种遗传假设特定的条件下,产生某种特定情况的概率。此处的特定情况包括已知家庭成员中的正常子女数、患儿数、发病年龄、实验室检查的阴性或阳性结果等。例如,一对夫妇都是常染色体隐性遗传病的携带者,则他们生一个正常孩子的概率是 3/4,假如他们连生了 3 个正常孩子,出现这种特定情况的条件概率就是 3/4 × 3/4 × 3/4=27/64。

3. 联合概率(joint probability) 在某种遗传假设下,前概率和条件概率所说明的两个事件同时发生的

概率,即前概率和条件概率的乘积。

4. 后概率（posterior probability） 即联合概率的相对概率。由于后概率的计算既考虑了前概率,也考虑到了患者家系提供的其他遗传信息和实际情况,因此它比前概率更切合实际,推算出的发病率也更为准确。

在单基因遗传病的遗传咨询中,下列两种情况需使用 Bayes 定理:第一种是常染色体显性遗传病,出现未到发病年龄的延迟显性遗传病患者或受各种因素影响而呈现不同外显率时;第二种情况是家系中某个体可能为常染色体隐性遗传或 X 连锁隐性遗传致病基因的携带者,已经生育几个正常子女时,估计其为携带者的可能性。下面举例说明 Bayes 定理的应用。

（二）用 Bayes 定理计算常染色体延迟显性遗传病再发风险

对延迟显性遗传病而言,杂合子的显性症状通常要在出生后若干年后才能表现,因此在对基因型不能确定个体的发病风险进行估计时,发病年龄就成了一个特定的条件。例如,Huntington 病是一种常染色体延迟显性遗传病,携带此基因的杂合子一般发病较迟。现有一 20 岁女青年（Ⅲ₁）,其外祖父患 Huntington 病,母亲（Ⅱ₂）现年 43 岁尚未发病,Ⅲ₁ 前来咨询她本人将来的发病风险。根据群体调查,Huntington 病杂合子 20 岁以前发病的占 8%,43 岁以前发病者占 64%。由系谱图（图 16-1）可知,Ⅰ₁ 是杂合子（Aa）患者;Ⅱ₂ 可能带有显性致病基因,43 岁尚未发病,但有可能将致病基因传给Ⅲ₁;而Ⅲ₁ 已经 20 岁尚未发病。当然,Ⅱ₂ 和Ⅲ₁ 也可能不带致病基因。所以,Ⅱ₂ 和Ⅲ₁ 是否为杂合子不能确定。要估计Ⅲ₁ 将来的发病风险,首先要估计Ⅱ₂ 是杂合子的可能性。按照孟德尔遗传规律,Ⅱ₂ 的基因型是 Aa 或 aa 的前概率均为 1/2（0.5）。当Ⅱ₂ 是 Aa 时,在 43 岁时未发病的条件概率是 1-64%=36%（0.36）;当Ⅱ₂ 的基因型为 aa 时,未发病的条件概率为 1。按 Bayes 定理即可算出两种假设条件下基因型的联合概率和后概率（表 16-1）,计算出Ⅱ₂ 为 Aa 的概率为 0.26。

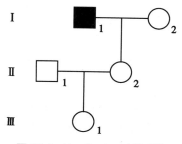

图 16-1　Huntington 病的系谱

表 16-1　Huntington 病家系中Ⅱ₂ 是杂合子的概率

概率	Ⅱ₂ 是 Aa	Ⅱ₂ 是 aa
前概率	0.5	0.5
条件概率	1-64%=0.36	1
联合概率	0.5×0.36=0.18	0.5×1=0.5
后概率	0.18/(0.18+0.5)≈0.26	0.5/(0.18+0.5)≈0.74

有了Ⅱ₂ 是杂合子的后概率,再按 Bayes 定理计算Ⅲ₁ 是杂合子的概率。按孟德尔遗传规律Ⅲ₁ 是 Aa 的前概率为 1/2×0.26=0.13,Ⅲ₁ 是 aa 的前概率为 1-0.13=0.87。Ⅲ₁ 是 Aa 但在 20 岁未发病的条件概率是 1-8%=92%（0.92）,Ⅲ₁ 是 aa 未发病的条件概率是 1,按 Bayes 定理算出两种基因型的联合概率和后概率（表 16-2）。

表 16-2　Huntington 病家系中Ⅲ₁ 是杂合子的概率

概率	Ⅲ₁ 是 Aa	Ⅲ₁ 是 aa
前概率	0.5×0.26=0.13	1-0.13=0.87
条件概率	1-0.08=0.92	1
联合概率	0.13×0.92≈0.12	0.87×1=0.87
后概率	0.12/(0.12+0.87)≈0.12	0.87/(0.12+0.87)≈0.88

由上述计算结果可知，III₁是 Aa 的概率为 0.12，即她日后的发病风险为 12%，如果 II₂ 和 III₁ 随着年龄的增长仍不发病，III₁的发病风险也会越来越小。

(三) 用 Bayes 定理计算常染色体不规则显性遗传病再发风险

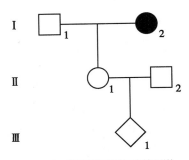

图 16-2　视网膜母细胞瘤的系谱

在不规则显性遗传病中，存在不完全外显（即外显率低于 100%）的情况，如果将不完全外显的杂合子认定为正常基因型，必然会影响对患者亲属发病风险的计算。用 Bayes 定理将不完全外显这个因素估计在内，发病风险的计算结果将会更准确。例如，视网膜母细胞瘤为常染色体不规则显性遗传，外显率为 70%。图 16-2 是一个视网膜母细胞瘤的家系，II₁表现型正常，其母（I₂）为该病患者，咨询她与一个正常男性婚后其子女（III₁）的患病风险。由系谱可知 II₁的基因型不能确定，故需用 Bayes 定理来推算后代的发病风险。在 I₂患病的情况下，II₁基因型可能是 Aa 或 aa，前概率都是 1/2。由于视网膜母细胞瘤的外显率为 70%，所以 II₁是 Aa 但未发病的条件概率是 1−70%=30%，II₁是 aa 且不发病的条件概率是 1，由此可计算出两种基因型假设下的联合概率和后概率（表 16-3）。由 Bayes 定理推算出 II₁是 Aa 的概率为 0.23，因此 III₁的发病风险为 $0.23 \times 1/2 \times 70\% = 0.0805$。在此家系中，如果仅按孟德尔遗传规律计算，III₁的发病风险为 $1/2 \times 1/2 = 1/4$，相比之下，用 Bayes 定理推算出的发病风险，因为考虑了外显不全的遗传因素，所以明显低于按遗传规律估计的风险值。

表 16-3　视网膜母细胞瘤家系中 II₁是杂合子的概率

概率	II₁是 Aa	II₁是 aa
前概率	0.5	0.5
条件概率	1−70%=0.3	1
联合概率	0.5 × 0.3=0.15	0.5 × 1=0.5
后概率	0.15/(0.15+0.5) ≈ 0.23	0.5/(0.15+0.5) ≈ 0.77

(四) 用 Bayes 定理计算常染色体隐性遗传病再发风险

近亲婚配会显著增高常染色体隐性遗传病的发病风险，全面观察近亲婚配所生育子女的患病情况，利用 Bayes 定理可以更准确地计算发病风险。白化病是一种常染色体隐性遗传病，图 16-3 是一个白化病的系谱，III₁是患者，他与其表妹（III₂）婚后生了一个表型正常的儿子，咨询他们夫妇再生孩子的发病风险有多大。由系谱提供的信息可知，估计他们后代发病风险的关键在于要知道 III₂为杂合子的概率。由于 III₁是患者（aa），所以 II₁肯定是携带者，II₃是携带者（Aa）的可能性为 1/2（兄妹之间基因相同的可能性是 1/2），III₂是携带者的前概率为 $1/2 \times 1/2 = 1/4$，III₂是显性纯合子（AA）的前概率为 1−1/4=3/4。家系中又提供了他们生有一个正常孩子的信息，故 III₂如果是携带者（Aa）生出正常孩子的条件概率为 1/2，如果 III₂是显性纯合子（AA），生出正常孩子的条件概率为 1，由此求出 III₂是携带者（Aa）的概率为 1/7（表 16-4）。

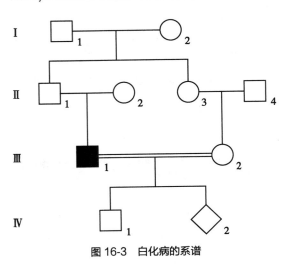

图 16-3　白化病的系谱

表 16-4　白化病家系中 III₂ 是杂合子的概率

概率	III₂ 是 Aa	III₂ 是 aa
前概率	1/4	3/4
条件概率	1/2	1
联合概率	1/4×1/2=1/8	3/4×1=3/4
后概率	1/8/(1/8+3/4)=1/7	3/4/(1/8+3/4)=6/7

由于患者和携带者婚后出生患儿的风险为 1/2,所以 III₁ 和 III₂ 再生孩子是白化病的风险为 $1/7 \times 1/2 = 1/14$。如果他们一旦生出患儿,即可确定 III₂ 就是携带者,此时他们生出患儿的风险就上升到 1/2。

（五）用 Bayes 定理计算 X 连锁隐性遗传病再发风险

血友病 A 是一种 X 连锁隐性遗传病,在图 16-4 所示血友病 A 系谱中,III₁ 有两个舅舅患血友病 A,咨询她如与一正常男性结婚,后代的发病风险如何。由系谱图可知,该家系咨询的关键是要知道 II₅ 为杂合子的概率;根据孟德尔遗传规律,因为 II₂ 和 II₃ 是患者,所以 I₂ 肯定是携带者;II₅ 是显性纯合子($X^A X^A$)或携带者($X^A X^a$)的前概率各为 1/2;II₅ 已生了 4 个正常的儿子,这是一个重要的遗传信息。当 II₅ 是 $X^A X^A$ 时,所生子女都正常,连生 4 个儿子均正常的条件概率是 $1^4=1$;当 II₅ 是 $X^A X^a$ 时,每生一个正常男孩的概率为 1/2,连生 4 个儿子都正常的条件概率为 $(1/2)^4 = 1/16$。由此可计算出 II₅ 是携带者的后概率为 1/17(表 16-5),III₁ 是携带者的概率即为 $1/17 \times 1/2 = 1/34$,将来生育儿子的发病风险为 $1/34 \times 1/2 = 1/68$。如果按孟德尔遗传规律估计,III₁ 将来生育儿子的发病风险为 $1/2 \times 1/2 \times 1/2 = 1/8$。由此可见,因为 II₅ 生有 4 个正常儿子,所以她是携带者的概率大为降低,后代的发病风险也相应降低。

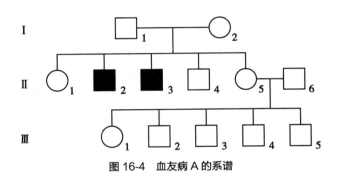

图 16-4　血友病 A 的系谱

表 16-5　血友病 A 家系中 II₅ 是携带者的概率

概率	II₅ 是 $X^A X^A$	II₅ 是 $X^A X^a$
前概率	1/2	1/2
条件概率	$(1/2)^4=1/16$	$1^4=1$
联合概率	1/2×1/16=1/32	1/2×1=1/2
后概率	1/32/(1/2+1/32)=1/17	1/2/(1/2+1/32)=16/17

从以上几个例子可以看出,用 Bayes 定理计算发病风险时,由于考虑了家系所提供的全面的遗传信息,因此更能反映出该家系的实际情况。通常按 Bayes 定理计算出的发病风险比仅按孟德尔遗传规律计算的风险要低。

三、单基因遗传病遗传咨询举例

例1：一对新婚夫妇，因女方的弟弟患有高度近视（myopia），担心今后会生育患儿，前来咨询。

遗传咨询基本过程：此例应首先证实女方弟弟是否确为高度近视患者。高度近视是指屈光度在 -6.0 度以上，常有 $-8.0\sim-10.0$ 度以上的近视，又称严重幼年型近视，患者幼年即可出现近视，近视度数呈进行性增加。患者由于眼轴过长而致眼球突出，可伴有玻璃体混浊、豹纹样眼底，有视网膜和脉络膜的退行性改变。典型的高度近视是一种常染色体隐性遗传病。如果证实女方的弟弟是高度近视患者，则女方父母应为杂合子携带者。因女方表型正常，此时女方是携带者的概率为 2/3，男方为携带者的概率可从我国高度近视的人群发病率计出。高度近视在我国的发病率为 $1/100$（q^2），由此算出基因频率约为 0.1（q），携带者的频率为 0.2（$2q$），故生育患儿风险为 $0.2\times2/3\times1/4=1/30$。此时，一方面应向求咨者说明再次生育患儿的危险性；同时也可建议求咨者到眼科门诊咨询目前是否有针对高度近视的先进治疗手段，供求咨者选择。

例2：一对夫妇，女方为独生女，其舅舅幼年即患假性肥大性肌营养不良（pseudohypertrophic muscular dystrophy），18 岁时去世。夫妇双方已经育有 16 岁正常男孩，现在准备生育二胎，前来咨询二胎孩子是否可能患假性肥大性肌营养不良。

遗传咨询基本过程：假性肥大性肌营养不良包括 Duchenne 型（DMD）和 Becker 型（BMD），DMD 患者一般 5~6 岁发病，患者通常在 20 岁前死亡；BMD 发病较晚，病程进展缓慢，患者可以存活多年。本例中女方的舅舅幼年发病，未成年就去世，推测应为 DMD，可通过询问其他家庭成员进一步明确其舅舅的疾病。典型的 DMD 为 XR 遗传病，患者致病基因通常来自携带者母亲。该家系咨询的关键是要计算该女子是携带者的概率；根据孟德尔遗传规律，因为该女子舅舅是患者，所以该女子的外祖母肯定是携带者；该女子的母亲是携带者（X^AX^a）的概率为 1/2，该女子是携带者的概率为 1/4。该女子每生一个正常男孩的概率为 1/2，由此根据 Bayes 定理可计算出该女子是携带者的后概率为 1/7，该女子生育患儿的概率为 $1/7\times1/4=1/28$，且只有生育儿子才可能患病。此时应向求咨者说明再次生育患儿的危险性，请求咨者决定是否再次生育；并告知求咨者可以在产前进行胎儿性别鉴定，如果是女儿则不会发病；同时也应告知求咨者目前已能对 DMD 的多种已知突变进行产前诊断，如果是男孩，也可以针对已知突变进行产前诊断。

第二节　多基因遗传病的遗传咨询

对多基因遗传病进行遗传咨询时，首先要理解多基因遗传病的特点。多基因遗传病，也称复杂疾病，是由遗传因素和环境因素共同作用的结果。多基因遗传病受多对等位基因控制，不同于单基因遗传病，所以在进行多基因遗传病再发风险估计时，不能依据孟德尔定律进行直接计算，而要综合考虑遗传和环境因素对多基因遗传病发病的影响。

一、影响多基因遗传病再发风险的主要因素

多基因遗传病的群体发病率、遗传率、与先证者的亲缘系数、疾病的严重程度、家系中患病人数等因素都将影响多基因病风险率的大小，在估算多基因遗传病再发风险时，都应加以考虑。影响多基因遗传病再发风险的主要因素已经在本书第七章有详细描述，这里主要强调一下在遗传咨询中需要特别注意的影响因素：

1. 在多基因遗传病家系中，患病成员数越多，家属的再发风险率也越高。遗传咨询中可以利用 Smith

表格（表16-6）估计多基因遗传病家系中子代的发病风险。例如一对前来咨询的夫妇，妻子患精神分裂症，该夫妇已生了一名患儿，精神分裂症在群体中的发病率约为1%，其遗传度接近80%，按此查表，他们再生出一个患儿的风险率为18%。

表16-6 多基因病再发风险估计（Smith表格）

双亲患者数		0			1			2		
一般群体患病率（%）	遗传率（%）	同胞患者数			同胞患者数			同胞患者数		
		0	1	2	0	1	2	0	1	2
1.0	100	1	7	14	11	24	34	63	65	67
	80	1	8	14	8	18	28	41	47	52
	50	1	4	8	4	9	15	15	21	26
0.1	100	0.1	4	11	5	16	26	62	63	64
	80	0.1	3	10	4	14	23	60	61	62
	50	0.1	1	5	1	3	9	7	11	15

2. 与随机婚配相比，近亲婚配的子代有更多机会从共同祖先得到相同的易感基因组合。因此，近亲婚配要比随机婚配时生出多基因遗传病患儿的风险更高。在遗传咨询过程中，要注意询问家系中近亲婚配的情况，考虑到近亲婚配可能带给子代较高的发病风险。

二、经验再发风险

如前所述，由于多基因遗传病发病的特点，对多基因病再发风险的估计比单基因遗传病复杂得多。目前还没有一个简单的计算模型，可以通用于多基因遗传病的再发风险估计，只能通过群体发病率、家系中患病个体的多少、病情的轻重及发病率的性别差异等来估计，这种估计概率称为经验危险率（empirical risk），即为经验再发风险（empirical recurrence risk）估计。

从20世纪70年代开始运用电子计算机计算多基因遗传病再发风险，多基因遗传病的遗传咨询有了较大进展。近年来，随着家系研究的扩大和深入、多基因遗传计算机模型的建立、基因分型技术的迅速进展和全基因组关联分析技术的普遍应用，多基因病再发风险的计算更趋准确。

目前对多基因遗传病的遗传咨询中，经验再发风险估计仍然是最常用的方法。我国上海交通大学和上海多基因遗传病研究所，1979年开始分析计算多基因遗传病的概率的数学模型，编制程序对群体发病率为10%、1%和0.1%，遗传率为0.99、0.8和0.5的多种多基因遗传病的发病风险率进行了计算，目前国内公认的多基因遗传病经验风险率的数据主要来自于他们的工作。表16-7列出了一些常见多基因遗传病的经验再发风险。

表16-7 常见多基因遗传病的经验危险率（%）

疾病	群体发病率	男：女	父母正常两个孩子受累	一个亲代和一个孩子受累	一个亲代和两个孩子受累
无脑儿	0.20	1：2	2	—	—
腭裂	0.04	2：3	2	7	15
唇裂加腭裂	0.10	3：2	4	4	10
畸形足	0.10	2：1	3	3	10

疾病	群体发病率	男：女	父母正常 两个孩子受累	一个亲代和 一个孩子受累	一个亲代和 两个孩子受累
多发先天性心脏病	0.50	—	1~4	1~4	—
早发型糖尿病	0.20	1：1	3	3	10
髋关节脱位	0.07	1：6	4	4	10
癫痫（特发性）	0.50	1：1	5	5	10
巨结肠（Hirschsprung 病）	0.02	4：1			
男性先证者			2	—	—
女性先证者			8	—	—
躁狂抑郁型精神病	0.4	2：3	5~10	5~10	—
智力障碍（特发性）	0.30~0.50	1：1	3~5	—	—
幽门狭窄	0.30	5：1			
男性先证者			2	4	12
女性先证者			10	17	38
精神分裂症	1~2	1：1	14	16	—
脊柱侧凸（特发性青年型）	0.20	1：6	7	5	—
脊柱裂	0.30	2：3	4	—	—

三、多基因遗传病遗传咨询举例

例1：一对夫妇曾生育过一个先天性唇裂患儿，拟再生育，前来咨询是否会再生育出唇裂患儿。

遗传咨询过程：唇裂（单纯型或合并腭裂）属多基因遗传病，在我国的发病率约为0.17%。因该夫妇表型均正常，而且已经生育过一个患儿，则再发风险可按 Smith 表格中的经验风险概率估计约为3%。此时应向求咨者说明再次生育患儿的危险性，请求咨者决定是否再次生育。

例2：一妇女在婚后才得知丈夫患有精神分裂症，担心下一代会患病，特来咨询。

遗传咨询过程：精神分裂症属于多基因遗传病，在我国发病率较高，约为1%。该病的遗传率为80%，根据 Edward 公式计算，患者一级亲属的发病率为10%，所以该夫妇下一代的再发风险为10%。此时应向求咨者说明再次生育患儿的危险性，请求咨者决定是否生育。

第三节　其他类型遗传病的遗传咨询

一、染色体病的遗传咨询

染色体病的遗传学基础为染色体的数目或结构畸变，而此类畸变主要发生在亲代生殖细胞形成的过程中。染色体病的遗传咨询的关键问题是在明确诊断的基础上进行再发风险估计。

（一）明确诊断

因为有些染色体畸变（染色体不分离）的发生率随着父母年龄的升高而增大，因此在询问病史时要注意了解婚龄和生育年龄等情况。统计数据显示，染色体异常占流产胚胎的50%，占死产婴的8‰，占新生儿死亡者的6‰，所以生育史的询问非常重要，需着重询问生育年龄、子女数目及健康状况，有无流产、死产史等。常染色体病共有的临床表现包括生长发育迟缓，智力发育迟缓及五官、四肢、内脏等方面的畸形；性染色体病临床特征包括性发育不全或两性畸形等,所以在进行体格检查时要注意观察有无此类表现,对照染色体病的相关表型特征,对是否属于染色体病及可能属于哪一类染色体病做出初步诊断。

染色体检查,即核型分析是确诊染色体病的主要方法。随着染色体显带技术的普遍应用以及高分辨率染色体显带技术的出现和改进,能更准确地判断和发现染色体数目和结构的异常,包括微缺失等微小的染色体畸变。将染色体检查结果结合临床表现,进行合理分析,通常可以对染色体病做出正确诊断。

(二)再发风险估计

染色体病的再发风险估计是比较困难的,因为生殖细胞发生过程变异较大,影响因素很多,所以大部分染色体病都是散发的,很少见到一个家庭中同时出现 2 个或 2 个以上染色体病患者。导致染色体病的畸变主要发生在亲代生殖细胞的形成过程中,因此再发风险率实际上就是群体发生率,或称经验风险率。然而也有一些例外的情况,如双亲之一为平衡易位或倒位的携带者或者是嵌合体,子代就会有较高的再发风险率。

1. 易位携带者的子代再发风险

(1) 相互易位携带者:非同源染色体间的相互易位携带者,其易位染色体在减数分裂中通过同源染色体间的配对,将形成四射体,不论在哪一位点发生互换,至少可形成 18 种类型的配子,它们分别与正常配子结合,则可形成 18 种合子,其中仅一种为正常者,一种为表型正常的易位携带者,其他均为部分三体、部分单体或单体、单体并三体型患者。

(2) 罗伯逊易位携带者:非同源的罗伯逊易位携带者有 der(13q14q);der(13q15q);der(13q21q);der(13q22q);der(14q15q);der(14q21q);der(14q22q);der(15q21q);der(15q22q);der(21q22q) 10 种类型,每种类型个体可以产生 6 种类型的配子。这类罗伯逊易位携带者个体与正常人婚配,子代核型有 2/3 的可能性为三体型或单体型,有 1/6 的可能性是携带者,1/6 的可能性为正常。

2. 倒位携带者的子代再发风险

(1) 臂间倒位携带者:臂间倒位携带者在减数第 1 次分裂中,要进行同源染色体对应段的相互配对,形成倒位环;如果在倒位环中发生交换,理论上将形成 4 种不同的配子,一种为正常染色体,一种为倒位染色体,其余两种均为带有部分重复和缺失的染色体。由于这种异常染色体仅含一个着丝粒,不会干扰胚胎早期的有丝分裂,因此,其遗传效应主要决定于重复和缺失片段的长短及其基因突变的致病(致死)效应。一般来说,倒位片段越短,则重复和缺失的部分越大,其配子和合子正常发育的可能性越小,出现婚后不育或早期流产及死产的比例越高;倒位片段越长,则其重复和缺失的部分越短,其配子和合子正常发育的可能性越大,则娩出畸形胎儿的危险率越高。除了考虑倒位片段长短以外,还应考虑染色体序列重排可能造成基因突变的致病(致死)效应。

(2) 臂内倒位携带者:根据在配子形成中同源染色体对应节段相互配对的规律,臂内倒位携带者在减数第 1 次分裂中将形成倒位环,经过在倒位环内发生的互换,将形成 4 种不同的配子,一种为正常染色体,一种为倒位染色体,其余两种分别为有部分重复和缺失的无着丝粒片段或双着丝粒体。重复和缺失片段的大小及基因突变的致死作用,可导致半数配子形成障碍,或形成半数畸形、无功能的配子,导致不孕或不育;双着丝粒和无着丝粒片段是有丝分裂中的一种不稳定性畸变,双着丝粒在合子早期分裂中通过形成染色体桥,将使合子在早期卵裂中致死,无着丝粒片段在合子卵裂中也将被丢失而造成单体型胚胎,在临床上常常表现为妊娠早期流产。

3. 染色体不分离 活产新生儿中染色体数目异常所致的染色体病,除少数类型可由亲本遗传外,大多数类型起源于亲本配子形成过程中的同源染色体或姊妹染色单体的不分离;也可起源于受精卵早期卵裂中的染色体不分离。一般认为染色体不分离的发生与双亲的生育年龄,特别是母亲的生育年龄有关。出生先天愚型患儿的比例在 20 岁的母亲中约 1/2000,30 岁的母亲中约 1/1000,40 岁的母亲中约 1/100,在 45 岁以上的母亲中则高达 1/50。还要注意某些生物(病毒)和理化(辐射、药物)等也可能诱发染色体不分离等染色体畸变。

（三）染色体病遗传咨询举例

一对夫妇，结婚 5 年，曾孕 3 胎，均于孕 8 周左右自然流产，要求明确流产原因并咨询是否能正常妊娠和生育。

遗传咨询过程：在 3 个月内自然流者 50% 的病因是由于染色体异常，故应首先检查男女双方核型。经核型分析发现男方有 4 号和 8 号染色体间的平衡易位，核型为：46,XX,t(4;8)(4qter→4p13∷8q13→8qter;8pter→8q13∷4p13→4pter)，女方核型正常。非同源染色体间的相互易位携带者，其易位染色体在减数分裂中形成四射体，可能生成 18 种不同核型的配子，分别与正常配子结合可形成 18 种合子，其中仅一种为正常者，一种为表型正常的易位携带者，其他均为部分三体、部分单体或单体、单体并三体型患者。由于这类易位形成正常配子的概率很低，故不易有正常的后代，这时应告知这对夫妻他们生育正常子女的概率较低，或可建议他们咨询植入前诊断或人工授精等方法进行辅助生殖。

相关链接 16-2

哪些人需要做染色体检查（扫描章首二维码阅读内容）

二、线粒体遗传病的遗传咨询

（一）线粒体遗传病的再发风险估计

典型的线粒体基因遗传病表现为母系遗传，即母亲将线粒体 DNA（mtDNA）传递给她的儿子和女儿，但只有女儿能将其 mtDNA 传递给下一代。因此，如果母亲患病，则可以将其突变传递给全部后代，后代均有发病风险；如果父亲患病，其后代不会获得线粒体基因突变，没有发病风险。对于 mtDNA 的异质性突变，由于复制分离的结果，突变 mtDNA 比例在不同的家系成员中的分布可为 0~95% 以上。血液检查无 mtDNA 突变的个体，应进一步做肌肉活检。进行发病风险分析时不能依据患者单个组织的基因型对其表现型进行预测，应检查多个常见的受累组织或器官并定期随访，以明确诊断和进行防治。

自发 mtDNA 突变以缺失突变常见，也可为点突变，通常仅限于体细胞，不会随生殖细胞遗传给下一代。由于血细胞分裂更新速度快，突变 mtDNA 易发生漂变，因此血液检测结果阴性不能完全排除其他组织中存在突变型 mtDNA。肌肉是有丝分裂组织，基因型相对稳定，又是常见的线粒体遗传病受累器官，可作为自发 mtDNA 突变的检测材料。

线粒体基因遗传病的发病受到多种因素的影响，包括线粒体单倍型、环境因素和核修饰基因等，所以线粒体基因遗传病的发病风险估计较为复杂，通常需要结合基因诊断的结果，才能对再发风险做出更准确的评估。已有研究证实线粒体单倍型类群 M7b1′2 显著增加 Leber 遗传性视神经病的发病外显率，而单倍型类群 M8a 则可显著降低该病的发病率。环境因素也可以改变线粒体基因突变的发病风险：已知 12S rRNA 基因的 m.1555A>G 突变和 m.1494C>T 突变是氨基糖苷类药物引起耳聋的遗传学基础，带有这两种 mtDNA 突变的个体使用氨基糖苷类药物后可能发生耳聋，但是避免使用氨基糖苷类药物则可以避免此种药物性耳聋的发生。

（二）线粒体遗传病遗传咨询举例

一对夫妇因为生育了一个耳聋患儿，前来咨询再次生育出患儿的可能性。

遗传咨询过程：经询问病史，该患儿有使用链霉素药物史，对这对夫妇的基因诊断发现女方 mtDNA 带有 12S rRNA m.1555A>G 突变，该突变为母系遗传的基因突变，是药物性耳聋的遗传学基础。此时应告知求咨者再次生育后代仍会携带该位点变异，避免使用氨基糖苷类药物则可以避免耳聋的发生。

三、遗传方式难以确定疾病的遗传咨询

在遗传咨询过程中,由于某些疾病存在遗传异质性、多基因遗传和环境因素等多方面病因,单纯从系谱分析难以确定其遗传方式,除了可以通过经验风险率进行估计以外,还可以借助基因诊断技术,对一些已经确定的突变位点或已知与致病基因紧密连锁的多态性位点进行分析,有助于对其做出准确的判断。现举例说明遗传方式难以确定疾病的遗传咨询过程。

例:一对夫妇生了一个严重先天性耳聋患儿,此患儿呈单纯聋哑而无其他异常表现,他们前来咨询如果再生育出现聋哑儿的机会。

遗传咨询过程:

1. 明确诊断　先天性耳聋是一组非常复杂的症候群:有遗传性的,也有非遗传性的;有先天性的,也有迟发的;有单纯性的,也有合并其他畸形的;有完全性的,也有不完全性的。对待这种情况,首先应请耳鼻喉科专家会诊明确诊断。据估计先天性耳聋的发病率约为1/1000,其中遗传性耳聋占先天性耳聋的80%,其中75%为AR遗传,3%为AD遗传,2%为XR遗传;其他原因不明者占20%,其中相当一部分为多基因异常所致。在确定遗传性耳聋前要仔细排除风疹、核黄疸、脑膜炎等环境因素。

2. 再发风险估计　明确为遗传性耳聋后,分析家系情况,确定遗传方式。先天性耳聋的遗传异质性很高,必须依据不同的遗传方式进行再发风险估计。

(1) 常染色体隐性遗传:先天性耳聋,多为AR遗传病。如有家族史,则分析家庭成员的基因型,患者同胞为杂合子的概率是2/3;如为散发病例,患者父母均按杂合子对待。AR遗传可能存在多个遗传位点,一对表型正常的夫妻如果已经生育过患儿,则夫妇均为相同致病基因的杂合子,其子女的发病风险为1/4;如果夫妇均为患者且带有相同的致病基因,则子女均为患者;如果夫妇均为患者但是带有不同的致病基因,所生育子女都是杂合子,表型正常。因为耳聋患者间的婚配概率很高,遗传咨询时必须注意是单个位点还是多位点遗传。

(2) 常染色体显性遗传:患者出生时即表现耳聋,为完全外显,往往有家族史,患者(杂合子)子女再发风险为50%;夫妇双方均为患者且致病基因为相同位点,子代发病风险为75%;同一家庭中非患者的子女一般不患病。

(3) X连锁隐性遗传:男性患者的女儿均为携带者,儿子均正常;女性携带者儿子有1/2发病风险,女儿有1/2为携带者。

(王墨林)

遗传咨询是一个帮助人们理解遗传疾病发生过程中所涉及的医学、心理和家庭因素,并帮助人们更好地面对和适应遗传疾病的过程。通过遗传咨询,咨询师对所涉及的遗传病进行全面的遗传分析,估计该病的再发风险,提出可供选择的诊断、预防和治疗方案等,供求咨者参考,以便求咨者选择最恰当的对策。遗传咨询的关键环节是进行遗传病再发风险的估计,从而对求咨者进行生育指导,避免遗传病患儿的出生,降低遗传病的群体发病率。对于不同类型遗传病再发风险的估计,主要依据遗传病的遗传方式进行。

复习参考题

1. 医学咨询的基本过程是什么?

2. 进行单基因遗传病再发风险估计时,哪些情况可以应用 Bayes 定理?

3. 进行多基因遗传病再发风险估计时,要考虑哪些影响因素?

参考文献

<<<<<< 1 陈竺. 医学遗传学. 第3版. 北京：人民卫生出版社，2015.

<<<<<< 2 贺林，马端. 段涛. 临床遗传学. 上海：上海科学技术出版社，2013.

<<<<<< 3 傅松滨. 医学遗传学. 第3版. 北京：北京大学医学出版社，2013.

<<<<<< 4 邬玲仟，张学. 医学遗传学. 北京：人民卫生出版社，2016.

<<<<<< 5 杜传书. 医学遗传学. 第3版. 北京：人民卫生出版社，2014.

<<<<<< 6 韩骅，蒋玮莹. 临床遗传学. 北京：人民卫生出版社，2010.

<<<<<< 7 Helen V. Firth，Jane A. Hurst，Judith Hall. 临床遗传学. 祁鸣，黄涛生，译. 杭州：浙江大学出版社，2008.

<<<<<< 8 陆国辉，徐湘民. 临床遗传咨询. 北京：北京大学医学出版社，2007.

<<<<<< 9 杨保胜. 遗传病分子生物学. 北京：科学出版社，2012.

<<<<<< 10 Helen V. Firth，Jane A. Hurst，Judith Hall. Oxford desk reference：clinical genetics. New York：Oxford University Press，2005.

<<<<<< 11 Hamosh A，Scott AF，Amberger JS，Bocchini CA，McKusick VA. Online Mendelian Inheritance in Man（OMIM），a knowledgebase of human genes and genetic disorders. Nucleic Acids Res，2005，33（Database issue）：D514-517.

<<<<<< 12 Bunz. F. Principles of Cancer Genetics. New York：Springer，2008.

<<<<<< 13 Brooker RJ. Genetics：analysis & principles. 5th ed. McGraw-Hill Education，2013.

<<<<<< 14 Karp G. Cell and Molecular Biology：Concepts and Experiments. 7th ed. WILEY，2013.

<<<<< 15 Alberts B, Johnson A, Lewis J, et al. Molecular Biology of The Cell. 6th ed. Garland Science, Taylor & Francis Group, 2015.

<<<<< 16 Nussbaum RL, McInnes RR, Willard HF. Thompson & Thompson genetics in medicine. 8th ed. Amsterdam: Elsevier, 2015.

<<<<< 17 Lodish H, Berk A, Kaiser CA, et al. Molecular Cell Biology. 8th ed. W. H. Freeman and Company, 2016.

索 引